高职高专医药卫生类专业"十四五"互联网+新形态精品规划教材

病原生物学与免疫学

主　编　文　雪　徐　源

副主编　孙小华　李　阳　陈保华　张　

　　　　郝　蕊　唐玉琴　李庆华

编　委（以姓氏笔画为序）

文　雪　湖北职业技术学院

卢文婕　武汉儿童医院

孙小华　湖北职业技术学院

李　阳　江苏护理职业学院

李　黎　武汉生物制品研究所有限责任公司

李庆华　岳阳职业技术学院

张　云　许昌职业技术学院

张　苗　江苏护理职业学院

陈保华　仙桃职业学院

郝　蕊　淮南职业技术学院

徐　源　宣城职业技术学院

徐晓晴　湖北职业技术学院

唐玉琴　安康职业技术学院

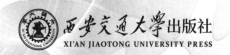

西安交通大学出版社

XI'AN JIAOTONG UNIVERSITY PRESS

内容提要

病原生物学与免疫学是衔接基础医学和临床医学的桥梁学科。本教材注重反映本学科的新理论、新进展,突出病原生物学与免疫学和临床的联系。教材采用案例引导模式,章前设置案例导学,通过案例形式引入本章重点内容,培养学生分析、思考和解决问题的能力;正文中穿插知识链接和思政小课堂,在拓宽学生知识面,提高学习兴趣的同时,引导学生树立正确的人生观、价值观和世界观;章后附有本章小结和目标检测,帮助学生对知识进行归纳总结,并考察学生对章节重点知识的掌握情况。

本教材主要供高职高专院校医药卫生类相关专业教学使用,也可供临床工作者及自学者参考使用。

图书在版编目(CIP)数据

病原生物学与免疫学 / 文雪,徐源主编. -- 西安:
西安交通大学出版社, 2024.7. -- ISBN 978-7-5693
-3827-0

Ⅰ. R37;R392

中国国家版本馆 CIP 数据核字第 2024C1P977 号

书 名	病原生物学与免疫学
主 编	文 雪 徐 源
责任编辑	肖 眉
责任校对	郭泉泉

出版发行	西安交通大学出版社
	(西安市兴庆南路1号 邮政编码710048)
网 址	http://www.xjtupress.com
电 话	(029)82668357 82667874(市场营销中心)
	(029)82668315(总编办)
传 真	(029)82668280
印 刷	陕西思维印务有限公司

开 本	889mm×1194mm 1/16 **印张** 18.5 **字数** 530千字
版次印次	2024年7月第1版 2024年7月第1次印刷
书 号	ISBN 978-7-5693-3827-0
定 价	65.00元

如发现印装质量问题,请与本社市场营销中心联系。

订购热线:(029)82665248 (029)82667874

投稿热线:(029)82668803

版权所有 侵权必究

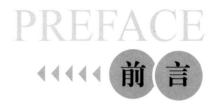
PREFACE
◄◄◄◄◄ 前 言

党的二十大报告指出,"统筹职业教育、高等教育、继续教育协同创新,推进职普融通、产教融合、科教融汇,优化职业教育类型定位",这一新部署、新要求是"实施科教兴国战略,强化现代化建设人才支撑"的重点举措,对开拓职业教育、高等教育、继续教育可持续发展新局面,书写教育多方位服务社会主义现代化建设新篇章,具有非常重要的导向意义。

为适应高等职业教育的迅速发展,围绕高等职业教育人才培养目标,根据中国共产党第二十次全国代表大会关于"落实立德树人根本任务""加快建设高质量教育体系,发展素质教育""加强基础学科、新兴学科、交叉学科建设""加强教材建设和管理""推进教育数字化"等重大决策部署,我们启动了《病原生物学与免疫学》的编写工作。教材编写强调以就业为导向、以能力为本位、以岗位需求为标准的原则,按照技能型、服务型高素质医学人才的培养目标,坚持"五性",即思想性、科学性、先进性、启发性、适应性,强调"三基",即基本理论、基本知识、基本技能,以提高学生的职业能力、职业道德、创业能力和创新精神为主要目标,注重加强医德医风教育,着力培养学生"敬佑生命、救死扶伤、甘于奉献、大爱无疆"的医者精神。

本教材共分为医学免疫学、医学微生物学、人体寄生虫学三篇,为便于学习,各章前设有学习目标,明确章节学习重点;设有案例导学,通过导入临床案例引入授课内容,激发学生学习兴趣,培养学生临床思维能力,以及独立分析问题、解决问题的能力;正文中穿插知识链接和思政小课堂,在拓宽学生知识面,提高学习兴趣的同时,引导学生树立正确的人生观、价值观和世界观;章后附有本章小结和目标检测,帮助学生对知识进行归纳总结,并考察学生对章节重点知识的掌握情况。在传统教材的基础上,增加了相应的微课视频、动画、图片、课件等数字化资源,通过纸质教材和数字化资源的一体化设计,充分发挥纸质教材体系完整、数字化资源呈现形式多样和服务个性化的特点,并通过二维码技术,建立纸质教材和数字化资源的有机联系,突出"互联网+"特色,推进了信息技术与教育教学深度融合。

在教材编写过程中,我们汲取和借鉴了相关教材的成果,得到了各参编单位领导和同仁的大力支持,在此一并致以衷心的感谢。

本教材是全体编写人员辛勤劳动、共同努力的成果。由于编写水平与时间有限,以及病原生物学与免疫学理论、应用技术等发展日新月异,错漏之处在所难免,敬请广大读者批评指正,以便日后修订完善,不胜感激!

编者
2024 年 4 月

CONTENTS

◀◀◀◀◀ 目 录

第二篇　医学微生物学

第三篇　人体寄生虫学

绪　论

课件

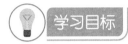

素质目标:能够建立对本学科浓厚的学习兴趣,具有献身医学的初心。

知识目标:掌握微生物、寄生虫的概念和分类,以及免疫的概念和功能。熟悉微生物和人类的关系。了解医学微生物学、人体寄生虫学和免疫学发展的过程与现状。

能力目标:具有构建病原生物学与免疫学基本框架的能力。

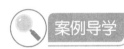

　　患儿,男,13岁,出现39~40℃的高热,伴腹痛、呕吐、间断咳嗽及头痛、腰痛。颜面部潮红,前胸部可见散在出血点,肾区叩击痛阳性。结合患儿居住地,医生高度怀疑为流行性出血热。完善相关检查后,结果证实了医生的判断。

　　请问:

　　流行性出血热是哪种类型微生物感染所导致的?

第一节　病原生物学概述

　　病原生物学是基础医学中的一门重要学科,它研究的是与人类疾病有关的微生物和寄生虫的生物学特性、致病机理及其与宿主的相互作用。病原生物学包括医学微生物学与人体寄生虫学两大部分。

一、微生物与医学微生物学

　　微生物是存在于自然界中肉眼不能直接看见,必须借助光学显微镜或电子显微镜放大几百倍、几千倍甚至几万倍才能观察到的微小生物。微生物具有个体微小、结构简单、繁殖迅速、容易变异、种类繁多、分布广泛等特点。医学微生物学是研究病原微生物的生物学特征、致病性与免疫性、特异性诊断和防治措施的一门医学基础学科。

　　(一)微生物的分类

　　微生物的种类繁多,按其结构、组成不同,可分为三大类。

　　1.非细胞型微生物　这类微生物的体积最小,能通过滤菌器,无完整的细胞结构与酶系统,只能在活细胞内增殖,且只含单一核酸(DNA或RNA),如病毒。

　　2.原核细胞型微生物　仅有原始细胞核,无核膜、无核仁,缺乏完整的细胞器,如细菌、支原体、衣原体、立克次体、螺旋体、放线菌等。

　　3.真核细胞型微生物　细胞核分化程度高,有核膜与核仁,细胞器完整,如真菌。

（二）微生物与人类的关系

自然界中绝大多数微生物对人类和动植物是无害的,有些甚至是必需的。它们参与自然界的物质循环,如土壤中的微生物能将死亡动植物的蛋白质转化为无机含氮化合物,供植物生长利用;固氮菌可将空气中的氮气固定,供植物吸收和利用;而植物又被人类和动物所利用。因此,没有微生物,自然界的物质循环就不能进行,人类和动植物也将无法生存。

在工业方面,利用微生物发酵工程能进行食品加工、酿酒、制醋、工业制革、石油勘探、废物处理等。如在医药工业方面,许多抗生素就是微生物的代谢产物,还可利用微生物生产维生素、辅酶等药物。在农业方面,利用微生物可以生产细菌肥料、植物生长激素、生物杀虫剂。如苏云金杆菌能在一些害虫的肠道内生长繁殖并分泌毒素,导致被寄生昆虫的死亡。从而开辟了以菌造肥、以菌催长、以菌防病、以菌治病等农业增产新途径。

正常情况下,寄居在人和动物呼吸道、消化道中的微生物是无害的,有的还能拮抗病原微生物的入侵。但其中有一小部分可引起人类与动植物疾病,如破伤风梭菌、痢疾杆菌、伤寒沙门菌、结核分枝杆菌、麻疹病毒、脊髓灰质炎病毒、禽流感病毒等。有些微生物,在正常情况下不致病,只是在特定情况下导致疾病,这类微生物称为条件致病菌或机会致病菌。例如,一般大肠埃希菌在肠道不致病,在泌尿道或腹腔中可引起感染。此外,有些微生物可腐蚀工业产品、农副产品和生活用品等。

（三）医学微生物学的发展过程与现状

1. 微生物学的经验时期　古代人类虽然没有观察到具体的微生物,但是他们已经觉察到微生物的生命活动及其所产生的作用,并能够将相关知识应用于工农业生产和疾病防治之中,如酿酒、制酱、熏蒸患者衣物等。

2. 实验微生物学时期　1667年,荷兰人列文虎克利用自制的显微镜观察到微生物,为微生物学的发展奠定了基础,法国化学家路易·巴斯德证实了发酵与腐败是由微生物引起的,建立了巴氏消毒法。在巴斯德的影响下,英国外科医生约瑟夫·李斯特开创用石炭酸(苯酚)喷洒手术室和煮沸手术用具的方法,以防止术后感染,为防腐、消毒以及无菌操作奠定了基础。德国学者罗伯特·科赫发现了炭疽病、结核病和霍乱的病原菌,改进了固体培养基的配方,发明了琼脂平板分离技术,创立了细菌的染色技术。1892年,俄国的伊凡诺夫斯基发现了烟草花叶病毒。1901年,美国科学家沃尔特·里德首先分离出对人致病的第一个病毒(黄热病毒)。1929年,英国人亚历山大·弗莱明发现青霉素,推动了感染性疾病临床治疗的一次重大革命。

3. 现代微生物学时期　20世纪以来,基因组学、结构生物学、生物信息学、PCR技术、高分辨率荧光显微镜及其他物理化学理论和技术等的应用,使微生物学的研究取得了一系列突破性进展。人们得以从分子水平探讨病原微生物的基因结构与功能、致病的物质基础及诊断方法,使人们对病原微生物的活动规律有了更深刻的认识,并发现了许多新的病原微生物,如人类免疫缺陷病毒、SARS冠状病毒、H5N1亚型禽流感病毒等。实验检测技术更是突飞猛进,向着特异、灵敏、快速、简便的方向发展。新型疫苗和抗生素不断出现,有效地控制了细菌性疾病的流行;细胞因子、单克隆抗体及基因治疗等手段在病毒性疾病治疗中的应用研究也日益广泛和深入。

 知识链接

朊病毒

朊病毒是动物和人类传染性海绵状脑病的病原。早在15世纪发现的绵羊瘙痒病就是朊病毒所致,1986年,在英国发生的牛海绵状脑病,俗称"疯牛病",其病原也是朊病毒。1997年的诺贝尔生理学或医学奖授予了美国学者布鲁辛纳,就是为了表彰其在研究朊病毒的性质及其致病机理方面所取得的突破性进展。

二、寄生虫与人体寄生虫学

寄生虫是指长期或短暂地依附于另外一种生物的体内或体表,获得营养并给对方造成损害的低等无脊椎动物和单细胞原生物。人体寄生虫学是研究与人体健康有关的寄生虫及其与人体和外界环境关系的一门学科。

(一)人体寄生虫的分类

人体寄生虫分为医学蠕虫、医学原虫和医学节肢动物三部分。

1. 医学蠕虫 为多细胞无脊椎动物,软体,借肌肉伸缩蠕动。寄生于人体的蠕虫有160余种,其中重要的有蛔虫、钩虫、血吸虫和绦虫。

2. 医学原虫 为单细胞真核动物,具有独立和完整的生理功能。寄生于人体的原虫约有40种,其中致病的主要有溶组织内阿米巴、疟原虫、刚地弓形虫和阴道毛滴虫等。

3. 医学节肢动物 多为身体分节,具有外骨骼和附肢等形态特征的体表寄生虫,主要有蚊、蝇、虱、蚤、螨和蜱等。

(二)人体寄生虫学的发展过程与现状

人类对寄生虫的认识分为学史前期、萌芽期、形成期和现代时期。公元前,人类对寄生虫的认识主要停留在对感染症状的记载上,因而所形成的认识极为模糊。17世纪末至19世纪中期,许多寄生虫被陆续发现,寄生虫学理论开始萌芽。显微技术的发展和细胞理论的建立,推动了寄生虫学的发展。这一时期,意大利内科医生雷迪出版了第一部寄生虫学书籍,可谓寄生虫学发展的里程碑。19世纪末至20世纪初,科学家们着重于病因寻找、形态描述及探究生活史。这一时期的标志性事件有英国医生罗纳德·罗斯发现疟疾经按蚊传播,法国军医拉韦朗发现疟原虫生活史中各期形态等。到了21世纪,我国学者屠呦呦发现了抗疟药物青蒿素,为人类抗疟药物的研究开拓了新方向,她因此获得了2015年的诺贝尔生理学或医学奖。以疫苗、抗原变异、虫体培养等为主的研究已融入了现代生物学、现代生物化学,而与疾病预防控制内容密切相关的研究也已融入了人类学、经济学、环境学、地理学。这两方面的发展促进了寄生虫学科与其他学科的交融渗透,使寄生虫学的发展和研究取得了巨大成就。

第二节 免疫学概述

一、免疫与医学免疫学

免疫一词源于拉丁文,为免除瘟疫或免除传染病之意。随着生物科学技术的发展,人们发现免疫不仅仅与传染病有关,许多非传染性疾病,如类风湿、过敏性休克等也与免疫有关。因此,现代免疫学认为免疫是机体识别并清除各种异物,维持机体生理平衡与稳定的一种功能。

免疫学是研究人体免疫系统结构和功能的一门学科,通过阐明免疫系统识别抗原后发生免疫应答及其清除抗原的规律,探讨免疫功能异常所致疾病的机制,通过掌握免疫学基本理论和技术,为诊断、治疗和预防某些免疫相关疾病奠定基础。随着医学理论和技术的不断发展,免疫学已成为当今生命科学的前沿学科和现代医学的支撑学科之一。

二、免疫的功能

机体的免疫功能主要表现在三个方面。

1. 免疫防御 指机体识别与排除病原微生物等抗原异物的能力。免疫防御功能发生异常可引起

笔记

疾病,如反应过高或持续时间过长可在清除抗原的同时导致机体组织损伤或功能异常,出现超敏反应;反应过低或缺失可导致免疫缺陷病。

2.**免疫稳定** 指机体免疫系统通过免疫耐受和免疫调节机制,及时识别和清除损伤或衰老的细胞,维持内环境稳定的功能。免疫稳定功能失调可导致自身免疫病。

3.**免疫监视** 指机体识别和清除体内的突变细胞和病毒感染细胞的功能。免疫监视功能低下易患恶性肿瘤或持续性病毒感染。

三、免疫学的发展过程与现状

早在公元11世纪,我国古代医学家就发明了人痘苗预防天花。18世纪末,英国医生爱德华·琴纳发明了牛痘苗,挽救了无数人的生命,从此人类才得以安全有效地预防天花。19世纪末,减毒活疫苗问世,巴斯德利用高温培养法制备了炭疽疫苗,还用狂犬病毒在兔体内连续传代制备了狂犬病疫苗。1890年,德国学者埃米尔·阿道夫·冯贝林和日本学者北里用白喉外毒素免疫马时,发现马的血清中有能中和外毒素的物质,称为抗毒素,从此人工被动免疫开始兴起。凝集素、沉淀素等的相继被发现,确立了抗原和抗体的概念,即能与细菌或细胞特异性反应的物质统称为抗体,能使机体产生抗体的物质称为抗原。1894年,比利时医生称朱尔·博尔代发现可以溶解细菌的新鲜的免疫血清中,除了含有抗体外,还存在对热不稳定、有增强抗体溶解细菌或细胞的物质,称为补体。20世纪中叶至20世纪60年代为近代免疫学时期,在此期间获得的主要成就包括发现迟发型超敏反应和免疫耐受、提出细胞系选择学说以及免疫学技术的发展。20世纪60年代至今为现代免疫学时期,确认了淋巴细胞系在免疫反应中的地位,阐明了免疫球蛋白的分子结构与功能,对免疫系统特别是细胞因子、黏附分子等进行了大量研究,并从分子水平对免疫球蛋白的多样性、类别转化等进行了有益探讨,在许多方面取得了突破性成就。

 思政小课堂

影响世界的中国发明——人痘接种术

2000年前我国就有了关于天花的详细记载,此病在中世纪时曾广泛流行,我国古代医者在与天花的斗争中发明了人痘接种术,有效地预防了天花,拯救了千百万人的生命。18世纪末,受人痘接种术的启发,英国医生爱德华·琴纳发明了牛痘。我国古代的人痘接种术,开创了世界免疫学应用的先河,为人类健康和免疫学发展作出了巨大贡献。

 本章小结

微生物是存在于自然界的一群个体微小、结构简单、肉眼看不见,必须借助光学显微镜或电子显微镜放大后才能观察到的微小生物。它可分为非细胞型微生物、原核细胞型微生物、真核细胞型微生物三大类。它们大多对人是有益的,只有极少一部分能引起人类或动植物患病,称为病原微生物。寄生虫是指长期或短暂地依附于另外一种生物,获得营养并给对方造成损害的低等无脊椎动物或单细胞原生物。免疫是机体识别并清除各种异物,维持机体生理平衡与稳定的一种功能。机体具有免疫防御、免疫稳定、免疫监视的功能。免疫学主要研究免疫系统对抗原的识别、免疫应答及其清除抗原的规律,探讨免疫功能异常所致疾病的机制。

(文 雪)

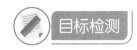 目标检测

  笔记

参考答案

一、选择题

1. 有完整细胞核的微生物是(　　)。
　　A. 真菌　　　　　　　　　　B. 支原体　　　　　　　　　C. 衣原体
　　D. 立克次体　　　　　　　　E. 细菌

2. 关于原核细胞型微生物结构的描述,正确的是(　　)。
　　A. 有细胞壁但不含肽聚糖
　　B. 有细胞膜且含有固醇
　　C. 含有线粒体、内质网、溶酶体等细胞器
　　D. 细胞核内含染色体遗传物质
　　E. 核质为裸露环状 DNA,无核膜

3. 下列属于原核细胞型微生物的是(　　)。
　　A. 肺炎链球菌　　　　　　　B. 肺炎杆菌　　　　　　　　C. 肺炎支原体
　　D. 肺炎衣原体　　　　　　　E. 以上都是

4. 下列属于非细胞型微生物的是(　　)。
　　A. 支原体　　　　　　　　　B. 放线菌　　　　　　　　　C. 衣原体
　　D. 细菌　　　　　　　　　　E. 以上都不是

5. 免疫的概念是(　　)。
　　A. 机体排除病原微生物的功能
　　B. 机体清除自身衰老、死亡细胞的功能
　　C. 机体抗感染的防御功能
　　D. 机体免疫系统识别和排除抗原性异物的功能
　　E. 机体清除自身突变细胞的功能

6. 下列微生物的共同特征中,不正确的是(　　)。
　　A. 个体微小　　　　　　　　B. 分布广泛　　　　　　　　C. 种类繁多
　　D. 只能在活细胞内生长繁殖　E. 可无致病性

7. 首先观察到微生物的是(　　)。
　　A. 爱德华·琴纳　　　　　　B. 伊凡诺夫斯基　　　　　　C. 列文虎克
　　D. 约瑟夫·李斯特　　　　　E. 路易·巴斯德

8. 首先分离培养出结核分枝杆菌的是(　　)。
　　A. 伊凡诺夫斯基　　　　　　B. 列文虎克　　　　　　　　C. 罗伯特·科赫
　　D. 约瑟夫·李斯特　　　　　E. 路易·巴斯德

9. 下述不属于原核细胞型微生物的是(　　)。
　　A. 肺炎链球菌　　　　　　　B. 大肠埃希菌　　　　　　　C. 肺炎支原体
　　D. 沙眼衣原体　　　　　　　E. 酵母菌

10. 属于非细胞型微生物的是(　　)。
　　A. 支原体　　　　　　　　　B. 放线菌　　　　　　　　　C. 衣原体
　　D. 细菌　　　　　　　　　　E. 以上都不是

二、问答题

1. 简述微生物的三型八大类。

2. 比较非细胞型微生物、原核细胞型微生物、非细胞型微生物的特点。

第一篇
医学免疫学

第一章　抗　原

课件

 学习目标

素质目标:具备严谨认真的工作态度,具有关爱生命、救死扶伤的职业素养。

知识目标:掌握抗原、免疫原性、免疫反应性的概念,以及抗原的特异性。熟悉决定抗原免疫原性的条件和医学领域重要的抗原物质。了解共同抗原和交叉反应。

能力目标:能够运用所学的抗原相关知识进行血型分析。

 案例导学

郑某,60岁,因重度贫血住院,急需用"熊猫血",当医院告知除了找到匹配血型外没有更好的办法时,郑某全家人陷入绝望状态。众所周知,"熊猫血"在我国汉族人群中约占0.3%,此类患者一旦发病很难立即找到匹配血型,患者随时有生命危险。随后,在网络平台和中国稀有血型联盟的帮助下,求助信息发布后不到24小时就有志愿者献血,最终郑某获得及时救治。

请问:

什么是熊猫血?

第一节　抗原的概念与性能

一、抗原的概念和基本属性

抗原(antigen,Ag)通常是指能被淋巴细胞表面抗原受体(TCR/BCR)特异性识别结合,刺激机体免疫系统产生特异性免疫应答,并能与相应免疫应答产物在体内、外发生特异性结合的物质。

抗原一般具有两种性质:一是免疫原性(immunogenicity),即能与TCR或BCR分子结合,刺激T细胞或B细胞活化、增殖、分化,产生效应T细胞或(和)抗体的性能;二是抗原性(antigenicity),即能与相应免疫应答产物抗体和效应T细胞发生特异性结合的性能,抗原性也被称为免疫反应性。免疫原性和抗原性是完整意义上抗原的基本属性。

二、完全抗原、半抗原和载体

同时具有免疫原性和抗原性的物质称为完全抗原(complete antigen)。诱导机体产生免疫应答的抗原多为完全抗原。只有抗原性,无免疫原性的称半抗原(hapten)或不完全抗原。只有少数物质,如一些小分子化学物质和药物属于半抗原。

半抗原只能被识别,不能诱导机体产生免疫应答。但如将半抗原分子与结构复杂的大蛋白质分子结合,形成完全抗原,可刺激机体产生针对半抗原分子的体液免疫应答和针对大蛋白质分子的细胞免疫应答。赋予半抗原免疫原性的物质称为载体(carrier)。

三、影响抗原免疫原性的因素

抗原被免疫系统识别后,抗原的性质、宿主因素及抗原进入机体的方式等可影响抗原诱导机体产生的免疫应答。

（一）抗原的性质

1. 异物性 抗原作为"非己"物质的性质即抗原的异物性。抗原异物性强弱主要取决于抗原分子结构的复杂程度及其与机体结构的差异性。细菌虽小,但结构较复杂,与人体细胞结构差异性显著,故具有强免疫原性。

2. 化学性质 天然抗原多为有机大分子,一般而言,蛋白质是良好的抗原;糖蛋白、脂蛋白、多糖类、脂多糖都有免疫原性;脂类和哺乳动物的细胞核成分(如 DNA)难以诱导免疫应答,但细胞在某些状态下如突变的肿瘤细胞,其 DNA 也具有免疫原性。

3. 分子量大小 一般情况下,抗原的分子量≥10000,且分子量越大,免疫原性越强; >100000 的抗原多为强抗原, <10000 的抗原通常免疫原性弱,甚至无免疫原性。

4. 分子构象 抗原分子的构象在很大程度上也会影响其免疫原性,抗原分子构象发生改变,其免疫原性也会随之发生改变。

5. 易接近性 是指抗原表位能被 TCR 或 BCR 分子所识别结合的难易程度,越易被识别结合,免疫原性越强,反之越弱。

6. 物理状态 抗原分子的物理状态也会影响其免疫原性,一般颗粒性抗原的免疫原性较可溶性抗原的免疫原性强。

（二）宿主因素

抗原诱导的免疫应答也会受机体因素的影响。

1. 遗传因素 个体不同,遗传基因各异,主要组织相容性复合体(major histocompatibility complex, MHC)的不同,使不同个体对同一抗原所产生免疫应答的强度甚至类型存在差别。

2. 年龄、性别和健康状态 一般情况下,婴幼儿和老年人对抗原的应答相对弱,而青壮年对抗原的应答相对强;雌性动物比雄性动物抗体生成能力高,但怀孕动物的应答能力受到显著抑制;感染或使用免疫抑制剂等都能干扰和抑制免疫系统对抗原的应答。

（三）抗原进入机体的方式

抗原进入机体的数量、途径、次数等均可影响机体对抗原的应答。一般而言,适中剂量抗原易诱导机体产生免疫应答,过高或过低剂量抗原均不易诱导机体产生免疫应答,反而容易诱导免疫耐受。抗原免疫途径以皮内注射效果最佳,皮下注射次之,继之为肌内注射,静脉或腹腔注射效果较差,而口服抗原易诱导免疫耐受。另外,免疫次数要适当,过于频繁或间隔时间过长均易诱导免疫耐受。

第二节　抗原的特异性与交叉反应

一、抗原的特异性

抗原不同,其诱导机体产生的免疫应答不同。特定抗原诱导机体产生相应免疫应答及产物的特性称为抗原的特异性。所以获得性免疫应答的特异性取决于抗原的特异性,有什么样的抗原,就对应着什么样的免疫应答及产物;而没有抗原,则无免疫应答。

(一)抗原表位的概念与特征

抗原分子中具有一定化学组成和空间构型、代表抗原特异性的化学结构,称为抗原表位(epitope),也称为抗原决定簇或抗原决定基。

抗原表位实质上是抗原分子中能被 TCR 或 BCR 分子识别结合的基本结构单位。一种抗原表位对应一种特异性免疫应答;被 TCR 分子识别结合的抗原表位,对应细胞免疫应答;被 BCR 分子识别结合的抗原表位,对应体液免疫应答。

天然抗原分子结构较复杂,往往具有多种抗原表位。天然抗原的特异性取决于其所具有抗原表位种类,而不局限于其所具有的某种单一抗原表位。

天然抗原分子一般具有数量较多的抗原表位,其中能被 BCR 或抗体分子识别结合的抗原表位数目称为抗原结合价。一定程度上,抗原结合价的大小反映着其诱导机体产生体液免疫应答的强弱程度。

(二)抗原表位的类型

1. 构象表位和顺序表位　根据结构不同,可以将其分为构象表位和顺序表位。

构象表位是指由不连续的氨基酸短序列在空间上彼此接近而构成的特定空间构象,也称非线性表位,可由相同或不同化学成分的短序列构成,位于抗原分子表面。构象表位可被相应 BCR 分子识别结合,但不能被 TCR 分子识别结合。这是因为在体液免疫应答识别阶段,B 细胞的 BCR 分子可直接识别抗原分子表面相应的抗原表位;而在细胞免疫应答识别阶段,抗原分子经抗原提呈细胞(antigen - presenting cell,APC)加工处理形成的抗原肽与 MHC 分子结合形成复合物并表达于 APC 表面,不能供 TCR 分子识别。

顺序表位由连续线性排列的氨基酸组成,也称线性表位,存在于抗原分子的任意部位,既可在抗原分子表面,又可在抗原分子内部。顺序表位可被 BCR 分子识别,也可被 TCR 分子识别。

2. T 细胞表位和 B 细胞表位　被 TCR 分子特异性识别结合的抗原表位称 T 细胞表位;被 BCR 分子特异性识别结合的抗原表位称 B 细胞表位。

二、共同抗原表位和交叉反应

天然抗原分子结构较复杂,可具有多种抗原表位。所以在不同抗原分子间存在结构相同或相似的抗原表位。存在于不同抗原分子间的结构相同或相似的抗原表位,称为共同抗原表位。

由于共同抗原表位的存在,其刺激机体产生的效应 T 细胞或抗体分子,可与具有共同抗原表位的不同抗原发生结合和反应,这种反应即交叉反应。

第三节　抗原的分类与医学上重要的抗原物质

一、抗原的分类

(一)根据抗原诱导抗体产生是否需要辅助性 T 细胞(Th 细胞)的参与分类

据此将其分为胸腺依赖性抗原和胸腺非依赖性抗原。

1. 胸腺依赖性抗原(thymus – dependent antigen,TD – Ag)　其实质是完全抗原,相当于半抗原载体复合物,具有 T 细胞表位和 B 细胞表位,可诱导机体产生体液免疫应答和细胞免疫应答,且 TD – Ag 诱导的体液免疫应答需要在它诱导的细胞免疫应答的帮助下才能发生。

TD – Ag 的主要特征:①如果一种物质被机体免疫系统识别为抗原,它们多属于TD – Ag。②TD – Ag 刺激 B 细胞产生抗体需 Th 细胞帮助。③TD – Ag 具有 T 细胞表位和 B 细胞表位。④TD – Ag 可诱导机体产生细胞免疫应答和体液免疫应答。⑤TD – Ag 可刺激机体产生记忆 T 细胞和记忆 B 细胞。⑥TD – Ag 刺激机体产生多种抗体,主要为高亲和力的 IgG。⑦TD – Ag 诱导机体产生的免疫应答可以分为三个阶段,即识别阶段、活化增殖分化阶段和效应阶段。

2. 胸腺非依赖性抗原(thymus – independent antigen,TI – Ag)　TI – Ag 不是完全抗原,只有 B 细胞表位,但可通过特殊机制诱导机体产生体液免疫应答。

TI – Ag 的主要特征:①只有少数抗原属于 TI – Ag,如细菌多糖、多聚蛋白质和脂多糖等。②TI – Ag 刺激 B 细胞产生抗体不需 Th 细胞帮助。③TI – Ag 只有 B 细胞表位。④TI – Ag 只能诱导机体产生体液免疫应答。⑤TI – Ag 不能刺激机体产生免疫记忆。⑥TI – Ag 刺激机体产生的抗体类别较单一,主要为低亲和力 IgM。⑦TI – Ag 诱导机体产生的体液免疫应答中,无特异性 B 细胞的增殖过程。

(二)根据抗原提呈细胞内抗原的来源分类

据此将其分为外源性抗原和内源性抗原。

1. 外源性抗原　是指来自 APC 外的抗原(如微生物及其产物等),以吞噬、吞饮或以受体介导的内吞方式进入 APC,在溶酶体中被加工成抗原肽,主要与 MHC – Ⅱ类分子结合,被提呈给 CD4$^+$T 细胞 TCR 分子识别。

2. 内源性抗原　是指在 APC 内新合成的抗原(如病毒感染细胞中病毒基因编码的蛋白质、肿瘤细胞表达的肿瘤抗原等),在细胞质中被加工成抗原肽,主要与 MHC – Ⅰ类分子结合,被提呈给 CD8$^+$T 细胞 TCR 分子识别。

(三)其他分类

如根据抗原化学性质可将其分为蛋白质抗原、多糖抗原和核酸抗原等;根据抗原物理状态可将其分为颗粒性抗原和可溶性抗原;根据免疫应答结果可将其分为免疫原和耐受原;根据抗原产生的方式可将其分为天然抗原和人工抗原;根据抗原诱发的病理性免疫应答过程可将其分为移植抗原、肿瘤抗原、变应原等。

二、医学中重要的抗原

1. 异种抗原　是指来自另一个物种的抗原。如病原微生物及其代谢产物、植物蛋白质、异种移植物、异种动物血清等。其中,病原微生物,如细菌、病毒、立克次体、螺旋体、支原体、真菌等,虽然结构相对简单,但化学成分复杂,与人体结构差异较大,对人体均有较强的免疫原性。细菌外毒素可刺激机体产生抗毒素。来自动物的免疫血清,如来自马的破伤风抗毒素,具有双重特性,既是破伤风外毒素的抗毒素,也是人体的异种抗原。反复应用于某些个体可诱发超敏反应,严重者可发生过敏性休克甚至死亡。

2.同种抗原　是指存在于同一物种内不同个体间的抗原,也称同种异体抗原或同种异型抗原。医学中比较重要的同种抗原主要有红细胞血型抗原、人类主要组织相容性抗原等。目前发现有数十种红细胞血型抗原系统,重要的有 ABO 血型抗原、Rh 血型抗原等。人类主要组织相容性抗原为人类 MHC 编码分子,即人类白细胞抗原(HLA),其是目前已知的人类最复杂的同种抗原,具有多基因性和多态性。HLA 不仅可提呈抗原,还能广泛参与固有免疫应答。

3.异嗜性抗原　是指存在于不同物种的结构相同或相似的抗原,本质是共同抗原,因由福斯曼(Forssman)发现而命名为 Forssman 抗原。如在人体心脏、肾脏、关节等器官,存在有与 A 群溶血性链球菌细胞壁 M 蛋白结构相似的蛋白质,A 群溶血性链球菌感染诱发机体产生的免疫应答产物除了对 A 群溶血性链球菌有排除作用,同时作用于存在共同抗原的心脏、肾脏、关节等器官,导致风湿性心脏病、链球菌感染后肾小球肾炎、风湿性关节炎的发生。

4.自身抗原　是指能诱导自身免疫应答的自身物质。正常情况下,机体免疫系统对绝大多数自身组织细胞成分不产生免疫应答,即自身耐受。但在创伤、感染、药物等因素作用下,一些自身组织细胞成分结构发生改变或被修饰而形成自身抗原,或处于免疫豁免部位的隐蔽抗原(如晶状体蛋白质、精子等)的释放,可诱发自身免疫甚至是自身免疫性疾病。

5.肿瘤抗原　是指细胞癌变过程中出现的新抗原或肿瘤细胞异常或过度表达的抗原,可分为肿瘤特异性抗原(tumor specific antigen,TSA)和肿瘤相关抗原(tumor associated antigen,TAA)。TSA 为某一肿瘤细胞所特有的抗原,TAA 并非肿瘤细胞所特有,在正常细胞也可表达,但肿瘤细胞表达增加。目前发现的肿瘤抗原绝大多数为 TAA,只有极少数为 TSA。

知识链接

肿瘤抗原疫苗

　肿瘤抗原疫苗,即含肿瘤抗原基因或肿瘤抗原肽的疫苗,是近年的研究热点之一。它来源于自体或异体肿瘤细胞或其粗提取物,带有肿瘤特异性抗原(TSA)或肿瘤相关抗原(TAA),通过激活患者自身免疫系统,利用肿瘤细胞或肿瘤抗原物质诱导机体产生特异性细胞免疫和体液免疫反应,增强机体的抗癌能力,阻止肿瘤的生长、扩散、复发,以达到清除或控制肿瘤的目的。

思政小课堂

世界献血日

　每年6月14日为世界献血者日。无偿献血是献血者奉献给人类的拯救生命的礼物。同时,无偿献血是一项社会倡导的以奉献爱心为永恒主题的社会公益事业,是一个国家文明程度的标志,无偿献血活动大大增加了人们的社会责任感,增进了人与人之间的友谊。

本章小结

　抗原的基本性能是免疫原性和免疫反应性。抗原的最大特点是具有特异性,表现在免疫原性和免疫反应性两方面,这是免疫应答的根本特点,也是免疫学诊断和防治的基本依据。抗原的特异性取决于抗原决定基,具有相同抗原决定基的不同抗原称为共同抗原,共同抗原可引起交叉反应。

（文　雪）

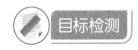 目标检测

笔记

参考答案

一、选择题

1. 下列没有免疫原性的物质是(　　)。
   A. 异嗜性抗原　　　　　　　　B. 抗体　　　　　　　　　　C. 补体
   D. 半抗原　　　　　　　　　　E. 细菌多糖

2. 同一种属不同个体所具有的抗原称为(　　)。
   A. 异种抗原　　　　　　　　　B. 同种异型抗原　　　　　　C. 独特型抗原
   D. Forssman 抗原　　　　　　 E. 合成抗原

3. 引起同胞兄弟之间移植排斥反应的抗原属于(　　)。
   A. 异种抗原　　　　　　　　　B. 同种异型抗原　　　　　　C. 自身抗原
   D. 异嗜性抗原　　　　　　　　E. 感染的微生物抗原

4. 决定抗原特异性的分子基础是(　　)。
   A. 抗原决定基　　　　　　　　B. 抗原的大小　　　　　　　C. 抗原的电荷性质
   D. 载体的性质　　　　　　　　E. 抗原的物理性状

5. 免疫原性最强的物质是(　　)。
   A. 蛋白质　　　　　　　　　　B. 类脂　　　　　　　　　　C. 多糖
   D. 核酸　　　　　　　　　　　E. 脂肪

6. 与蛋白质载体结合后才具有免疫原性的物质是(　　)。
   A. 完全抗原　　　　　　　　　B. TD 抗原　　　　　　　　 C. TI 抗原
   D. 半抗原　　　　　　　　　　E. 超抗原

7. 动物来源的破伤风抗毒素对人而言是(　　)。
   A. 半抗原　　　　　　　　　　B. 抗体　　　　　　　　　　C. 抗原
   D. 既是抗原又是抗体　　　　　E. 超抗原

8. 仅有免疫反应性而无免疫原性的物质是(　　)。
   A. 超抗原　　　　　　　　　　B. 半抗原　　　　　　　　　C. 完全抗原
   D. 异嗜性抗原　　　　　　　　E. 类属抗原

9. ABO 血型抗原属于(　　)。
   A. 异种抗原　　　　　　　　　B. 同种异型抗原　　　　　　C. 异嗜性抗原
   D. 自身抗原　　　　　　　　　E. 肿瘤相关抗原

10. 免疫原性是指(　　)。
    A. 抗原分子能与应答产物发生特异性反应的特性
    B. 抗原分子不能与应答产物发生特异性反应的特性
    C. 抗原分子能诱导免疫应答的特性
    D. 抗原分子不能诱导免疫应答的特性
    E. 抗原与载体结合后诱导免疫应答的特性

二、问答题

1. 为什么说免疫马血清既是抗原又是抗体?
2. 影响抗原免疫原性的因素有哪些?

第二章 免疫球蛋白与抗体

课件

 学习目标

素质目标:树立牢固的、严谨认真的态度,养成良好的学习习惯。
知识目标:掌握抗体、免疫球蛋白的概念,以及免疫球蛋白的基本结构和功能。熟悉免疫球蛋白的水解片段、功能及各类免疫球蛋白的主要功能。了解免疫球蛋白的血清型及单克隆抗体。
能力目标:学会单克隆抗体的制备过程。

案例导学

郭某,男,36岁。7天前在田间劳动时被生锈的钉子扎伤脚部,伤口深约1.5cm。当时只在伤口表面简单擦洗后包扎,现在伤口已基本愈合。最近两天患者自觉乏力、头晕、咀嚼无力、张口不便,症状不断加重,相继出现从颈到四肢活动不便,刺激后出现痉挛。查体:患者神志清楚,呈现苦笑面容,明显张口困难,肢体张力增大,轻度角弓反张,检查过程中诱发了持续性痉挛。根据外伤史及典型临床症状,确诊为破伤风。随即给患者使用破伤风抗毒素血清、头孢唑啉钠及苯巴比妥钠,用后症状有所改善。

请问:
破伤风抗毒素血清是什么? 起到什么样的作用?

第一节 免疫球蛋白和抗体的概念

抗体(antibody,Ab)是B细胞识别抗原后增殖分化为浆细胞所产生的一类能与相应抗原特异性结合的球蛋白。

1937年,阿尔内·蒂塞利乌斯和埃尔文·卡巴特用电泳的方法将血清蛋白质分为白蛋白、α球蛋白、β球蛋白及γ球蛋白等组分(图2-1),并发现抗体活性主要在γ球蛋白区,故在一段时间内抗体被称为γ(丙种)球蛋白。

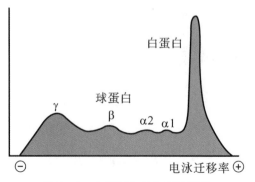

图2-1 血清蛋白质电泳示意图

笔记

20 世纪 60 年代,人们发现抗体是 B 细胞接受抗原刺激后,活化、增殖、分化为浆细胞而产生的,并能与该抗原特异性结合产生免疫效应的球蛋白。

在后来的研究中,人们发现某些疾病(如多发性骨髓瘤)患者浆细胞产生的球蛋白无抗体活性。为将结构和抗体相同或相似但无抗体活性的分子与抗体区分开,引入了免疫球蛋白(immunoglobulin,Ig)的概念,即具有抗体活性或化学结构与抗体相同或相似的球蛋白。存在于体液中并且具有抗体功能的称为分泌型免疫球蛋白(secreted Ig,sIg);表达于细胞膜上(如 BCR 分子)的称为膜型免疫球蛋白(membrane Ig,mIg)。抗体是免疫球蛋白的一部分,但并非所有免疫球蛋白均是抗体。

第二节 免疫球蛋白的结构与类型

一、免疫球蛋白的基本结构

免疫球蛋白是由两条完全相同的短肽链和两条完全相同的长肽链通过链间二硫键连接形成的"Y"形的单体(图 2 - 2)。

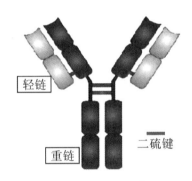

图 2 - 2 Ig 基本结构模式图

(一)轻链和重链

两条完全相同的短肽链称为轻链(light chain,L 链);两条完全相同的长肽链称为重链(heavy chain,H 链)(图 2 - 2)。

(二)可变区和恒定区

L 链和 H 链氨基端约 110 个氨基酸,其组成和排列顺序富于变化,称为可变区(variable region,V 区);V 区之外区域的氨基酸组成和排列顺序相对恒定,称为恒定区(constant region,C 区)。重链和轻链的 V 区表示为 V_H 和 V_L,C 区表示为 C_H 和 C_L(图 2 - 3)。

V 区有三个间隔的短序列,其组成和排列顺序变化更大,称高变区(hypervariable region,HVR),分别称为 HVR1、HVR2 和 HVR3。Ig 通过一条 L 链和一条 H 链的 HVR1、HVR2、HVR3 直接识别 Ag 分子表面的一个 B 细胞表位,故一个 Ig 单体分子可识别结合两个完全相同的 B 细胞表位,其抗原结合价为 2。由于 HVR 与 B 细胞表位结构互补,因此也称为互补决定区(complementarity determing region,CDR)(图 2 - 4)。

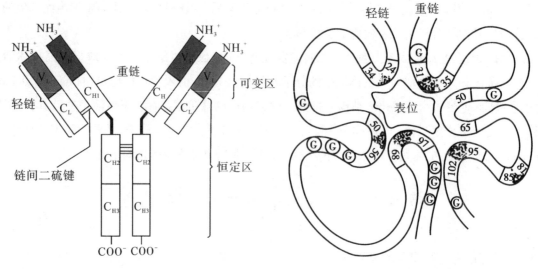

图 2-3 Ig 可变区和恒定区　　　　图 2-4 CDR 与 B 细胞表位

　　Ig 的 V 区 CDR 外有四段间隔的短序列,其氨基酸组成和排列顺序变化相对较小,并支撑 CDR 与 Ag 结合,称为骨架区(framework region,FR),分别记为 FR1、FR2、FR3 和 FR4。

　　根据 H 链恒定区结构的不同可将其分为五类,即 μ、γ、α、δ 和 ε,对应的 Ig 分别称为 IgM、IgG、IgA、IgD 和 IgE。同一类重链恒定区氨基酸组成和二硫键数目、位置可能不同,据此可将 IgG 分为 IgG1、IgG2、IgG3 和 IgG4 四个亚类,IgA 分为 IgA1 和 IgA2 两个亚类,而 IgM、IgD、IgE 未发现亚类。L 链分为两型,即 κ 型和 λ 型,相应的 Ig 分别称为 κ 型 Ig 和 λ 型 Ig。一个 Ig 单体分子中,L 链型相同,但在不同的生物体,两型轻链的比例不同。如在人类,κ:λ 为2:1,而在小鼠则为 20:1。κ:λ 比例异常提示免疫系统异常,如人的 λ 链过多常提示机体可能发生了 λ 链的 B 细胞肿瘤。

　　(三)结构域

　　免疫球蛋白的空间结构中,每条肽链均有数个由约110 个氨基酸残基借助链内二硫键连接成的球形结构,称为结构域(图 2-5)。L 链有两个结构域,即 V_L 和 C_L。H 链结构域的数目可随 Ig 类别不同而各异,IgG、IgA 和 IgD 重链有 4 个球形结构,分别为 V_H、C_{H1}、C_{H2} 和 C_{H3},IgM 和 IgE 有 5 个球形结构,分别为 V_H、C_{H1}、C_{H2}、C_{H3} 和 C_{H4}。

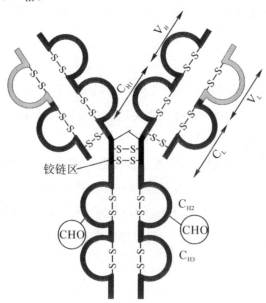

图 2-5 Ig 结构域示意图

笔记

（四）铰链区

铰链区位于 C_{H1} 与 C_{H2} 之间，由大约 30 个氨基酸残基组成，含有大量的脯氨酸，不形成 α - 螺旋，易发生伸展及一定程度的转动，起弹性和调节作用，当 Ig 与抗原结合时，此区发生扭曲，使抗体分子上两个抗原结合点更好地与两个抗原决定簇发生互补；另一方面，铰链区有利于 Ig 构型变化，暴露补体结合点；同时，铰链区易被木瓜蛋白酶、胃蛋白酶等水解，产生不同的水解片段。五类 Ig 或亚类的铰链区不尽相同，例如人 IgG1、IgG2、IgG4 和 IgA 的铰链区较短，而 IgG3 和 IgD 的铰链区较长。IgM 和 IgE 无铰链区。

二、免疫球蛋白的辅助成分

有的 Ig 可形成多聚体，如 IgM 可形成五聚体，IgA 可形成二聚体，IgG、IgD 和 IgE 常为单体。Ig 多聚体的形成需要辅助成分。

1.J 链（joining chain）　富含半胱氨酸。在五聚体 IgM 中，各单体 H 链羧基端之间形成二硫键，但其形成还需要 J 链与 H 链羧基端的半胱氨酸相连（图 2 - 6）。

2.分泌片（secretory piece，SP）　sIgA 为二聚体，其形成除了需要 J 链，还需要 SP（图 2 - 6）。SP可协助 sIgA 从黏膜下转运至黏膜表面，并保护 sIgA 免遭黏膜蛋白酶的水解。

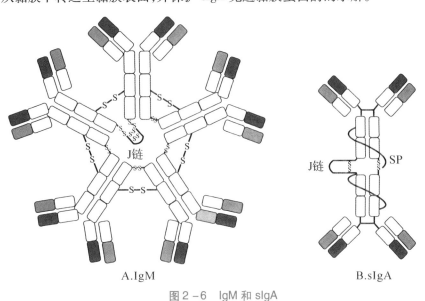

A.IgM　　　　　　　　　　B.sIgA

图 2 - 6　IgM 和 sIgA

三、免疫球蛋白水解片段

早期，人们为了认识 Ig 结构和功能，将其以蛋白酶水解。水解 Ig 常用的有木瓜蛋白酶和胃蛋白酶。

木瓜蛋白酶水解 IgG 的部位在其铰链区二硫键的氨基端。IgG 被降解成三个大致相同的片段。其中二硫键氨基端的两个片段完全相同，每个片段由完整的 L 链和 H 链的 V_H 和 C_H 组成，可识别结合一个 B 细胞表位，称为 Fab（fragment antigen binding）段，其抗原结合价为 1。铰链区羧基端的片段易形成结晶，称为 Fc（fragment crystallizable）段（图 2 - 7）。

胃蛋白酶水解 IgG 的部位在其铰链区二硫键的羧基端。IgG 被降解成一个大片段和若干小片段。大片段包括两个 Fab 段及铰链区二硫键，称为 F（ab'）$_2$，其抗原结合价为 2。小片段称为 pFc'，无生物学意义（图 2 - 7）。胃蛋白酶水解 Ig 具有重要医学意义，来源于动物的破伤风抗毒素是人类的异种抗原，在一些个体反复应用可诱发过敏反应，Ig 过敏原产生部位主要在 C_H，而经胃蛋白酶水解可去除其

Fc 段而减弱其过敏原性,但保留了中和能力。源于动物的破伤风抗毒素以胃蛋白酶水解可制成精制破伤风抗毒素。

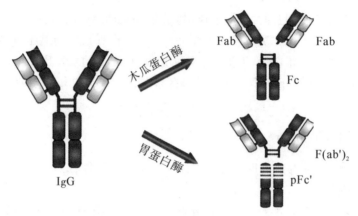

图2-7 Ig 的酶解片段

第三节 各类免疫球蛋白的特点与功能

免疫球蛋白是介导体液免疫应答的特异分子,但其类别不同,生物学特性各异,在介导体液免疫应答时也可存在差异。

一、各类免疫球蛋白的特点

(一)IgG

IgG 于个体出生后 3 个月开始合成,3 ~ 5 岁接近成人水平。在血清和细胞外液中含量最高,占血清 Ig 的 75% ~ 85%,其半衰期最长,为 20 ~ 23 天。IgG 是再次体液免疫应答中产生和发挥作用的主要 Ig。IgG 也是唯一可通过胎盘的抗体,这是一种重要的自然被动免疫,在半岁内婴儿的抗感染过程中起重要作用。因此,在体液免疫应答中,IgG 是最重要的 Ig,被誉为抗感染的"主力军"。

IgG 也参与 Ⅱ 型、Ⅲ 型超敏反应,如某些甲状腺功能亢进患者产生的抗甲状腺球蛋白抗体、系统性红斑狼疮患者产生的抗核抗体即为 IgG。

(二)IgM

IgM 有多聚体和单体两种形式。

IgM 多形成五聚体是分子量最大的 Ig,也称为巨球蛋白,主要存在于血液中,一般不通过血管壁,约占血清 Ig 的 5%。多聚体 IgM 较单体 IgG 补体结合位点多,故其通过经典途径激活补体的能力较 IgG 强,ABO 血型抗原的天然抗体一般为多聚体 IgM,故血型不符的输血可导致严重的溶血反应。IgM 在胚胎晚期即可产生,故脐带血中 IgM 的升高提示胎儿宫内感染(如风疹病毒、巨细胞病毒感染);IgM 是初次体液免疫应答中产生的主要抗体,但亲和力较低;也是体液免疫应答中最先产生的 Ig,被誉为抗感染的"先头部队"。血清中检出病原体特异性 IgM,提示新近感染,因此 IgM 检测可用于早期诊断。

IgM 也参与 Ⅱ 型、Ⅲ 型超敏反应,如类风湿患者产生的类风湿因子主要为 IgM。

单体 IgM 为 mIg,特异性表达于 B 细胞,mIgM 是 BCR 分子的主要成分,但只表达 mIgM 的 B 细胞为未成熟的 B 细胞。

(三)IgA

IgA 有血清型和分泌型。血清型 IgA 为单体分子,占血清 Ig 的 10% ~ 15%。

sIgA 为二聚体,主要由黏膜组织中的浆细胞产生,是呼吸道、消化道、泌尿生殖道等黏膜表面及其他部位的唾液、泪液、乳汁等外分泌液中最主要的 Ig。sIgA 是机体黏膜免疫最重要的因素,被喻为"边缘部队"。婴儿可从母乳中获得 sIgA。新生儿易患呼吸道和消化道感染可能与 sIgA 合成不足有关。

IgA 可参与Ⅱ型、Ⅲ型超敏反应。

(四)IgE

IgE 是正常个体血清中含量最少的 Ig。IgE 为亲细胞抗体,可结合至肥大细胞、嗜碱性粒细胞等表面而介导Ⅰ型超敏反应。当机体发生寄生虫感染时,IgE 水平增高。

(五)IgD

正常人血清中 IgD 含量很低,原因是其铰链区较长,易被破坏,血清 IgD 的生物学功能不详。mIgD 为 BCR,只表达于 B 细胞,是 B 细胞发育成熟的标志,在 B 细胞接受 Ag 刺激活化后,mIgD 逐渐消失。

二、免疫球蛋白的功能

Ig 作为介导体液免疫应答的分子,可特异性识别结合和清除 Ag。其中,V 区负责特异性识别并结合 Ag,而 C 区通过与固有免疫相互作用,最终清除 Ag(图 2-8)。

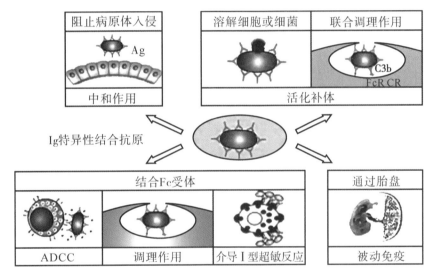

图 2-8 Ig 的功能

(一)免疫球蛋白 V 区的效应

体液免疫应答的特异性,体现在 V 区的 CDR 与 Ag 分子表面 B 细胞表位的结构互补,二者为非共价结合,故 Ig 识别结合 Ag 是可逆和短暂的。有时 Ig 识别结合 Ag 分子可直接产生生物学效应,如在体内可介导体液免疫应答、中和毒素、阻止细菌黏附和阻断病毒吸附;在体外可用已知 Ag(Ab)检测未知 Ab(Ag)。

(二)免疫球蛋白 C 区的效应

免疫球蛋白 C 区与固有免疫相互作用的方式主要有激活补体、结合固有免疫细胞表面 Fc 受体、穿过胎盘和黏膜等。

1.激活补体 人 IgG1、IgG2 和 IgG3 的 C_{H2} 及 IgM 的 C_{H3} 有补体分子结合位点。

游离 IgG 和 IgM 不能结合补体,但它们与 Ag 结合后,导致 Ig 构象改变而暴露补体结合位点,补体分子可与之结合,进而通过经典途径激活补体。补体激活所形成的膜攻击复合物(membrane attacking complex,MAC)可损伤 Ig 结合的 Ag,如细菌等。

IgA 和 IgG4 的单体不能通过经典途径激活补体,但它们的多聚体可通过旁路途径激活补体。目前未发现 IgD 有激活补体的能力。

2.结合 Fc 受体(Fc receptor,FcR) Fc 受体是位于效应细胞膜上的能与相应 Fc 段特异性结合的膜蛋白质,其可表达于多种细胞(如单核－巨噬细胞、中性粒细胞、B 细胞等)的细胞膜上。目前发现 IgG、IgA 和 IgE 有相应的 FcR。Ig 可通过其 Fc 段与效应细胞膜上的 FcR 结合而介导多种生物学效应。

(1)调理作用:游离 Ag(如有荚膜的细菌)不易被吞噬细胞捕获、吞噬和杀灭。但当相应 Ig 产生后,V 区可特异性识别结合 Ag 而形成抗原抗体复合物,复合物中 Fc 段与吞噬细胞膜上相应的 FcR 结合,可促进吞噬细胞对 Ag 的吞噬,这种作用称为调理作用,具有调理作用的分子称为调理素。Ig 中的调理素主要包括 IgG1、IgG2、IgG3 和 IgA。

(2)抗体依赖性细胞介导的细胞毒作用(antibody dependent cell mediated cytotoxicity,ADCC):指 V 区识别靶细胞膜上 Ag 而形成抗原抗体复合物,复合物中 Fc 段可与具有杀伤作用的细胞的 FcR 特异性结合,进而激活这些细胞,使之产生毒性物质作用于靶细胞,引起靶细胞的损伤。ADCC 中的效应细胞多为 NK 细胞,也可是单核－巨噬细胞、中性粒细胞、嗜酸性粒细胞等。

(3)介导 I 型超敏反应:I 型超敏反应也称为速发型超敏反应或过敏反应,为病理性体液免疫应答,其由 IgE 介导,具体内容将在第七章第一节中介绍。

(三)穿过胎盘

在人类,IgG 为唯一能通过胎盘的免疫球蛋白,其中除 IgG3 外,IgG1、IgG2 和 IgG4 均可通过胎盘。其 Fc 段与胎盘母体侧滋养层细胞膜上相应的 FcR 结合,进而被转运至胎儿血液循环中,这是一种重要的自然被动免疫,对新生儿抗感染具有重要作用。

第四节 人工制备抗体的类型

抗体的多种生物学功能在疾病的预防、诊断和治疗中发挥着重要作用。人工制备抗体主要包括多克隆抗体、单克隆抗体和基因工程抗体。

一、多克隆抗体

天然 Ag(如细菌)等常具有多种 B 细胞表位,其诱导机体产生的是针对多种 B 细胞表位的混合抗体,即多克隆抗体(polyclonal antibody,pAb)。其多以相关抗原免疫动物来制备,具有来源广泛、方法简便、制备时间短、成本低等优点,但也具有不能大量制备、应用于人可诱发过敏反应以及易产生交叉反应等缺点。

二、单克隆抗体

针对一种 B 细胞表位的均一抗体即为单克隆抗体(monoclonal antibody,mAb)。1975 年,乔治斯·克勒和塞沙·米尔斯坦将可产生特异性抗体但在体外不能长期存活的免疫小鼠脾细胞(B 细胞)与不能产生特异性抗体但能在体外长期存活的小鼠骨髓瘤 B 细胞在体外融合,制成杂交细胞系,称为杂交瘤。这种融合能够很好地保持两种细胞的基本特征,而每个 B 细胞的 BCR 分子仅识别一种 B 细胞表位,故经筛选的单一杂交瘤细胞可产生针对一种 B 细胞表位的 mAb。克勒和米尔斯坦因此获得了 1984 年的诺贝尔生理学或医学奖。mAb 因具有纯度高、特异性强、效价高、交叉反应少或无、易于大量制备等特点而得到广泛应用。

笔 记

三、基因工程抗体

基因工程抗体(genetic engineering antibody)制备的基本思路是将部分或全部人源抗体的编码基因克隆到真核或原核表达系统中,体外表达人－鼠嵌合或人源化抗体;或转基因至自身抗体编码基因剔除的小鼠体内,主动免疫诱导产生人源抗体。其优点是人源化、均一性强、可工业化生产;不足是亲和力弱、效价不高。

 知识链接

基因工程疫苗

基因工程疫苗也称遗传工程疫苗,是使用重组 DNA 技术克隆并表达保护性抗原基因,利用表达的抗原产物或重组体本身制成的疫苗。基因工程疫苗主要包括基因工程亚单位疫苗、基因工程载体疫苗、核酸疫苗、基因缺失活疫苗及蛋白工程疫苗五种。

 思政小课堂

白喉血清疗法

1901 年,德国科学家埃米尔·阿道夫·冯·贝林因研究并发明白喉血清疗法获得了首届诺贝尔生理学或医学奖。白喉是由白喉棒状杆菌引起的一种急性呼吸道传染病,在 19 世纪 90 年代,白喉致死案例很常见,欧洲每年约有 5 万人死于该病。贝林受到了中医古籍中"以毒攻毒"概念的启发,开始尝试将适量的白喉无菌肉汤培养物注射入实验动物体内,后来在动物的血液中检测到了可以中和对应毒素的物质,也就是"抗毒素"。1891 年,贝林在获得患者父母同意后,首次用动物血清治愈了一名白喉患儿,为人类征服白喉迈出了至关重要的一步。

 本章小结

抗体是 B 细胞识别抗原后增殖、分化为浆细胞所产生的一类能与相应抗原特异性结合的球蛋白;具有抗体活性或化学结构与抗体相似的球蛋白统称为免疫球蛋白。其基本结构是由两条重链和两条轻链经链间二硫键连接形成一"Y"形结构。根据重链结构不同分为五种类型,即 IgG、IgM、IgA、IgD、IgE。免疫球蛋白结构分可变区、恒定区和铰链区。可变区决定着抗体的特异性,负责识别及结合抗原;恒定区具有激活补体、结合 Fc 受体和穿过胎盘的功能。IgG 可穿过胎盘屏障,是机体抗感染的"主力军";IgM 是机体抗感染的"先头部队";sIgA 参与黏膜局部免疫;IgE 与 I 型超敏反应和机体抗寄生虫感染有关。

(徐晓晴)

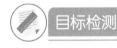 目标检测

参考答案

一、选择题

1. Ig 分子的基本结构是(　　)。

　A. 由 1 条重链和 1 条轻链组成的二肽链结构

　B. 由 2 条重链和 2 条轻链组成的四肽链结构

　C. 由 2 条相同的重链和 2 条相同的轻链组成的四肽链结构

D.由 1 条重链和 2 条轻链组成的三肽链结构

E.由 4 条相同的肽链组成的四肽链结构

2.免疫球蛋白的超变区位于(　　)。

  A. V_H 和 C_H B. V_L 和 C_H C. V_H 和 V_L

  D. Fc 段   E. C_L 和 C_H

3.与抗原结合后,激活补体能力最强的是(　　)。

  A. IgG   B. IgA   C. IgM

  D. IgD   E. IgE

4.下列关于免疫球蛋白的特性的描述,错误的是(　　)。

  A. IgG 是唯一能通过胎盘的免疫球蛋白

  B. sIgA 多为双聚体

  C. IgM 分子量最大

  D. 免疫应答过程中产生最早的是 IgG

  E. 正常血清中 IgE 含量最少

5.新生儿从母乳中获得的免疫球蛋白是(　　)。

  A. IgG   B. IgA   C. IgM

  D. IgD   E. IgE

6.脐带血中出现抗风疹病毒的(　　),则表示宫内感染。

  A. IgG   B. sIgA   C. IgM

  D. IgD   E. IgE

7.3~6 个月婴儿易患呼吸道感染主要是因为(　　)不足。

  A. IgG   B. sIgA   C. IgM

  D. IgD   E. IgE

8.C1q 能与 IgG(　　)的补体结合位点结合。

  A. C_{H1} B. C_{H2} C. C_{H3}

  D. V 区   E. 铰链区

9.疫苗接种后首先产生的抗体是(　　)。

  A. IgG   B. IgA   C. IgM

  D. IgD   E. IgE

10.五种免疫球蛋白的划分是根据(　　)。

  A. H 链和 L 链均不同   B. V 区不同   C. L 链不同

  D. H 链不同   E. 连接 H 链的二硫键位置和数目不同

二、问答题

1.简述免疫球蛋白的基本结构及其各功能区功能。

2.简述各类免疫球蛋白的主要生物学作用。

第三章 补体系统

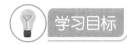

课件

素质目标：认识人体疾病与病原生物之间的关系，了解感染与疾病的免疫诊断和特异性防治。

知识目标：掌握补体系统的概念、组成、理化性质，以及补体系统的生物学功能。熟悉补体的激活途径及过程。了解补体的调节机制。

能力目标：能够解释补体溶细胞及溶细菌的现象。

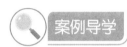

张某，男，50岁。由于车祸导致左腿股骨骨折、左膝盖皮肤损伤，故来我院进行手术治疗。输血史：5年前曾因外伤输过"A型血"，无输血反应史。入院后查血型为A型。术前备血400mL，交叉配血试验提示凝集试验为阴性。本次术中输入200mL A型血后，患者出现寒战、发热、面色苍白、血压下降、脉搏细弱等表现，立即停止输血。抽取患者静脉血，抗凝，分离血浆，上液为红色透明液。行尿常规检测提示尿血红蛋白(＋＋＋)，尿胆原呈阳性。诊断为急性溶血性输血反应。将献血者和受血者的血样分别送到市中心血站进行鉴定：受血者张某为A型，CcDEe(Rh阴性)，血清中抗－C、抗－D、抗－E抗体阳性；献血者为A型，CcDEe(Rh阳性)。

请问：

输血后的溶血是如何发生的？

第一节 补体系统的概念和组成

一、补体系统的组成和命名

补体(complement，C)是存在于正常人和脊椎动物新鲜血清、组织液及细胞膜表面的经活化后具有酶活性的一组蛋白质。由于这些蛋白能协助和补充特异性抗体介导的溶菌、溶细胞作用，故称为补体。补体系统各成分根据功能不同分为以下三类。

1. 补体的固有成分　存在于体液中。通常把参与经典激活途径的固有成分以符号"C"表示，按其发现的顺序分别为C1、C2、C3、C4、C5、C6、C7、C8、C9，其中C1由C1q、C1r、C1s三个亚单位组成。参与旁路激活途径的某些成分以因子命名，用英文大写字母表示，如B因子、P因子、D因子等。

2. 补体激活的调节蛋白　调节蛋白主要以可溶性或膜结合形式存在，多以其功能命名，如C1抑制物、C4结合蛋白，促衰变因子等。

3. 补体受体　一般按其结合对象来命名，如C1qR、C4bR等。补体活化后的裂解片段在该成分的符号后附加英文小写字母，如C3a、C3b等。具有酶活性的成分或复合物在其符号上加一横线表示，如$\overline{C1}$。

二、补体的理化性质

体内多种组织细胞均能合成补体,其中肝细胞和巨噬细胞是产生补体的主要细胞。补体含量相对稳定,正常人血清中,补体蛋白占血清总蛋白的5%~6%,各成分中以C3含量最高,D因子含量最低。补体多数成分属于β球蛋白,少数为γ或α球蛋白。正常生理情况下,多数补体成分以类似酶原的非活化形式存在,只有被激活后才能发挥其生物学作用。补体蛋白比其他血浆蛋白代谢率快,血浆中的补体每天约有一半被更新,在病理状态下其代谢速度变化更大。

补体成分性质极不稳定,许多能使蛋白质变性的理化因素(如紫外线、机械振荡、酒精、乙醚、酸、碱等)均可破坏补体活性,加热56℃30分钟即失去活性。在室温下很快失去活性,0~10℃时仅能保持3~4天。故补体应保存在-20℃以下条件下,冷冻干燥后保存时间较长。

第二节　补体系统的激活与调节

一、补体的激活

补体的固有成分以非活化形式存在于体液中,通过级联酶促反应被激活,已发现的主要有经典途径、旁路途径和MBL途径,它们有共同的终末过程。

(一)经典途径

经典途径又称传统途径,是指激活物与C1q结合,顺序活化C1r、C1s、C4、C2、C3,形成C3转化酶和C5转化酶的级联酶促反应过程。

1. 激活物　主要为与抗原结合的IgG(IgG1、IgG2、IgG3)和IgM分子。另外C反应蛋白、细菌的脂多糖和某些病毒蛋白等也可作为激活物。

补体经典激活途径

2. 活化过程　首先,C1分子与激活物结合。C1分子是由一个C1q、两个C1r和两个C1s组成的多聚体,其中C1q为六聚体,头部可结合抗原-抗体免疫复合物(IC)中免疫球蛋白的补体结合位点。两个或两个以上的C1q的头部结合到补体结合位点时,C1q才能被激活,进而激活C1r和C1s,活化后的C1s具有酶的活性,称为C1酯酶。

在存在Mg^{2+}的条件下,C1s催化C4裂解为C4a和C4b两个片段,其中大片段结合在激活物表面,小片段处于游离状态。C1s裂解C4之后能更好地暴露出其作用于C2的活性部位,进而裂解C2,形成C2a和C2b两个片段,小片段C2b游离,大片段C2a结合在激活物表面并且与C4b结合形成C$\overline{4b2a}$,即经典途径的C3转化酶。

C3转化酶作用于C3分子,形成C3a和C3b两条片段,C3a游离,C3b结合在激活物表面并且和C$\overline{4b2a}$结合形成C$\overline{4b2a3b}$,即经典途径的C5转化酶,进而作用于C5,进入终末阶段(图3-1)。

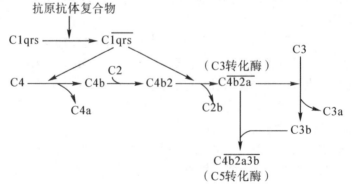

图3-1　补体经典激活途径

(二)MBL 途径

MBL 途径又称甘露糖结合凝集素途径,是指血浆中甘露糖结合凝集素(mannose – binding lectin, MBL)直接识别多种病原微生物表面的半乳糖或甘露糖残基,进而激活丝氨酸蛋白酶(MASP)、C4、C2、C3,形成与经典途径一样的 C3 转化酶、C5 转化酶。

1.激活物　MBL 途径的激活物较为广泛,主要为病原微生物表面的半乳糖或甘露糖残基。

2.活化过程　MBL 为感染急性期肝细胞合成的一种急性期蛋白,结构类似于 C1q 分子。当 MBL 与病原微生物表面的半乳糖或甘露糖残基结合后,可激活 MBL 相关的 MASP。MASP 有 MASP1 和 MASP2 两种,其中活化后的 MASP2 类似于经典途径的 C1s,可裂解 C4、C2 形成与经典途径一样的 C3 转化酶,进而裂解 C3 形成相同的 C5 转化酶,进入终末阶段(图 3 –2)。活化的 MASP1 可以直接裂解 C3 分子,形成的裂解片段 C3b 可参与经典途径和旁路途径。

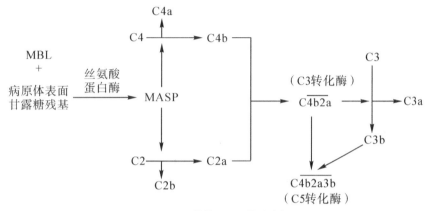

图 3 –2　补体 MBL 激活途径

(三)旁路途径

旁路途径又称替代途径,是不依赖于抗体分子,由微生物等直接激活 C3 分子,同时有 B 因子、D 因子、P 因子参与形成 C3 转化酶、C5 转化酶的级联酶促反应,在感染早期尚未产生抗体时就可以发挥抗感染作用。

1.激活物　某些细菌、内毒素、酵母多糖、葡聚糖、凝聚的 IgG4 和 IgA 等。这些激活物可以为旁路途径中补体片段提供保护性环境和接触表面。

2.活化过程　旁路途径从 C3 分子开始,C3 分子自发裂解产生的 C3b,或者来自经典途径和 MBL 途径的 C3b 结合在激活物的表面,进而结合 B 因子,B 因子被 D 因子裂解形成 Ba 和 Bb。小片段 Ba 游离,大片段 Bb 与 C3b 结合形成旁路途经的 C3 转化酶 C 3bBb,形成的 C3 转化酶作用于 C3 形成 C5 转化酶 C 3bBb3b,进入终末阶段(图 3 –3)。

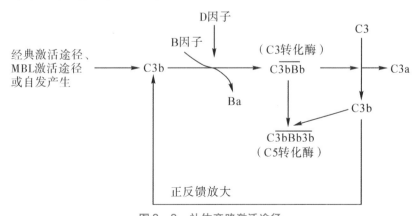

图 3 –3　补体旁路激活途径

笔记

（四）补体激活的共同终末过程

三条途径形成的 C5 转化酶裂解 C5 形成 C5a、C5b，C5b 可吸附于邻近细胞表面但极其不稳定，C5b 结合 C6 和 C6 结合 C7 形成的 $\overline{C5b67}$ 复合物较为稳定，可插入细胞膜的磷脂双分子层中。$\overline{C5b67}$ 结合 C8，C8 结合 n 个 C9 形成补体的攻膜复合物（MAC）$\overline{C5b6789n}$。n 个 C9 排列成孔道状结构插入细胞膜，形成穿膜的亲水性孔道，最终导致细胞破裂（图 3-4）。

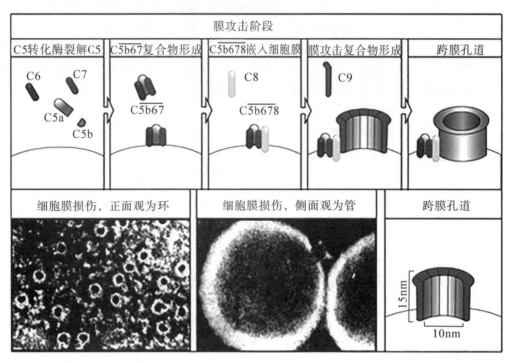

图 3-4　补体激活终末途径

（五）补体三条激活途径比较

补体三条激活途径有共同之处，即都以 C3 活化为中心。同时它们又有各自的特点（图 3-5）。

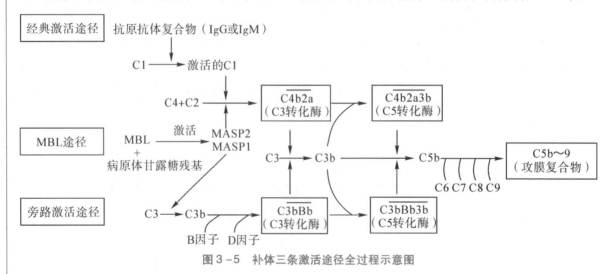

图 3-5　补体三条激活途径全过程示意图

经典激活途径的激活物是抗原-抗体复合物，故主要在感染后期或疾病的持续过程中发挥作用；C3 旁路途径与 MBL 途径的活化无须特异性抗体参与，故在抗感染早期有重要意义（表 3-1）。

表 3-1 补体三条激活途径比较

比较项目	经典途径	旁路途径	MBL 途径
激活物	抗原-抗体复合物	细菌脂多糖、凝聚的 IgA/IgG4 等	病原体表面甘露糖残基
补体成分	C1~C9	B、D、P 因子 C3、C5~C9	MBL、MASP1、MASP2 C2~C9
所需离子	Ca^{2+}、Mg^{2+}	Mg^{2+}	Ca^{2+}
C3 转化酶	$C\overline{4b2a}$	$C\overline{3bBb}$	$C\overline{4b2a}$
C5 转化酶	$C\overline{4b2a3b}$	$C\overline{3bBb3b}$	$C\overline{4b2a3b}$
作用	在特异性体液免疫应答效应阶段发挥作用	参与非特异性免疫,在感染早期发挥作用	参与非特异性免疫,在感染早期发挥作用

　　补体系统的激活过程是一个快速放大的级联反应,能产生多种生物学活性,参与机体的防御功能,对机体有保护作用。但是不受控制的补体激活能导致组织损伤,对机体不利。

　　在正常情况下,补体的激活均处于机体严密的调节与控制之下,从而有效地维持机体的自身稳定。机体对补体激活的调控是通过补体成分的自身衰变,以及血清中和细胞膜上存在的各种调节因子来实现的。

二、补体的调节

　　1. 补体的自身调控　某些活化的补体成分极不稳定,易衰变失活,这是补体活化过程中的一种重要调控机制。如 C4b、C3b、C5b 若不与细胞结合,很快就会失去活性;两条活化途径中的 C3 转化酶和 C5 转化酶均易衰变失活,从而限制了后续补体成分的连锁反应。

　　2. 调节因子的调控　体液中或细胞膜上存在多种补体调节因子(C1 抑制物、C4 结合蛋白、促衰变因子等),在不同环节上调控补体激活的级联反应,使补体的激活有效且适度。这些调节因子主要通过抑制补体激活途径中心环节 C3 的活化及抑制 MAC 的形成进行调控,以防止补体活化过程中对宿主自身正常细胞的损伤。

第三节　补体的生物学功能

一、溶解细菌、病毒和细胞的细胞毒作用

　　补体激活产生的 MAC 可导致靶细胞的裂解死亡,参与机体抗菌免疫、抗肿瘤免疫,同时还可引起自身细胞的裂解,引起病理性反应,如血型不符输血导致的溶血反应。

二、调理作用

　　补体的裂解片段 C3b、C4b 等,一端能与靶细胞或免疫复合物结合,另一端能与吞噬细胞表面的补体受体结合,从而促进吞噬细胞的吞噬功能,称为补体的调理作用。

三、清除免疫复合物

　　补体片段 C3b、C4b 等,一端结合到免疫复合物表面,另一端结合到具有补体受体的红细胞、血小板或某些淋巴细胞上,进而运送至肝、脾被巨噬细胞吞噬、清除。

笔记 📝

四、炎症介质作用

1.**激肽样作用**　C2b 能增加血管通透性,引起炎症性充血,具有激肽样作用。

2.**过敏毒素作用**　C3a、C5a 可使肥大细胞和嗜碱性粒细胞释放组胺,引起血管扩张、毛细血管通透性增加等。

3.**趋化作用**　C5a 能吸引具有 C5a 受体的吞噬细胞游走至补体激活的部位,进而促进炎症反应,因此 C5a 又被称为趋化因子。

补体系统除了上述生物学功能外,还与凝血系统等相互作用,参与调节机体的整体功能,当补体遗传缺陷、功能障碍或过度激活时可导致疾病的发生。

 知识链接

遗传性血管神经性水肿

C1 抑制物缺陷可引发遗传性血管神经性水肿,又称遗传性血管性水肿。该病的临床特征是反复发作的局限性皮肤和黏膜水肿。若水肿发生于胃肠道,则患者可出现腹痛、恶心、呕吐或腹泻;若水肿发生于咽喉部,则患者可因咽喉肿胀阻塞气管而窒息,严重者可危及生命。患者出现上述临床症状主要是由于体内 C1 抑制物缺乏,不能有效抑制 C1 活化,导致 C1s 丝氨酸蛋白酶持续过度裂解 C4、C2 所致。研究证实,C2 裂解片段 C2b 在体内可进一步裂解为 C2 激肽,这种具有激肽样作用的 C2b 裂解产物能使毛细血管扩张、通透性增强,从而导致局部皮肤和黏膜出现水肿。

 思政小课堂

补体的发现

1898 年,比利时细菌学家,免疫学家朱尔·博尔代在进行血清实验研究的过程中发现了一个有趣的现象。有些豚鼠的血清不但可以抵抗细菌,而且还可以把细菌杀死;然而,另一些豚鼠的血清却只能起到抵抗作用,不能消灭细菌。对此,博尔代秉承着严谨的科研态度又进行了大量的试验,他发现当把血清加热到 55℃ 的时候,尽管血清中的抗体还没有受到破坏,仍能与抗原发生相互作用,但却丧失了"捕杀"细菌的能力。最终他推断出,血清中一定含有某种没有被发现的成分,这种成分对热敏感、非常脆弱,而且极其微量,可以作为抗体的补充,从而消灭细菌。他将其称为防御素,即后来的"补体"。博尔代因此获得了 1919 年的诺贝尔生理学或医学奖。

 本章小结

补体是存在于正常人和脊椎动物新鲜血清、组织液及细胞膜表面的经活化后具有酶活性的一组蛋白质。补体系统包括固有成分、调节蛋白和补体受体。补体的性质不稳定,56℃ 30 分钟可使其失活。补体通过经典途径、旁路途径和 MBL 途径激活,三条激活途径的激活物各有不同,其激活过程呈级联酶促反应。三条激活途径通路的共同末端是形成具有溶细胞作用的膜攻击复合物,在机体特异性免疫和非特异性抗感染过程中发挥重要作用。补体活化过程中产生的小分子裂解片段具有广泛的生物学效应,除参与对入侵病原体和循环免疫复合物的清除外,也可造成机体组织损伤。补体的活化和抑制通过多种补体调节分子严格控制。

(徐晓晴)

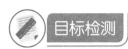

一、选择题

1. 能激活补体经典途径的是(   )。
   A. IgG1
   B. IgG2
   C. IgG3
   D. IgM
   E. 以上都是

2. 在补体经典激活过程中,不被裂解的组分是(   )。
   A. C2
   B. C3
   C. C4
   D. C5
   E. C6

3. 补体系统经典途径激活的顺序是(   )。
   A. C1、C2、C3、C4、C5 ~ C9
   B. C1、C3、C2、C4、C5 ~ C9
   C. C1、C4、C3、C2、C5 ~ C9
   D. C1、C4、C2、C3、C5 ~ C9
   E. C1、C2、C4、C5、C3 ~ C9

4. 可激活补体经典途径的物质是(   )。
   A. 抗原 – 抗体复合物
   B. B 因子
   C. 凝聚的 IgA
   D. 脂多糖
   E. C4b2a

5. 在抗感染过程中,补体发挥作用依次出现的途径是(   )。
   A. 旁路途径—MBL 途径—经典途径
   B. 旁路途径—经典途径—MBL 途径
   C. 经典途径—MBL 途径—旁路途径
   D. 经典途径—旁路途径—MBL 途径
   E. MBL 途径—经典途径—旁路途径

6. 可激活补体旁路途径的物质是(   )。
   A. 酵母多糖
   B. 细菌的脂多糖
   C. 肽聚糖
   D. 凝集的 IgA
   E. 以上都是

7. 具有趋化作用的补体成分是(   )。
   A. C2a
   B. C3b
   C. C2b
   D. C5b
   E. C5b67

8. 刺激肥大细胞脱颗粒,释放组胺的补体成分是(   )。
   A. C2b
   B. C3a
   C. C5b
   D. C4b
   E. C3b

9. 作为膜攻击单位的补体成分是(   )。
   A. C1 ~ C9
   B. C3a
   C. C5 ~ C9
   D. C3 ~ C9
   E. C3b

10. 关于 MBL 途径,下列描述错误的是(   )。
    A. MBL 是肝细胞合成与分泌的急性期蛋白
    B. MASP 与活化的 C1q 有相同的活性
    C. MBL 可与细菌的甘露糖残基结合
    D. C 反应蛋白也可与 C1q 结合使之活化
    E. MASP 不能水解 C4 和 C2

二、问答题

1. 简述补体经典激活途径的激活过程。
2. 补体系统具有哪些生物学作用?
3. 试列表比较三条补体激活途径的异同点。

第四章 主要组织相容性复合体及其编码的分子

课件

学习目标

素质目标:坚守医学道德原则,始终将患者的利益置于首位。

知识目标:掌握主要组织相容性复合体与主要组织相容性抗原的基本概念。熟悉 HLA 复合体的基因组成,以及 HLA 的分子结构、分布及功能。了解抗原肽与 MHC 分子相互作用的特征和不同个体对特定抗原应答的差异。

能力目标:了解 HLA 遗传特征和 HLA 在医学中的应用。

案例导学

1981 年,赵某的妻子宫某在某人民医院产下一男婴。20 年后,他们的儿子小达在大学参加献血时,得知与父母血型不符,他们开始怀疑在医院抱错了孩子。但是,医院的档案在一次洪水中被冲走了,无法查找。费尽周折,夫妇二人终于找到了当时与他们邻床的孙某夫妇,他们的儿子小超酷似赵某。随后,赵家和孙家共六人做了亲子鉴定,证明小超与赵某夫妇有血缘关系,而小达与赵某夫妇和孙某夫妇均无血缘关系,这意味着当年抱错孩子的不止两家。

请问:

1.HLA 复合体位于人的第几号染色体上? 有什么遗传特征? 为什么能作为亲子鉴定的依据?

2.HLA 分子分几类? 试述其结构、分布和作用。

　　动物同种异体组织移植时,会出现移植排斥反应。引起移植排斥反应的同种异型抗原称为组织相容性抗原。组织相容性抗原是一个复杂的抗原系统,其中能引起强而迅速排的斥反应的抗原称为主要组织相容性抗原(major histocompatibility complex antigen,MHA),MHA 在移植排斥反应中起决定作用。编码主要组织相容性抗原的基因是一组紧密连锁的基因群,称为主要组织相容性复合体(major histocompatibility complex,MHC)。这些基因彼此紧密连锁在同一染色体上,具有极其丰富的多态性。MHC 在哺乳动物中普遍存在,小鼠的 MHC 称为 H-2 复合体,位于第 17 号染色体的短臂上。人的主要组织相容性抗原因首先在人外周血白细胞表面发现,故称为人类白细胞抗原(human leucocyte antigen,HLA)。编码 HLA 的主要组织相容性复合体称为 HLA 复合体,位于第 6 号染色体上。

第一节 HLA 复合体的组成及遗传特征

一、HLA 复合体的组成

　　HLA 复合体位于人第 6 号染色体的短臂上。HLA 复合体结构十分复杂,共有 224 个基因座,其中 128 个为功能性基因(有产物表达),96 个为假基因。根据各位点基因及编码产物结构和功能的不同,可将 HLA 复合体分为三个区域,即 I 类基因区、II 类基因区、III 类基因区。人类 HLA 复合体结构如图 4 - 1 所示。

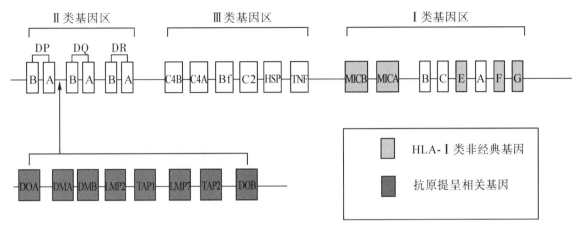

图 4 - 1　人类 HLA 复合体结构示意图

（一）I 类基因

经典的 HLA - I 类基因位于远离着丝点的一端,按序包括 B、C、A 三个等位基因,分别编码 HLA - B、HLA - C、HLA - A 分子的肽链,即 HLA - I 类分子的重链（α 链）。每条 α 链分别与 β₂微球蛋白（β₂m）结合,共同组成 HLA - I 类分子,其主要功能是结合、提呈内源性抗原肽。

（二）II 类基因

II 类基因区位于 HLA 复合体中靠近着丝点一端,结构最为复杂,经典 II 类基因包括 HLA - DP、HLA - DQ、HLA - DR 三个亚区,每一亚区又包括两个功能基因位点,分别编码分子量相近的双肽链（α、β）,共同组成 HLA - DP、HLA - DQ、HLA - DR 分子,统称 HLA - II 类分子,其主要功能是结合、提呈外源性抗原肽。

（三）免疫功能相关基因

免疫功能相关基因分布于 HLA 复合体的 I、II、III 类基因区,通常不显示或仅显示有限的多态性。除了非经典性 I 类分子和 MHC - I 类链相关分子（MHC - I chain - related,MIC）基因产物,一般不能和抗原肽形成复合物,但它们或参与抗原加工,或在固有免疫和免疫调节中发挥作用。重要的免疫功能相关基因如下。

1. 血清补体成分编码基因　属经典的 HLA - III 类基因,位于 HLA 复合体中部的 III 类基因区,所表达的产物为 C4B、C4A、Bf 和 C2 等补体组分。

2. 炎症相关基因　位于 HLA - III 类基因区靠 I 类基因区一侧,包括肿瘤坏死因子家族（TNF、LTA、LTB）和 MIC 基因家族和热休克蛋白 70（HSP70）基因等。其产物主要参与炎症和应激反应。

3. 抗原加工提呈相关基因　位于 HLA 复合体的 II 类基因区,主要如下。

（1）蛋白酶体 β 亚单位（PSMB）基因:包括 *PSMB8* 和 *PSMB9*（旧称 *LMP2* 和 *LMP7*）,编码的蛋白酶体参与对胞质中内源性抗原的酶解。

（2）抗原加工相关转运物（TAP）基因:包括 *TAP1* 和 *TAP2*,编码产物参与内源性抗原肽向内质网腔的转运。

（3）TAP 相关蛋白基因:其产物为 TAP 相关蛋白,参与 HLA - I 类分子在内质网中的装配和内源性抗原的加工提呈。

（4）*HLA - DM* 基因:包括 *DMA* 和 *DMB*,其产物参与 APC 对外源性抗原的加工。

（5）*HLA - DO* 基因:包括 *DOA* 和 *DOB*,分别编码 HLA - DO 的 α 链和 β 链。HLA - DO 分子是

笔记

HLA – DM 行使功能的调节蛋白。

4.非经典Ⅰ类基因

（1）*HLA – E* 基因：产物由重链（α链）和 $\beta_2 m$ 组成，已检出 26 种等位基因。HLA – E 分子表达于各种组织细胞，在羊膜和滋养层细胞表面高表达。HLA – E 分子是 NK 细胞表面 C 型凝集素受体家族（CD94/NKG2）的专一性配体，由于其与杀伤细胞抑制性受体结合的亲和力明显高于与杀伤细胞活化性受体结合的亲和力，因此具有抑制 NK 细胞对自身细胞杀伤的作用。

（2）*HLA – G* 基因：其编码的重链和 $\beta_2 m$ 组成功能分子。HLA – G 分子主要分布于母胎界面绒毛外滋养层细胞，在母胎耐受中发挥功能。

二、HLA 复合体的遗传特征

（一）单倍型遗传

在同一条染色体上紧密相连的 HLA 诸基因座上等位基因的组合，称为 HLA 单倍型。HLA 复合体是一组紧密连锁的基因群，这些连锁在同一条染色体上的等位基因很少发生同源染色体间的交换，通常作为一个完整的遗传单位由亲代传给子代，即单倍型遗传。因此，子女的 HLA 单倍型一个来自父亲，一个来自母亲。按概率计算，在兄弟姐妹之间两个单倍型完全相同或完全不相同的概率为 25%，有一个单倍型相同的概率为 50%。亲代与子代之间必然有一个单倍型相同，也只能有一个单倍型相同。这一遗传特性在器官移植供者的选择及法医学鉴定中得到了广泛应用。

（二）高度多态性

MHC 的多态性是一个群体概念，指群体中不同个体在等位基因拥有状态上存在差别。HLA 复合体是迄今已知人体最复杂的基因复合体，呈高度多态性。因为 HLA 复合体有多个基因座，每一基因座均存在为数众多的复等位基因，每一对等位基因均可编码相应分子。截至 2023 年 12 月，已发现仅经典 HLA – Ⅰ类和 HLA – Ⅱ类基因座有 38006 个等位基因，其中等位基因数量最多的基因座是 HLA – B（9656 个），其次是 HLA – A（8098 个）。因此，随机婚配的人群中 HLA 型别完全相同的可能性极小。

（三）连锁不平衡

HLA 复合体各等位基因都有各自的基因频率。基因频率是指某一特定等位基因与该基因座中全部等位基因总和的比例。由于 HLA 复合体的各基因座是紧密连锁的，若各基因座的等位基因随机组合成单倍型，那么某一单倍型出现频率应等于该单倍型各基因频率的乘积。但实际情况并非如此，连锁的基因并非完全随机地组成单倍型，某些基因总是较多或较少地连锁在一起，从而出现连锁不平衡的现象。不同种族人群有不同的连锁不平衡格局，推测可能与自然选择有关。

第二节　HLA 分子的结构、分布与功能

一、HLA 分子的结构

（一）HLA – Ⅰ类分子

HLA – Ⅰ类分子（Ⅰ类抗原）是由一条重链和一条轻链以非共价键组成的异二聚体糖蛋白。重链又称 α 链，是 HLA – Ⅰ类基因编码的产物，为多态性糖蛋白，胞外段有三个结构域（α_1、α_2、α_3）。另一

条为轻链,又称 β_2 微球蛋白(β_2m),是人第 15 号染色体相应基因编码的产物。

　　HLA - Ⅰ类分子可分为 4 个区。①肽结合区:该区位于重链的氨基端,由 α_1 和 α_2 结构域组成抗原肽结合槽,是 HLA - Ⅰ类分子与抗原肽结合的部位,决定人群中 HLA - Ⅰ类分子的多态性。②免疫球蛋白样区(Ig 样区):该区由重链 α_3 结构域和 β_2m 构成,两者氨基酸序列高度稳定,与免疫球蛋白恒定区具有同源性。α_3 结构域是 Tc 细胞表面 CD8 分子与 HLA - Ⅰ类分子识别结合的部位,为非多态区域。β_2 微球蛋白与 α_3 结构域的结合,有助于 HLA - Ⅰ类分子的表达和结构的稳定。③跨膜区:HLA - Ⅰ类分子重链穿过细胞的脂质双层,将 HLA - Ⅰ类分子固定在细胞膜上。④胞质区:HLA - Ⅰ类分子重链羧基末端约有 30 个氨基酸残基位于胞质中,该区参与跨膜信号的传递(图 4 - 2)。

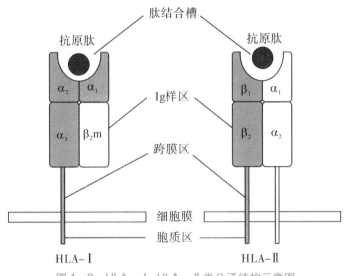

图 4 - 2　HLA - Ⅰ、HLA - Ⅱ类分子结构示意图

(二)HLA - Ⅱ类分子

　　HLA - Ⅱ类分子(Ⅱ类抗原)是由两条多肽链(α、β)以非共价键连接组成的异二聚体糖蛋白。α 链和 β 链均是 HLA - Ⅱ类基因编码的产物,其结构相似。它们的胞外区都有两个结构域,分别称为 α_1、α_2,β_1、β_2。

　　HLA - Ⅱ类分子也可分为 4 个区。①肽结合区:由 α_1 和 β_1 结构域构成开放性抗原肽结合槽,是 HLA - Ⅱ类分子与抗原肽结合的部位,决定 HLA - Ⅱ类分子的多态性。②Ig 样区:该区由 α_2 和 β_2 结构域组成,两者氨基酸序列高度稳定,与免疫球蛋白恒定区具有同源性。β_2 结构域是 Th 细胞 CD4 分子与 HLA - Ⅱ类分子识别结合的部位,为非多态区域。③跨膜区:将 HLA - Ⅱ类分子固定在细胞膜上。④胞质区:两条肽链各有 10 ~ 15 个氨基酸残基位于胞质中,参与细胞内、外跨膜信号的传递(图 4 - 2)。

二、HLA 分子的分布

　　经典的 HLA - Ⅰ类分子广泛表达于人体各种组织有核细胞及血小板表面,而在神经细胞、成熟的红细胞和滋养层细胞表面尚未检出。HLA - Ⅱ类分子分布不广泛,主要存在于树突状细胞、单核 - 巨噬细胞、B 细胞等专职抗原提呈细胞,以及胸腺和某些活化的 T 细胞表面,在血管内皮细胞和精子细胞表面也有少量表达。HLA - Ⅰ类和 HLA - Ⅱ类分子主要分布于细胞表面,也可出现于血清、尿液、唾液、精液与乳汁等体液中,称为分泌型或可溶型 HLA - Ⅰ类或 HLA - Ⅱ类分子。另外,某些组织细胞在病理情况下也可异常表达 HLA - Ⅱ类分子。

三、MHC 分子的功能

(一)抗原提呈作用

在免疫应答中,MHC 分子的主要功能是结合、提呈抗原肽,启动特异性免疫应答。在抗原提呈细胞内,MHC - Ⅰ类分子识别和提呈内源性抗原肽,形成抗原肽 - MHC - Ⅰ类分子复合物,与辅助受体 CD8 分子结合,启动并控制 CTL 介导的特异性免疫应答。MHC - Ⅱ类分子识别和提呈外源性抗原肽,形成抗原肽 - MHC - Ⅱ类分子复合物,与辅助受体 CD4 分子结合,启动并控制 Th 细胞介导的特异性免疫应答。

(二)T 细胞识别抗原的 MHC 限制性

某一病毒感染后产生的效应性 CTL,能杀死相应病毒感染的自身靶细胞,却不能杀死该病毒感染的异体靶细胞。这说明 CTL 在杀伤靶细胞的过程中,T 细胞抗原受体在识别靶细胞表面抗原的同时,还须识别靶细胞表面的自身 MHC 分子,即 T 细胞只能识别自身 MHC 分子提呈的抗原肽,而不能识别非己 MHC 分子提呈的抗原肽,此种免疫细胞间相互作用的限制性称为 MHC 限制性。在 CTL 与靶细胞、巨噬细胞与 Th 细胞、Th 细胞与 B 细胞间等相互作用过程中,均存在 MHC 限制性。MHC 分子与抗原肽的相互作用的限制性是 T 细胞特异性识别抗原的基础。

(三)决定疾病易感性的差异和参与构成种群免疫反应的异质性

某些特定的 MHC 等位基因(或与之紧密链锁的疾病易感基因)的高频出现与某些疾病发病密切相关。此外,由于组成不同种群的个体 MHC 多态性不同,而不同多态性的 MHC 分子提呈的抗原肽往往不同,一方面赋予种群不同个体抗病能力出现差异,另一方面,也在群体水平有助于增强物种的适应能力。

(四)参与 T 细胞的分化

MHC 分子参与早期 T 细胞在胸腺的选择和分化,T 细胞必须与表达自身 MHC - Ⅰ类、MHC - Ⅱ类抗原的胸腺上皮细胞和胸腺树突状细胞接触,才能分化发育成为具有 MHC 限制性、对自身抗原形成中枢免疫耐受的成熟 T 细胞。

(五)引起移植排斥反应

HLA 抗原是重要的代表个体特异性的主要组织相容性抗原,供者、受者间 HLA 型别差异是发生急性排斥反应的主要原因。

 知识链接

MHC 分子和抗原肽的相互作用特点及意义

HLA 分子和抗原肽相互作用的分子基础是抗原结合槽中锚着残基与抗原肽上的锚定残基(共用基序)的结合。抗原肽和 MHC 分子相互作用具有以下特点。

(1)Ⅰ类分子凹槽两端封闭,接纳的抗原肽长度有限,为 8～10 个氨基酸残基;Ⅱ类分子凹槽两端开放,为 13～17 个氨基酸残基,甚至更多。

(2)两者的结合具有一定的专一性。特定的 MHC 分子凭借所需要的共用基序选择性地结合抗原肽,即一种 MHC 分子可与成千上万种带有相同共用基序的不同抗原肽结合。这可能是正常个体数量不多的 MHC 分子能提呈自然界中无限数量抗原肽的原因。另外,不同的 MHC 等位基因产物有可能提呈同一抗原肽,造成不同个体(带有相互有别的 MHC 等位基因)对同一抗原应答强度的差异,这是 MHC 以其多态性参与和调控免疫应答的一种重要机制。

(3)HLA 分子不能区分自身肽和非己肽。这可能是许多疾病,尤其是自身免疫性疾病与 HLA 基因关联的原因之一。

第三节 HLA 在医学上的意义

一、HLA 与器官移植的关系

器官移植术后,移植物存活率主要取决于供者与受者 HLA 相合的程度。通常移植物存活率由高到低的顺序是:同卵双胞胎 > 同胞兄弟姐妹 > 亲属 > 无亲缘关系者。在肾移植中,各 HLA 座位配型的重要性依次为 HLA – DR、HLA – B、HLA – A。在骨髓移植时,一般选择 HLA 单倍型完全相同者作为供者。基于 HLA 型别在选择移植供者和防治移植排斥反应中的重要性,精确、快速的 HLA 分型技术和无亲缘关系个体骨髓库及脐血库的建立,有力地推进了 HLA 相匹配的供受者的选择,提高了准确性和有效率。

二、HLA 表达异常与疾病的关系

(一) HLA – Ⅰ类抗原表达异常

已发现某些肿瘤细胞表面 HLA – Ⅰ类抗原表达降低或缺失,不能被 CD8[+] CTL 有效识别结合,使肿瘤细胞逃逸宿主的免疫攻击。

(二) HLA – Ⅱ类抗原表达异常

某些自身免疫性疾病中,原先不表达 HLA – Ⅱ类抗原的某些细胞,可被诱导异常表达 HLA – Ⅱ类抗原,将自身抗原提呈给自身反应性 T 细胞,使之活化并启动特异性自身免疫反应。如胰岛素依赖性糖尿病中的胰岛 β 细胞、萎缩性胃炎中的胃壁细胞等,均出现 HLA – Ⅱ类抗原的表达。一旦自身免疫反应被启动,活化的自身反应性 T 细胞还可分泌大量的细胞因子,促进靶细胞表达更多的 HLA – Ⅱ类抗原,从而加重和延续自身反应,最终导致迁延不愈的自身组织损伤。

三、HLA 与疾病的相关性

HLA 是第一个被发现的与疾病有明确联系的遗传系统。带有某些特定 HLA 等位基因或单倍型的个体易患某一疾病(称为阳性关联),或对该疾病有较强的抵抗力(称为阴性关联)。已发现 HLA 与 500 多种疾病有关,大部分为自身免疫性疾病(表 4 – 1)。其中,以强直性脊柱炎最为典型。分析表明,患者人群中 HLA – B27 抗原阳性率高达 58% ~ 97%,而在健康人群中仅为 1% ~ 8%,表明 HLA – B27 是决定强直性脊柱炎疾病易感性的关键遗传因素。

表 4 – 1　与 HLA 相关的一些疾病

疾病	HLA 抗原	相对危险性(RR)
强直性脊柱炎	B – 27	55 ~ 376
青少年类风湿关节炎	B – 27	24
赖特(Reiter)综合征	B – 27	30 ~ 50
急性前葡萄膜炎	B – 27	10
银屑病性关节炎	B17	6
贝赫切特(Behcet)综合征	Cw6	9
多发性硬化症	DR2	4.8
肾小球肾炎咯血综合征	DR2	15.9
乳糜泻	DR3	10.8

续表

疾病	HLA 抗原	相对危险性（RR）
毒性弥漫性甲状腺肿	DR3	3.7
系统性红斑狼疮	DR3	5.8
胰岛素依赖性糖尿病	DR3/DR4	25

四、HLA 与输血反应的关系

临床发现多次接受输血的患者会发生非溶血性输血反应，主要表现为发热、白细胞减少和荨麻疹等。这种输血反应的发生主要与患者血液中存在抗白细胞和抗血小板 HLA 抗体有关。因此，对多次接受输血的患者应注意避免反复选择同一供血者的血液。

五、HLA 与法医学的关系

HLA 系统所显示的多基因性和高度多态性，意味着两个无亲缘关系的个体在所有 HLA 基因座上拥有完全相同等位基因的机会几乎为零，故 HLA 型别被看作是伴随个体终生的独有的遗传标记。这一遗传特点在法医学和亲子鉴定中得到了广泛应用。

 思政小课堂

器官捐献日

每年 6 月 11 日是"中国器官捐献日"，设立"中国器官捐献日"旨在纪念和推动器官捐献事业的发展。2017 年 6 月 11 日是第一个中国器官捐献日。截至 2023 年 6 月，我国累计器官捐献志愿登记者超过 626 万人，公民逝世后器官捐献已累计完成 45800 多例，共捐献器官 13.9 万多个，挽救了 10 万多名器官衰竭患者的生命。

 本章小结

主要组织相容性复合体（MHC）是编码主要组织相容性抗原的一组紧密连锁的基因群。人的 MHC 又称为 HLA 复合体。HLA 作为抗原时，称人类白细胞抗原，是 HLA 复合体编码的产物。

HLA 复合体分为 I、II、III 类基因区。I 类基因区编码产生 HLA - I 类分子，其分布在几乎所有有核细胞表面，主要功能是提呈内源性抗原肽给 CD8+T 细胞。II 类基因区编码 HLA - II 类分子，主要分布在树突细胞、巨噬细胞、激活的 T 细胞表面，功能是提呈外源性抗原肽，激活 CD4+T 细胞，以上作用受 MHC 的限制。III 类基因区编码某些补体成分和细胞因子。

HLA 和临床医学存在广泛的联系。HLA 分型为器官移植前的供受者选择和开展亲子鉴定提供了有效的手段。HLA 与所有自身免疫疾病均有不同程度的关联，进一步的研究有利于阐明这些疾病的发病机制。

（卢文婕）

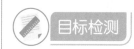 目标检测

一、选择题

1. 不是由 HLA 基因编码的产物是（　　）。

参考答案

A. β_2 微球蛋白(β_2m)　　　B. HLA – Ⅰ类分子 α 链　　　C. HLA – Ⅱ类分子 α 链

D. HLA – Ⅱ类分子 β 链　　　E. 低分子量多肽(LMP)

2. HLA – Ⅱ类基因的表达产物主要分布于(　　)。

 A. 所有白细胞表面

 B. 专职性 APC、胸腺上皮细胞和活化 T 细胞表面

 C. 所有有核细胞和血小板表面

 D. 淋巴细胞表面

 E. 所有血细胞表面

3. 构成 HLA – Ⅰ类分子抗原肽结合槽的部位是(　　)。

 A. α1 结构域和 β_2m　　　B. α1 和 α2 结构域　　　C. α2 和 α3 结构域

 D. α3 结构域和 β_2m　　　E. β_2m

4. 决定 HLA 分子多态性的因素是(　　)。

 A. HLA 复合体基因易发生随机组合　B. HLA 基因连锁不平衡　　C. HLA 复合体以单元型遗传

 D. HLA 基因具有种族和地理特点　　E. HLA 基因是复等位基因,均为共显性

5. HLA 的单倍型是指(　　)。

 A. 同一条染色体上 HLA 复合体不同座位等位基因的特定组合

 B. 两条染色体上 HLA 等位基因的组合

 C. 一条染色体上基因的组合

 D. 两条染色体上基因的组合

 E. 某一个体 HLA 分子的特异性型别

6. 下列细胞的作用受 MHC – Ⅰ类分子限制的是(　　)。

 A. B 细胞对非己抗原的特异性识别

 B. Th 细胞对非己抗原的特异性识别

 C. Tc(CTL)细胞对靶细胞的特异性识别和杀伤

 D. 单核 – 巨噬细胞对靶细胞的吞噬与杀伤

 E. NK 细胞杀伤肿瘤细胞

7. 下列细胞的作用受 MHC – Ⅱ类分子限制的是(　　)。

 A. NK 细胞杀伤病毒感染细胞

 B. APC 提呈抗原给 Th 细胞

 C. B 细胞对非己抗原的特异识别

 D. Tc 细胞杀伤肿瘤细胞

 E. MΦ 吞噬靶细胞

8. 肿瘤细胞 HLA – Ⅰ类分子的表达减弱或缺失时,不能有效地激活(　　)。

 A. CD4$^+$Th 细胞　　　B. CD8$^+$CTL　　　C. B 细胞

 D. NK 细胞　　　E. MΦ 细胞

9. 与强直性脊柱炎相关联的 HLA 分子是(　　)。

 A. HLA – A4　　　B. HLA – B27　　　C. HLA – B17

 D. HLA – DR2　　　E. HLA – DR3

10. 器官移植中的最佳供者是(　　)。

 A. 受者父母　　　B. 受者同胞兄弟姐妹　　　C. 受者妻子

 D. 受者单卵孪生同胞兄弟姐妹　　　E. 受者子女

二、问答题

1. HLA – Ⅰ、HLA – Ⅱ类分子的分布及功能有哪些不同?

2. MHC 编码产物的主要生物学功能有哪些?

第五章 免疫系统

课件

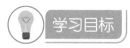 学习目标

素质目标:具备保护国家安全的责任心和使命感。

知识目标:掌握免疫器官的类型及功能,免疫细胞的种类。熟悉 T 细胞和 B 细胞的表面标志、亚群及生物学功能。了解细胞因子的概念及主要细胞因子的生物学功能。

能力目标:能够辨别各种免疫细胞。

案例导学

患者,男,30 岁,未婚。自述有静脉注射毒品史 2 年余,1 年前体重明显减轻,近 3 个月反复发热、干咳,因近日感觉呼吸不畅伴进行性视力减退,遂来医院就诊。

查体:腿部及手臂皮肤有多个紫褐色结节,直径为 0.1~1cm,触痛;口咽部合并溃疡;全身浅表淋巴结肿大;肺部可闻及干啰音。眼底检查显示视网膜动脉充血、视神经水肿充血。胸部 X 线检查显示肺门周围间质性浸润。$CD4^+$ T 淋巴细胞数量为 215/mm^3。$CD4^+$ T 淋巴细胞/$CD8^+$ T 淋巴细胞<1.0(正常为 1.25~2.1),HIV 抗体检测呈阳性。口腔涂片发现白色念珠菌。临床诊断:获得性免疫缺陷综合征(艾滋病)。

请问:

患者为何会淋巴结肿大?

免疫系统是机体执行免疫功能的结构基础,由免疫器官和组织、免疫细胞和免疫分子三部分组成。

免疫器官包括中枢免疫器官和外周免疫器官。两者通过血液和淋巴循环相互联系。中枢免疫器官又称初级免疫器官,发育相对较早,人类及哺乳动物的中枢免疫器官包括骨髓和胸腺(禽类为法氏囊),是免疫细胞发生、分化、发育成熟的场所;外周免疫器官又称次级免疫器官,发育相对较晚,人类及哺乳动物的外周免疫器官主要包括淋巴结、脾脏及黏膜相关淋巴组织,是免疫细胞定居的场所及免疫应答发生的主要场所。

与免疫应答相关的细胞均可称为免疫细胞,主要包括淋巴细胞和抗原提呈细胞(antigen presenting cell,APC)。淋巴细胞主要包括 T 淋巴细胞、B 淋巴细胞和自然杀伤细胞(NK 细胞)。抗原提呈细胞主要包括单核 - 巨噬细胞、B 淋巴细胞和树突状细胞(dendritic cell,DC)。

参与免疫应答或与之相关的分子均为免疫分子。如参与特异性免疫的 TCR、BCR 和抗体等,以及参与固有免疫的补体分子、MHC 分子和细胞因子等。

第一节　免疫器官

一、中枢免疫器官

中枢免疫器官是免疫细胞发生、分化、发育和成熟的场所。人和哺乳动物的中枢免疫器官包括骨髓和胸腺。

（一）骨髓

骨髓（bone marrow）是人体重要的造血器官和免疫器官，当其受损或者功能缺陷时，既会严重影响机体的造血功能，也会导致机体免疫功能缺陷。骨髓的主要功能如下。

1. 骨髓是各种血细胞和免疫细胞的发生场所　骨髓中的造血干细胞（hematopoietic stem cell，HSC）在骨髓微环境中首先增殖分化为髓样干细胞及淋巴样干细胞，其中前者可进一步分化、发育成红细胞、粒细胞、血小板、单核细胞及树突状细胞；后者则分化为各种淋巴细胞（T 淋巴细胞、B 淋巴细胞、NK 细胞）的前体细胞。

2. 骨髓是 B 淋巴细胞分化成熟的场所　淋巴样干细胞在骨髓中分化出的各淋巴细胞的前体细胞中，一部分随着血液转移到胸腺中继续发育为 T 淋巴细胞；一部分则继续在骨髓中分化发育为成熟的 B 淋巴细胞和 NK 细胞。

3. 骨髓是再次免疫应答抗体产生的主要部位　记忆性 B 淋巴细胞在外周免疫器官被相应抗原激活后，经淋巴液和血液循环返回骨髓，在骨髓中分化为浆细胞，持续产生大量抗体，并将其释放入血液中发挥免疫功能。与脾脏、淋巴结等外周免疫器官相比，在骨髓所发生的再次体液免疫应答中，抗体产生缓慢持久，是血清抗体的主要来源，因此骨髓是再次体液免疫应答的主要发生部位之一。

（二）胸腺

胸腺（thymus）位于胸骨后，是机体产生最早的免疫器官，其大小和结构随年龄的不同而有差异。在幼年后期胸腺迅速增大，在青春期发育完善，此后随着年龄的增长逐渐萎缩退化，老年期多被脂肪组织取代，功能衰退，造成细胞免疫功能下降，因此老年人容易发生感染和肿瘤。胸腺的主要功能如下。

1. T 淋巴细胞分化发育成熟的场所　骨髓中的淋巴样干细胞（胸腺细胞）随血液进入胸腺后，在胸腺微环境中首先分化为许多小型胸腺细胞，经过复杂的选择性发育（阳性选择和阴性选择），仅少数胸腺细胞分化发育为具有免疫应答能力的成熟 T 淋巴细胞，进而离开胸腺到外周免疫器官定居。

2. 自身耐受的建立和维持　T 淋巴细胞在胸腺微环境的发育过程中，通过阴性选择可清除自身反应性 T 淋巴细胞，进而形成自身耐受。如果阴性选择出现障碍（如胸腺基质细胞缺陷），其出生后则易发生自身免疫病。

二、外周免疫器官

外周免疫器官是成熟的 T 淋巴细胞和 B 淋巴细胞定居和接受抗原刺激后发生免疫应答的主要场所。主要包括淋巴结、脾脏和黏膜相关淋巴组织。

（一）淋巴结

淋巴结（lymph node）是结构最完备的外周免疫器官，人体 500～600 个淋巴结广泛分布于全身非黏膜部位的淋巴通道上。在身体浅表部位，淋巴结常位于凹陷隐蔽处，如颈部、腋窝、腹股沟等处；内脏的淋巴结多成群存在于器官门附近，沿血管干排列，如肺门淋巴结。这些部位是病原微生物或其他抗原性异物易侵入部位。

1. 淋巴结的结构 淋巴结是由致密结缔组织被膜包被的实质性器官,分皮质和髓质两部分。皮质区又可分为靠近被膜的浅皮质区和靠近髓质的深皮质区,前者是 B 淋巴细胞定居的场所,又称非胸腺依赖区,内含有大量初始 B 淋巴细胞与巨噬细胞、滤泡树突状细胞聚集形成的初级淋巴滤泡(或称淋巴小结),接受抗原刺激后可形成生发中心,称次级滤泡。然后淋巴母细胞向内转移至淋巴结中心的髓质,分化为浆细胞并产生抗体。深皮质区是 T 淋巴细胞定居的场所,又称胸腺依赖区,内含大量 T 淋巴细胞和从其他组织迁移而来的树突状细胞及少量巨噬细胞。深皮质区有许多由高内皮细胞组成的毛细血管后微静脉,又称高内皮细胞小静脉(high endothelial venule,HEV),血液淋巴细胞可通过此处进入淋巴结,参与淋巴细胞再循环。

淋巴结的髓质包括髓索和髓窦。髓索中主要有 B 淋巴细胞和浆细胞,也有部分 T 淋巴细胞和巨噬细胞;髓窦中含有大量巨噬细胞,有较强的过滤作用。

2. 淋巴结功能

(1)淋巴结是成熟 T 淋巴细胞和 B 淋巴细胞定居的主要场所:其中 T 淋巴细胞约占淋巴结内淋巴细胞总数的 75% ,B 淋巴细胞约占 25% 。

(2)淋巴结是免疫应答发生的场所:抗原通过淋巴液引流至局部淋巴结,在淋巴结内首先由巨噬细胞和树突状细胞对抗原进行加工、处理,进而呈递给成熟的 T、B 淋巴细胞。接受抗原刺激的 T、B 淋巴细胞活化、增殖、分化产生效应产物,进而发挥免疫功能。

(3)参与淋巴细胞再循环:淋巴结内的 HEV 在淋巴细胞再循环中起重要作用,来自血液的淋巴细胞经其进入淋巴结,而淋巴结中的淋巴细胞则经输出淋巴管离开,最终经胸导管注入血液循环。

(4)过滤淋巴液:主要通过髓窦内巨噬细胞的吞噬作用,可将淋巴液中的病原微生物、毒素、抗原性异物等清除,发挥过滤作用。

(二)脾脏

脾脏(spleen)是人体最大的外周免疫器官,同时具有贮血和滤过作用。脾脏的功能如下。

(1)成熟的 T 淋巴细胞和 B 淋巴细胞定居的场所:脾脏是各种成熟淋巴细胞主要定居场所之一,B 淋巴细胞约占脾脏淋巴细胞总数的 60% ,T 淋巴细胞约占 40% 。

(2)免疫应答的发生场所:血液中的抗原性异物经血液循环进入脾脏后,刺激 T 淋巴细胞和 B 淋巴细胞活化、增殖、分化为效应 T 淋巴细胞和浆细胞,浆细胞分泌抗体,发挥免疫学效应。脾脏是机体针对血源性抗原产生免疫应答的主要部位。

(3)造血功能:脾脏为胚胎期的造血器官。

(4)过滤血液:脾内的巨噬细胞通过吞噬作用可清除血中的病原体、衰老红细胞、免疫复合物等,从而使血液得到过滤和净化。

(三)黏膜相关淋巴组织

黏膜相关淋巴组织(mucosal - associated lymphoid tissue, MALT)也称黏膜免疫系统(mucosal immune system,MIS),主要包括扁桃体、阑尾、肠集合淋巴结,以及分布在呼吸道、消化道和泌尿生殖道黏膜固有层和黏膜下层的弥散淋巴组织。其和皮肤共同构成机体抗感染的第一道防线。

黏膜是病原生物等抗原异物入侵机体的主要门户,当病原生物等抗原性异物从黏膜局部侵入机体时,可以刺激黏膜相关淋巴组织内的 B 淋巴细胞活化、增殖、分化为浆细胞,产生 sIgA,在黏膜局部发挥特异性抗感染作用。故 MALT 是人体重要的防御屏障。因机体近 50% 的淋巴组织存在于黏膜系统,故 MALT 也是发生局部特异性免疫应答的主要部位。

第二节 免疫细胞

参与免疫应答或与免疫应答相关的细胞均可称为免疫细胞,本节主要介绍淋巴细胞和 APC。

一、淋巴细胞

淋巴细胞主要包括 T 淋巴细胞、B 淋巴细胞和 NK 细胞。

(一)T 淋巴细胞

T 淋巴细胞(T lymphocyte)简称 T 细胞,来源于骨髓,分化、发育成熟于胸腺,成熟的 T 细胞定居于外周免疫器官,介导细胞免疫应答。

1. T 细胞的分化发育 骨髓淋巴样干细胞随血液转移进入胸腺,经过早期发育、阳性选择、阴性选择三个阶段最终成为成熟的 T 细胞。

(1)早期胸腺发育阶段:刚进入胸腺的始祖 T 细胞既不表达 CD4 也不表达 CD8,同时也不表达 T 细胞受体(TCR),称为双阴性(double negative,DN)T 细胞。双阴性 T 细胞在胸腺微环境中发育,同时表达 T 细胞受体、CD4 和 CD8,称为双阳性(double positive,DP)T 细胞,不表达的则凋亡。

(2)阳性选择:双阳性 T 细胞表面的 CD4 和 CD8 分子是识别结合 MHC - Ⅰ、MHC - Ⅱ类分子的受体。如果 CD4 分子与胸腺上皮细胞表面的 MHC - Ⅱ类分子高亲和力结合,则 CD8 分子会逐渐退化,进而发育成为只表达 CD4 的单阳性 T 细胞;如果 CD8 分子与胸腺细胞表面的 MHC - Ⅰ类分子高亲和力结合则 CD4 分子会逐渐退化,进而发育成为只表达 CD8 的单阳性 T 细胞,不能结合的 T 细胞则凋亡。

(3)阴性选择:位于胸腺皮质与髓质交界处的胸腺树突状细胞高表达自身抗原肽 - MHC - Ⅰ/Ⅱ分子复合物,如果上述单阳性 T 细胞通过 TCR 与此类复合物高亲和力结合则会发生凋亡,进而使 T 细胞获得自身耐受性。

2. T 细胞主要表面标志

(1)TCR - CD3 分子复合物:T 细胞抗原受体(T cell antigen receptor,TCR)指 T 细胞表面能特异性识别和结合抗原的结构,是所有 T 细胞表面的特征性标志,以非共价键方式与 CD3 分子结合形成 TCR - CD3 分子复合物(图 5 - 1)。①TCR 的结构和功能:TCR 可特异性识别 APC 表面的与 MHC 分子结合的抗原肽,产生 T 细胞活化的第一刺激信号。TCR 是由两条不同肽链(αβ或 γδ)组成的异二聚体,但大多数成熟的 T 细胞的 TCR 是由 α 和β 组成的二聚体(TCRαβ),称 αβT 细胞,少数由 γδ 组成(TCRγδ),称 γδT 细胞。其中 αβT 细胞是介导细胞免疫的 T 细胞,γδT 细胞主要参与固有免疫应答;②CD3 分子的结构和功能:CD3 分子表达于所有成熟 T 细胞表面,为多种亚基构成的六聚体,在 T 细胞内和 TCR 非共价结合形成 TCR - CD3 复合体,帮助 TCR 传递活化信号。

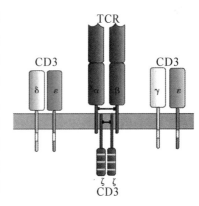

图 5 - 1 TCR - CD3 复合物

(2)CD4/CD8 分子:同一成熟的 T 细胞表面只能表达其中一种。CD4 和 CD8 分子可以通过和 APC 或靶细胞表面的 MHC 分子结合从而辅助 TCR 与抗原肽的结合,进而帮助 T 细胞活化。CD4 分子还是人类免疫缺陷病毒(HIV)包膜糖蛋白 gp120 的受体。因此,与 CD4 分子结合是 HIV 特异性感染 CD4⁺T 细胞或巨噬细胞的机制之一。

(3)CD28 分子:可以与 APC 细胞膜上 B7 分子结合产生 T 细胞活化第二信号(图 5 - 2),又称协同刺激信号。T 细胞表面有多种协同刺激分子,均可与 APC 或靶细胞表面的相应受体结合产生 T 细胞活化第二信号,其中又以 CD28 与 B7 的相互作用最为重要,CD28 分子又称为协同刺激分子。

除上述表面标志外,T 细胞表面还有很多重要的表面标志,如刺激 T 细胞有丝分裂的有丝分裂原受体及细胞因子受体等。

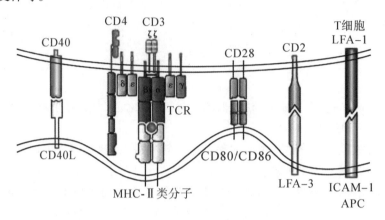

图 5 – 2 T 细胞活化第二信号

3. T 细胞亚群 不同的分类方法可将 T 细胞分为不同的亚群。

(1)初始 T 细胞、效应 T 细胞和记忆性 T 细胞:根据 T 细胞所处的活化状态,可分为初始 T 细胞、效应 T 细胞和记忆性 T 细胞。从未接受过抗原刺激的静息状态的成熟 T 细胞称为初始 T 细胞,其接受抗原刺激后活化、增殖分化的能发挥免疫效应的终末 T 细胞称为效应 T 细胞,在这一过程中重新恢复静息状态的称为记忆性 T 细胞,可介导再次免疫应答。

(2)CD4$^+$T 细胞和 CD8$^+$T 细胞:根据表达 CD4 或 CD8,T 细胞分为 CD4$^+$T 细胞和 CD8$^+$T 细胞。CD4$^+$T 细胞识别外源性抗原肽,并受自身 MHC – Ⅱ类分子限制;CD8$^+$T 细胞识别内源性抗原肽,并受自身 MHC – Ⅰ类分子限制。

(3)辅助性 T 细胞、细胞毒性 T 细胞和调节性 T 细胞:根据免疫功能不同,T 细胞可分为辅助性 T 细胞(Th 细胞)、细胞毒性 T 细胞(CTL 或 Tc 细胞)和调节性 T 细胞(Tr 细胞)。

Th 细胞由初始 CD4$^+$T 细胞分化发育而来,根据分泌的细胞因子不同又分为 Th1、Th2 和 Th3 等亚群。其中 Th1 细胞能合成 IL – 2、IFN – γ 等,是细胞免疫应答和迟发型超敏反应的效应细胞。Th2 细胞能合成 IL – 4、IL – 6、IL – 13 等,可辅助 B 细胞活化,参与体液免疫应答。Th3 细胞具有下调免疫应答的功能。

Tc 或 CTL 是具有杀伤效应的 T 细胞亚群,由 CD8$^+$T 细胞分化发育而来,可特异性直接杀伤靶细胞,同时具有 MHC 限制性。CTL 杀伤靶细胞的机制主要有两种:一种是通过分泌穿孔素、颗粒酶等直接杀伤靶细胞;另一种是通过 Fas/FasL 等途径诱导靶细胞凋亡,是机体抗肿瘤、抗病毒免疫的主要效应细胞。

Tr 细胞是具有免疫调节作用的 T 细胞亚群,具有免疫负调节作用,主要有两种方式:一种是直接抑制靶细胞活化;另一种是通过释放 TGF – β、IL – 10 等因子抑制免疫应答。

(二)B 淋巴细胞

B 淋巴细胞产生、发育、分化成熟于骨髓,故又称骨髓依赖性淋巴细胞(bone marrow – dependent lymphocyte),简称 B 细胞。成熟的 B 细胞定居于外周免疫器官,介导体液免疫应答。

1. B 细胞的分化发育 骨髓淋巴样干细胞发育为始祖 B 细胞,在骨髓微环境影响下进而分化发育为前 B 细胞,前 B 细胞再分化发育为表达 SmIgM 的幼稚 B 细胞,最后发育为同时表达 SmIgM 和

笔记

SmIgD 的成熟 B 细胞。

2.B 细胞的表面标志

(1)B 细胞抗原受体:B 细胞抗原受体(B cell receptor,BCR)是 B 细胞特异性识别结合抗原的结构,为镶嵌在 B 细胞膜表面的免疫球蛋白(SmIg)。未成熟的 B 细胞 BCR 为 SmIgM,成熟以后同时表达 SmIgM 和 SmIgD。

(2)CD19/CD21/CD81 复合物:为 CD19、CD21、CD81 分子非共价结合复合物,是 BCR 辅助受体(图5-3)。其中 CD21 分子也是 CR2,可以结合 C3d,形成 CD21-C3d-Ag-BCR 复合物,利于 BCR 对抗原识别及 B 细胞活化。此外,CD21 分子还是 EB 病毒受体,与 EB 病毒感染 B 细胞有关。

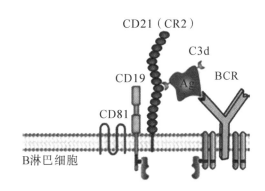

图5-3 CD19/CD21/CD81 复合物

(3)CD40 分子:配体为 Th 细胞,特别是 Th2 细胞膜上的 CD40L(ligand)分子,二者结合可为 B 细胞活化提供第二信号,而且是最重要的第二信号。

除此之外,B 细胞表面还有多种表面标志,如有丝分裂原受体、细胞因子受体、补体受体等。

3.B 细胞亚群　根据 B 细胞发生、分布、表面标志和功能特征,可分为执行固有免疫的 B1 细胞和执行体液免疫的 B2 细胞,即通常所指的 B 细胞。两者的不同见表5-1。

表5-1 B 细胞的分类

特性	B1 细胞	B2 细胞
表面标志	SmIgM、CD5$^+$	SmIgM 和 SmIgD、CD5$^-$
抗原的应答性	对非胸腺依赖(TI)抗原应答	对胸腺依赖(TD)抗原应答
产生的抗体	IgM	各种 Ig,以 IgG 为主
再次免疫应答	无	有

4.B 细胞的功能　主要有产生抗体、提呈抗原及参与免疫调节。

(三)NK 细胞

NK 细胞是发现较晚的淋巴细胞,来源于骨髓淋巴样干细胞,主要分布于外周血和脾脏中,与 T、B 细胞最大的区别在于 NK 细胞膜表面不表达 TCR、BCR 而是表达 CD56。NK 细胞的主要生物学功能有:①杀伤靶细胞,发挥抗肿瘤、抗病毒感染的作用。NK 细胞通过两种方式杀伤靶细胞,一是直接与靶细胞结合,通过释放颗粒酶、穿孔素等细胞毒性因子破坏靶细胞;二是通过 ADCC 的细胞毒作用间接杀伤靶细胞。②分泌细胞因子,发挥免疫调节作用,活化的 NK 细胞可分泌 IFN-γ、TNF 等细胞因子发挥免疫调节作用。

笔记

二、抗原提呈细胞

能摄取、加工处理抗原,并将抗原信息呈递给 T 细胞的一类细胞称为抗原提呈细胞(APC)。其可分为专职 APC 和非专职 APC,其中专职 APC 包括单核 – 巨噬细胞、树突状细胞和 B 细胞,能表达 MHC – Ⅱ类分子,主动加工处理提呈抗原。非专职 APC(如病毒感染细胞、肿瘤细胞等)只有受某种因素刺激才能表达 MHC – Ⅱ类分子,并具有抗原提呈功能。

1. 单核 – 巨噬细胞 单核 – 巨噬细胞既是固有免疫的重要组成细胞也是主要的抗原提呈细胞,其主要生物学功能如下。

(1)吞噬清除病原微生物:单核 – 巨噬细胞具有强大的吞噬功能,可直接吞噬、杀灭病原体等抗原性异物。

(2)加工、处理、提呈抗原,启动适应性免疫应答:单核 – 巨噬细胞可将吞入的抗原处理为具有免疫原性的小分子抗原肽,以抗原肽 – MHC 分子复合物的形式表达在细胞表面,以帮助 T 细胞活化,进而启动适应性免疫应答。

(3)分泌细胞因子、发挥免疫调节作用:单核 – 巨噬细胞可分泌多种细胞因子参与免疫调节。

(4)对肿瘤细胞、病毒感染等靶细胞的杀伤作用:可通过直接吞噬或 ADCC 的作用对靶细胞进行杀伤。

2. 树突状细胞(DC) 是目前所知抗原提呈功能最强的 APC,同时也可分泌细胞因子发挥免疫调节作用。DC 分布十分广泛,除脑以外的脏器均含 DC,但量少。不同部位的 DC 有不同的名称,如淋巴组织中的并指状树突状细胞、皮肤组织中的朗格汉斯细胞等。

3. B 细胞 主要功能一是介导体液免疫应答,二是作为 APC 加工处理抗原,其优势在于可通过 BCR 提呈低浓度的可溶性抗原。

第三节 免疫分子

参与免疫应答的分子均可称为免疫分子,除补体分子外还有细胞因子、MHC、白细胞分化抗原及黏附分子等。

细胞因子(cytokine,CK)是由免疫细胞和某些非免疫细胞合成并分泌的一类具有多种生物学活性的小分子可溶性糖蛋白。

一、细胞因子分类

细胞因子种类繁多,分类方式也有多种,目前主要是根据其功能不同分为六大类。

1. 白细胞介素(interleukin,IL) 1979 年,第二次国际淋巴因子会议将产生并作用于白细胞之间的因子统称为白细胞介素。最早发现其是由白细胞产生并作用于白细胞之间,但后来发现白细胞以外的细胞也可产生并作用于其他细胞。按照发现的先后顺序用阿拉伯数字进行区别,如 IL – 1、IL – 2、IL – 3,目前发现的 IL 已有 30 余种,可参与炎症反应、免疫调节等。

2. 集落刺激因子(colony stimulating factor,CSF) 可刺激造血干细胞在半固体培养基上形成不同的细胞集落,分别命名为粒细胞集落刺激因子(G – CSF)、巨噬细胞集落刺激因子(M – CSF)、粒细胞 – 巨噬细胞集落刺激因子(GM – CSF)、干细胞因子(stem cell factor,SCF)、红细胞生成素(erythropoietin,EPO)和血小板生成素(thrombopoietin,TPO)等。其主要作用于血液细胞和免疫细胞,促使其成熟、分化和增殖。

3. 干扰素(interferon, IFN) 是机体对病毒感染的应答过程中,在细胞内合成的一种小分子糖蛋白,可干扰病毒复制,也具有抗肿瘤细胞和免疫调节作用。其根据来源和理化性质不同可分为 IFN - α、IFN - β 和 IFN - γ,分别由白细胞、成纤维细胞和活化的 T 细胞产生。IFN - α、IFN - β 又称为 Ⅰ 型干扰素,主要发挥抗病毒的作用;IFN - γ 又称为 Ⅱ 型干扰素,主要发挥免疫调节的功能。

4. 肿瘤坏死因子(tumor necrosis factor, TNF) 是一种能使肿瘤细胞发生出血坏死的物质。其根据来源和结构不同可以分为 TNF - α 和 TNF - β 两类,其中前者主要由活化的单核 - 巨噬细胞产生,大剂量可引起恶病质,因此又称为恶病质素;后者由活化的 T 细胞产生,又称淋巴毒素(lymphotoxin, LT)。两种类型的基本生物学活性相似,除了可杀伤肿瘤细胞外,还有免疫调节、参与炎症反应等作用。

5. 生长因子(growth factor, GF) 主要有表皮生长因子(EGF)、成纤维细胞生长因子(FGF)、血小板衍生生长因子(PDGF)、神经生长因子(NGF)等,主要参与组织的修复过程。

6. 趋化性细胞因子(chemokine) 是一类主要由免疫细胞产生的具有趋化白细胞作用的细胞因子。如 IL - 8 可趋化中性粒细胞到炎症发生部位等。

二、细胞因子的共同特征

1. 理化性质 细胞因子绝大多数均为低分子量(<80000)的分泌型糖蛋白或多肽,大多数以单体的形式存在,少数为多聚体。

2. 存在方式和产生特点 细胞因子通常以游离状态存在于体液中,少数以膜结合的形式表达于细胞膜表面。细胞因子的产生具有多源性、多样性、自限性的特点。

(1)多源性:各种免疫细胞及某些非免疫细胞均可分泌细胞因子。

(2)多样性:一种细胞可分泌多种细胞因子,不同细胞也可分泌相同的细胞因子。

(3)自限性:只有活化的细胞才能分泌细胞因子,且半衰期短,发挥作用的时间短。

3. 作用方式及特点 细胞因子以旁分泌、自分泌或内分泌的方式发挥作用。旁分泌是指作用于邻近细胞;自分泌是指作用于产生细胞自身,在局部发挥作用;内分泌指某些细胞因子通过内分泌的形式作用于较远细胞。作用特点如下。

(1)重叠性:两种或两种以上的细胞因子作用于同一种细胞,发挥相同或相似的生物学功能。

(2)协同性:一种细胞因子促进另一种细胞因子的功能。

(3)拮抗性:一种细胞因子抑制另一种细胞因子的功能。

(4)网络性:一种细胞因子可能由不同的细胞产生,一种细胞也可能产生不同的细胞因子;一种细胞因子可能有多种生物学活性,不同的细胞因子也可能有相同的生物活性。以上特征形成了复杂、有序的网络。

4. 细胞因子的生物学活性

(1)介导天然免疫、参与抗肿瘤和抗感染:如 IFN - γ、IL - 12、TNF 能激活巨噬细胞的吞噬和增强杀菌功能;IFN - γ、IL - 1、IL - 2 等能激活 NK 细胞发挥杀伤作用;IFN - α、IFN - β 等有抗病毒的作用。

(2)介导和调节特异性免疫应答:主要对 B 细胞、T 细胞的发育、分化和效应功能发挥作用。

(3)诱导凋亡:如 IL - 2 可诱导抗原活化的 T 细胞凋亡,限制免疫应答的强度。

(4)刺激造血细胞增殖和分化、促进血管生成:如 IL - 3、GM - CSF、EPO、TPO 可刺激骨髓祖细胞生长和分化为各种成熟血细胞,IL - 8 等可促进血管的新生。

笔记

知识链接

树突状细胞

20世纪70年代以前,树突状细胞(DC)仍被认为是巨噬细胞。1973年,拉尔夫·斯坦曼将成熟时伸出许多树突状突起的小鼠巨噬细胞命名为树突状细胞,此后,树突状细胞逐渐成为免疫学研究的热点。拉尔夫·斯坦曼也因发现树突状细胞及其在获得性免疫中的作用而获得2011年的诺贝尔生理学或医学奖。随着对DC研究的深入,人们对免疫应答的发生和调控机制,以及对肿瘤、移植排斥、感染、自身免疫病的发生发展机制有了更新的认识。我国的免疫学家在DC研究中也作出了突出贡献,他们发现了抑制性DC亚群。DC的应用也日益丰富,已有树突状细胞疫苗用于肿瘤治疗的报道。

思政小课堂

机体的"防卫系统"

人体的免疫系统就是我们机体的"防卫系统",免疫系统的各个免疫细胞及免疫分子都各自执行不同的功能,既要防御清除外来异物,还要监视捕获内在突变分子,以维持身体健康和正常的生理功能。犹如国家的防卫系统,在抵御外来的侵略的同时惩治国内不法分子,维护国家和人民的安全,让人们都安居乐业。

本章小结

机体的免疫系统由免疫器官、免疫细胞和免疫分子组成。免疫器官包括中枢免疫器官和外周免疫器官,中枢免疫器官包括骨髓和胸腺,是免疫细胞发生、分化与成熟场所;外周免疫器官是成熟T细胞、B细胞定居及产生免疫应答的场所。

在免疫应答中起核心作用的免疫细胞是淋巴细胞,主要包括T细胞和B细胞。成熟T细胞分为CD4+T细胞和CD8+T细胞两大类,参与细胞免疫,辅助体液免疫。B细胞分为B1和B2亚群,主要参与体液免疫。

(徐晓晴)

目标检测

参考答案

一、选择题

1.T细胞分化成熟的场所是（　　）。
   A.骨髓　　　　　　　　B.胸腺　　　　　　　　C.腔上囊
   D.淋巴结　　　　　　　E.脾
2.关于外周免疫器官的描述,错误的是（　　）。
   A.是T细胞和B细胞定居的场所
   B.包括淋巴结、脾、黏膜相关淋巴组织
   C.是T细胞和B细胞成熟的场所
   D.是T细胞和B细胞增殖分化的部位
   E.是免疫应答发生的部位
3.（　　）是人类B细胞分化成熟的场所。
   A.胸腺　　　　　　　　B.骨髓　　　　　　　　C.腔上囊

    D. 脾脏   E. 淋巴结

4. 具有非特异性杀伤作用的细胞是(   )。

    A. Th 细胞   B. Tc 细胞   C. NK 细胞

    D. Tr 细胞   E. B 细胞

5. 接受抗原刺激后产生抗体的细胞是(   )。

    A. T 细胞   B. 中性粒细胞   C. B 细胞

    D. 红细胞   E. 吞噬细胞

6. 鉴别 T 细胞和 B 细胞的依据是(   )。

    A. 形态不同   B. 大小不同   C. 膜表面标志不同

    D. 胞质内颗粒的差异   E. 细胞核的差异

7. 巨噬细胞的免疫功能有(   )。

    A. 非特异性地吞噬抗原性异物   B. 产生干扰素   C. 参与免疫调节

    D. 提呈抗原   E. 以上都是

8. 人体最大的免疫器官是(   )。

    A. 骨髓   B. 胰腺   C. 脾脏

    D. 胸腺   E. 淋巴结

9. 细胞因子不具备的特点是(   )。

    A. 高效性   B. 特异性   C. 多效性

    D. 重叠性   E. 网络性

10. 关于细胞因子,说法正确的是(   )。

    A. 细胞因子是由细胞产生的

    B. 单一细胞因子可具有多种生物作用

    C. 细胞因子以自分泌、旁分泌发挥作用

    D. 细胞因子的作用不是独立存在的

    E. 以上说法都对

二、问答题

1. 简述中枢及外周免疫器官的组成及功能。

2. 单核 – 巨噬细胞具有哪些主要的生物学功能?

第六章 免疫应答

 学习目标

课件

> **素质目标:**具备自主学习和探究的能力。
> **知识目标:**掌握免疫应答的概念、分类,参与固有免疫应答的成分,适应性免疫应答的概念、特点和基本过程,抗体产生的一般规律,以及细胞免疫和体液免疫的生物学效应。熟悉固有免疫应答和适应性免疫应答的关系,以及免疫耐受的概念。了解免疫耐受的机制及免疫调节的概念和调节机制。
> **能力目标:**能够运用抗体产生的一般规律解决疫苗接种程序和检查结果解释等实践问题。

🔍 **案例导学**

> 张红是一名实习护士,她在进入临床前未接种过乙肝疫苗。某天,在工作过程中被乙肝患者血液污染的针头误伤了手并有出血。
>
> 请问:
>
> 张红该如何处理?

免疫应答(immune response,Ir)是指机体免疫系统识别并清除抗原性异物,以维持内环境稳态而发挥免疫效应的全过程,包括固有免疫应答和适应性免疫应答。

第一节 固有免疫应答

固有免疫应答(innate immune response)又称为先天免疫或非特异性免疫,是生物体在进化过程中逐渐形成的、与生俱来的天然免疫防御功能。固有免疫是机体抵抗病原微生物入侵的第一道防线,在感染初期即发挥作用,可对入侵的病原体迅速应答,发挥非特异抗感染作用,亦可参与对体内损伤、衰老或畸变细胞的清除。其主要特点是:①与生俱来,可由遗传获得。②无特异性,免疫作用广泛。③发挥作用迅速,在抗感染早期即迅速启动。④无记忆性。⑤免疫效应强弱有个体差异。

一、参与固有免疫应答的成分

1. 皮肤黏膜屏障 由皮肤、腔道表面被覆的黏膜及其附属结构和分泌物组成,是人体抵抗外源性抗原入侵的第一道天然屏障,包括物理屏障、化学屏障、生物屏障。

(1)物理屏障:由皮肤和黏膜组织构成的物理屏障具有机械阻挡作用,在正常情况下可有效阻挡病原体入侵。同时,借助黏膜上皮细胞的迅速更新及其附属结构和分泌液,可有效清除病原体。如鼻毛、呼吸道黏膜上皮细胞纤毛的摆动及黏膜表面分泌液的冲刷作用等,均有助于清除黏膜表面的病原体。

（2）化学屏障:皮肤及黏膜分泌物中含有多种杀菌、抑菌物质。如汗腺分泌的乳酸、皮脂腺分泌的不饱和脂肪酸及胃液中的胃酸都呈酸性,均不利于病原体的生长,可发挥不同程度的抑菌或杀菌作用;唾液、泪液、乳汁及呼吸道、消化道和泌尿生殖道黏膜分泌液中的溶菌酶、抗菌肽、乳铁蛋白等也能抵抗或清除入侵的病原体。

（3）生物屏障:寄居在皮肤和黏膜表面的正常菌群构成生物屏障,可与病原体竞争结合上皮细胞和营养物质,亦可通过分泌某些杀菌、抑菌物质(如唾液链球菌产生的 H_2O_2、大肠埃希菌产生的细菌素)对病原体产生防御和制约作用。若不合理地大量或长期使用广谱抗生素,可使消化道正常菌群受到抑制,导致屏障作用削弱,而使致病菌趁机大量繁殖,引发菌群失调症,如葡萄球菌所致的假膜性肠炎。

 知识链接

假膜性肠炎

假膜性肠炎是一种急性肠道炎症,因在小肠或结肠的坏死黏膜表面覆有一层假膜而得名,本病易发生在大手术和应用广谱抗生素后,故又称为手术后肠炎或抗生素性肠炎。假膜性肠炎的实质是肠道内菌群生态平衡失调,所以也可见于休克,心力衰竭,尿毒症,结肠梗阻,糖尿病,白血病,再生障碍性贫血,心、肺慢性疾病等。假膜性肠炎常单独发生在小肠或结肠,也可能两者同时发生。

2.血-脑屏障 是血液与脑组织之间的物质通透屏障,是机体中枢神经系统的重要防御结构。其主要由毛细血管的内皮、基膜和星形胶质细胞的血管周足等构成。该屏障结构致密,能有效阻挡血液中的病原体和其他大分子物质进入脑组织及脑室,对中枢神经系统产生保护作用。婴幼儿因血-脑屏障尚未发育完善而容易发生中枢神经系统感染。

3.胎盘屏障（血-胎屏障） 是存在于母胎界面保护胎儿免受感染的一种防御结构,由母体子宫内膜的基蜕膜（底蜕膜）和胎儿的绒毛膜滋养层细胞共同构成。胎盘屏障可完成母胎间营养物质的交换,同时可防止母体内病原体和有害物质进入胎儿体内,使胎儿免遭宫内感染,保证胎儿正常发育。妊娠早期（前3个月）胎盘屏障尚未发育完善,因此在怀孕早期应尽量防止发生感染,并谨慎用药。

二、固有免疫细胞

固有免疫细胞主要包括吞噬细胞（中性粒细胞和单核-巨噬细胞）、树突状细胞、NK细胞、γδT细胞、B1细胞等。另外,肥大细胞、嗜碱性粒细胞、嗜酸性粒细胞等也参与固有免疫应答。

1.吞噬细胞 是机体防御结构的重要组成部分。当病原微生物通过皮肤黏膜伤口侵入体内时,体内的吞噬细胞即发挥吞噬作用。吞噬细胞分为两类:一类为小吞噬细胞,主要是血液中的中性粒细胞;另一类为大吞噬细胞,包括血液中的单核细胞和组织中的巨噬细胞。吞噬细胞在固有免疫应答中发挥重要作用。吞噬细胞在固有免疫应答中的作用主要包括吞噬杀伤、参与炎症反应、加工提呈抗原以启动适应性免疫应答等。吞噬细胞可吞噬多种病原微生物、肿瘤细胞、体内衰亡细胞等,而且可因抗体或补体的参与,其功能得到加强。

吞噬细胞吞噬杀菌的过程一般分为三个阶段:吞噬细胞与病原菌接触,吞入病原菌,消化病原菌（图6-1）。

笔记

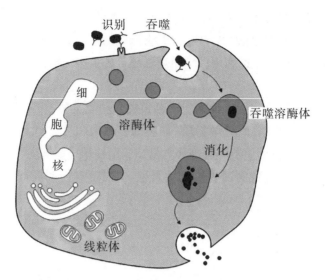

图6-1 吞噬细胞吞噬过程

其吞噬作用的结果包括以下几方面。

(1)完全吞噬:是指吞噬细胞将所吞噬的病原菌杀死并消化。如化脓性细菌被吞噬后,经5~10分钟可被杀死,30~60分钟被消化。

(2)不完全吞噬:是指病原菌虽被吞噬,但不能被杀死,反而在吞噬细胞内繁殖,并随吞噬细胞游走,经淋巴、血液向机体其他部位扩散。不完全吞噬多见于对细胞内寄生菌的吞噬,如伤寒沙门菌、结核分枝杆菌等。

(3)造成组织损伤:吞噬细胞在吞噬和杀菌过程中可向胞外释放多种溶酶体酶,破坏邻近正常组织细胞。如损伤肾小球基底膜,引起肾小球肾炎。

2.树突状细胞(DC) 主要包括以下三类:来源于骨髓共同髓样前体的经典DC、来源于骨髓淋巴样前体的浆细胞样DC和来源于间质祖细胞的滤泡DC。其功能包括以下几方面:①摄取、加工和提呈抗原,激活初始T细胞启动适应性免疫应答;②接受病毒刺激产生Ⅰ型干扰素,发挥抗病毒感染作用;③识别捕获病原体或抗原-抗体复合物,供B细胞识别、介导适应性体液免疫应答。

3.粒细胞 来源于骨髓中的粒细胞-巨噬细胞前体,主要分布于血液和黏膜结缔组织中,包括中性粒细胞、嗜酸性粒细胞和嗜碱性粒细胞。其中,中性粒细胞胞质颗粒中含有过氧化物酶等杀菌物质,能直接杀伤某些病原体,是机体抗胞外病原体感染的主要效应细胞,又称小吞噬细胞。嗜酸性粒细胞和嗜碱性粒细胞在寄生虫感染和过敏反应过程中发挥了重要作用。

4.肥大细胞 主要存在于黏膜和结缔组织中,是参与过敏反应的主要效应细胞。

5.NK细胞 是一类固有淋巴样细胞,广泛分布于血液、外周淋巴组织、肝、脾中。NK细胞无须抗原预先致敏,就可杀伤某些病毒或胞内寄生菌感染的靶细胞,因此可以在病原体感染的早期即发挥杀伤功能;也可通过ADCC定向杀伤IgG、C3b、C4b特异性结合的病毒感染的靶细胞。活化的NK细胞还可以通过合成分泌以IFN-γ为主的细胞因子而发挥抗感染和免疫调节作用。

三、固有免疫分子

1.溶菌酶 是一种蛋白分子,广泛分布于唾液、血液等各种体液、外分泌液和吞噬细胞溶酶体中。溶菌酶可破坏革兰阳性菌细胞壁肽聚糖β-1,4糖苷键,导致细胞壁破裂,细菌溶解。革兰阴性菌细胞壁肽聚糖外有一层外膜保护,故对其不敏感。溶菌酶还可与带负电荷的病毒蛋白直接结合,使病毒失活。因此,该酶具有抗菌、消炎、抗病毒等作用。

2.防御素 是一组富含氨基酸残基的小分子多肽,具有广谱抗菌活性。对细菌、真菌和某些有包膜的病毒具有直接杀伤作用。可分为 α、β、θ 三种,主要来源于中性粒细胞、巨噬细胞及黏膜上皮细胞等,在皮肤、黏膜的固有免疫功能中具有重要作用。

3. 乙型溶素　是血清中一种对热较稳定的碱性多肽,在血浆凝固时由血小板释放。乙型溶素可作用于革兰阳性菌的细胞膜,产生非酶性破坏效应,但对革兰阴性菌无效。

四、固有免疫应答与适应性免疫应答的关系

(一)固有免疫应答与适应性免疫应答的关系

巨噬细胞既是重要的固有免疫细胞亦是重要的抗原提呈细胞,其在吞噬、杀伤清除病原微生物等抗原性异物的同时,也启动了抗原加工和提呈的过程,刺激活化 T 细胞,从而启动适应性免疫应答。单核细胞亦可吞噬处理病原微生物,并在细胞因子的诱导下,分化为树突状细胞,提呈抗原,活化 T 细胞,参与适应性免疫应答的启动。

(二)固有免疫应答影响适应性免疫应答的类型

固有免疫细胞通过识别不同种类病原体,可产生不同的细胞因子,调节特异性免疫细胞的分化,决定免疫应答的类型。如巨噬细胞接受胞内病原体刺激后,可产生以 IL – 12 和 IFN – γ 为主的细胞因子,诱导 Th0 细胞分化为 Th1 细胞,介导细胞免疫应答。NK 细胞和肥大细胞接受胞外病原体刺激后,可产生以 IL – 4 为主的细胞因子,可诱导 Th0 细胞分化为 Th2 细胞,分泌 Th2 型细胞因子,诱导 B 细胞活化、增殖、分化为浆细胞,产生抗体介导的体液免疫应答。

(三)固有免疫应答协助适应性免疫应答发挥免疫效应

体液免疫应答通过分泌抗体产生免疫效应,但抗体只有在固有免疫细胞和固有免疫分子参与下,通过调理吞噬、ADCC 和补体介导的溶菌效应等作用机制,才能有效杀伤、清除病原体等抗原性异物。细胞免疫应答中的 CD4$^+$Th1 细胞通过分泌细胞因子和表达 FasL 发挥免疫效应。其中除 FasL 等途径可直接诱导靶细胞或其他细胞发生凋亡外,多数细胞因子是通过活化吞噬细胞和 NK 细胞,增强其吞噬杀伤功能,从而有效清除入侵的病原体。

固有免疫应答对入侵机体的病原体可即刻发挥防御反应或将其清除,以防机体感染;若不能及时清除病原体,固有免疫应答又可以有效启动和影响适应性免疫应答过程并参与适应性免疫应答的效应阶段,最终清除病原体,促进机体痊愈及防止再感染的发生。

第二节　适应性免疫应答

一、概述

适应性免疫应答(adaptive immune response)又称特异性免疫、获得性免疫,是指机体接受抗原刺激后,T 淋巴细胞和 B 淋巴细胞活化、增殖、分化为效应细胞或产生抗体,并发生一系列生物学效应的全过程。

(一)适应性免疫应答的类型

1. 根据参与的细胞类型和免疫效应机制的不同分类　适应性免疫应答可分为 T 细胞介导的细胞免疫和 B 细胞介导的体液免疫。

2. 根据机体对抗原刺激的反应状态和免疫效应分类　适应性免疫应答可分为正免疫应答和负免疫应答。正常情况下,机体对非己抗原产生正免疫应答,发挥抗感染和抗肿瘤免疫的功能。所谓负免疫应答是指在某些特定条件下,抗原诱导机体免疫系统对其产生特异性不应答状态,即免疫耐受

(immunological tolerance)。免疫系统对自身组织即产生负应答,保护自身组织免受免疫系统攻击。

3.根据免疫应答的意义分类　适应性免疫应答可分为生理性免疫应答和病理性免疫应答。维持内环境稳态的应答为生理性免疫应答。在某些异常情况下,对机体造成损伤的免疫应答属于病理性免疫应答,如超敏反应、肿瘤的发生等。

（二）适应性免疫应答的特点

1.特异性　机体接受某种抗原刺激后,只能产生对该种抗原的特异性的免疫应答,因而免疫应答的特异性指的是抗原特异性。

2.记忆性　在 T 细胞和 B 细胞分化阶段,有部分细胞可分化为记忆细胞。这些记忆细胞在体内长期存活,当机体再次接触相同抗原刺激时迅速增殖、分化为免疫效应细胞,产生相应的免疫效应。

3.潜伏期长　从抗原初次刺激淋巴细胞活化到免疫效应的发挥需要 4~5 天。

4.MHC 限制性　只有免疫细胞之间的 MHC 分子一致时,才能互相反应,发生免疫应答。

（三）适应性免疫应答的基本过程

1.感应阶段　即抗原提呈和识别阶段,是抗原提呈细胞对抗原的摄取、加工处理、提呈,以及 T、B 细胞通过特异性抗原受体识别抗原的过程。

2.反应阶段　即活化、增殖和分化阶段,是 T 细胞和 B 细胞识别抗原后,活化、增殖、分化为效应 T 细胞或分泌抗体的阶段。其中部分 T 细胞和 B 细胞可分化成为记忆细胞,机体再次遇到相同抗原刺激时,可迅速分化为免疫效应细胞。

3.效应阶段　指免疫应答产生的效应产物（效应 T 细胞及抗体）分别发挥细胞免疫效应和体液免疫效应的阶段。

二、T 细胞介导的细胞免疫应答

T 细胞介导的细胞免疫应答（cellular immune response）是指 T 细胞接受抗原刺激后,活化、增殖、分化为效应 T 细胞（Th1 和 CTL）,发挥特异性免疫效应以清除抗原的过程。

（一）抗原提呈与 T 细胞对抗原的识别

T 细胞不能直接识别可溶性游离蛋白抗原,只能通过抗原提呈细胞将抗原加工处理,降解为抗原肽片段,并与 MHC 分子结合为复合物,表达至抗原提呈细胞表面,才能被 T 细胞识别。

1.内源性抗原加工处理、提呈及识别　细胞内合成的抗原,如病毒编码的蛋白分子、肿瘤抗原等在细胞质内受蛋白水解酶的作用而降解成小分子肽段,再由抗原加工相关转运体（TAP）转运至内质网,并与该处新合成的 MHC-Ⅰ类分子结合形成抗原肽-MHC-Ⅰ类分子复合物,转运提呈到抗原提呈细胞表面,供 CD8[+]T 细胞的 TCR 识别。

2.外源性抗原加工处理、提呈及识别　细胞外感染的微生物或其他蛋白抗原,经抗原提呈细胞吞噬或胞饮摄入细胞内形成吞噬体,并与溶酶体融合成吞噬溶酶体,经蛋白水解酶降解为抗原肽片段。该抗原肽与粗面内质网中新生成的 MHC-Ⅱ类分子结合,形成抗原肽-MHC-Ⅱ类分子复合物,通过连续的膜系统而转运到细胞膜表面,供 CD4[+]T 细胞的 TCR 识别。

（二）T 细胞的活化、增殖和分化

1.T 细胞的活化　T 细胞的活化需要双信号刺激。

（1）T 细胞活化的第一信号:T 细胞识别 APC 提呈的抗原肽-MHC 分子复合物为双识别,即 TCR 识别结合抗原肽,CD4/CD8 分子分别识别 APC 表面的 MHC-Ⅱ类分子/MHC-Ⅰ类分子的非多态区,形成 TCR-抗原肽-MHC 分子复合物。T 细胞 CD3 与辅助受体 CD4/CD8 分子胞质段尾部聚集,进而启动信号转导途径,产生 T 细胞活化的第一信号。

📝笔记

（2）T细胞活化的第二信号：T细胞活化的第二信号即协同刺激信号。T细胞与APC表面的多对协同刺激分子对应黏附,启动胞内信号转导机制。其中以T细胞表面的CD28与APC表面的B7结合最为重要。除此之外,淋巴细胞功能相关抗原–1（LFA–1）与细胞间黏附分子–1（ICAM–1）、CD2与LFA–3也可提供T细胞活化的协同刺激信号。缺乏协同刺激信号可导致T细胞处于无能状态。活化T细胞可表达细胞毒性T细胞相关抗原–4（CTLA–4）,其配体也是B7,CTLA–4与B7可抑制协同刺激信号传递,参与免疫调节（图6–2）。

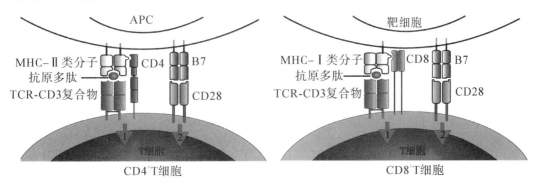

图6-2 T细胞活化相关信号分子示意图

2.T细胞增殖、分化　T细胞活化的双信号经过一系列途径,最终将信号导入细胞核,在多种细胞因子的协助下,促进抗原特异性T细胞克隆增殖分化。T细胞迅速增殖后,定向分化为效应T细胞,部分T细胞中途停止分化,形成寿命较长的记忆T细胞（Tm细胞）。

（1）CD4$^+$T细胞增殖、分化为Th细胞：CD4$^+$Th0细胞在双信号刺激下开始活化,并在IL–2、IL–12等细胞因子作用下分化为Th1细胞,主要介导细胞免疫应答。若受IL–4等细胞因子的作用则分化为Th2细胞,主要辅助体液免疫应答。部分T细胞分化为Tm细胞参与再次免疫应答。

（2）CD8$^+$T细胞增殖、分化为CTL：CD8$^+$T细胞经双信号刺激作用后开始活化,表达IL–12等细胞因子受体,接受以IL–12为主的细胞因子刺激后,促使其增殖分化为效应细胞毒性T细胞（CTL）。

（三）效应阶段

1.效应Th细胞的应答效应

（1）效应Th1细胞介导的炎症反应：效应Th1细胞可释放IL–2、IL–3、MG–CSF、IFN–γ、TNF–α、TNF–β等多种细胞因子,引起局部以单核–巨噬细胞和淋巴细胞浸润为主的炎症反应而发挥抗胞内病原体感染的效应,具体表现如下：①促进巨噬细胞活化及刺激造血干细胞分化产生新的吞噬细胞,并募集巨噬细胞,从而促进其吞噬、杀伤胞内病原体等抗原性异物。②IL–2可促进Th细胞、CTL、中性粒细胞和NK细胞活化增殖,以循环放大其免疫效应。

（2）效应Th2细胞的效应：Th2细胞主要通过释放IL–4、IL–5、IL–10、IL–13等细胞因子,促进B细胞增殖、分化并产生抗体,辅助体液免疫应答（图6–3）。

2.效应CTL的杀伤效应　CTL可高效特异地杀伤胞内寄生病原体（病毒和某些胞内寄生菌等）的宿主细胞、肿瘤细胞等,而不损害正常组织。CTL对靶细胞的杀伤作用（图6–4）主要通过以下途径实现。

（1）穿孔素/颗粒酶途径：CTL活化后可释放穿孔素和颗粒酶。穿孔素单体可插入靶细胞膜中,聚合成内径为16nm的穿膜管道,导致靶细胞溶解。颗粒酶是一类重要的细胞毒素,可通过穿孔素形成的孔道进入靶细胞内,激活与凋亡相关的酶系统,诱导靶细胞凋亡。

（2）Fas/FasL途径：效应CTL可表达FasL,与靶细胞表达的Fas结合,启动凋亡程序,最终诱导靶细胞凋亡。

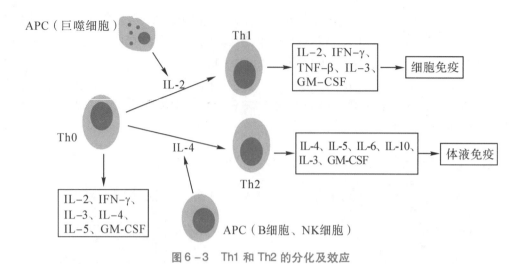

图 6-3 Th1 和 Th2 的分化及效应

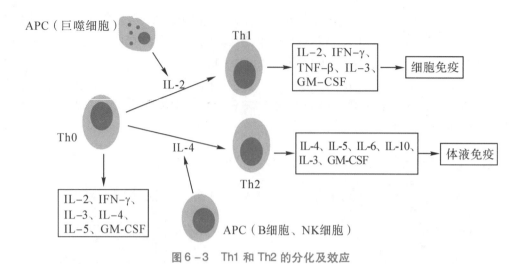

靶细胞处理 提呈抗原	CTL结合抗原肽- MHC-Ⅰ类分子复合物	CTL活化杀伤靶细胞 (颗粒酶/穿孔素、Fas/FasL途径)	CTL解离及 靶细胞调亡

图 6-4 效应 CTL 杀伤靶细胞的过程

(四)细胞免疫的效应

1.抗胞内病原体感染　细胞免疫主要抗胞内寄生菌(如结核杆菌、伤寒杆菌、麻风杆菌等)、病毒、真菌及某些寄生虫感染。

2.抗肿瘤作用　其机制包括效应 CTL 特异性杀伤带有相应抗原的肿瘤细胞,巨噬细胞和 NK 细胞的 ADCC 效应以及细胞因子 TNF、IFN、IL-2 直接或间接杀伤肿瘤细胞。

3.免疫损伤作用　效应 T 细胞可参与Ⅳ型超敏反应、移植排斥反应及某些自身免疫病的发生和发展,造成免疫损伤。

三、B 细胞介导的体液免疫应答

B 细胞介导的免疫应答是指 B 细胞特异性识别抗原后,在抗原刺激下活化、增殖、分化为浆细胞,并由浆细胞合成和分泌抗体,依赖抗体执行特异性免疫应答以清除病原体的过程。由于抗体主要存在于体液中,是 B 细胞应答的主要效应分子,因此将此类应答称为体液免疫应答(humoral immune response)。胸腺依赖性抗原(TD-Ag)和非胸腺依赖性抗原(TI-Ag)均可诱发体液免疫应答。

（一）B 细胞对 TD - Ag 的免疫应答

TD 抗原诱导机体产生体液免疫应答必须有 CD4⁺Th 细胞的辅助。Th 细胞辅助效应包括：①活化的 Th 细胞（主要是 Th2 细胞）可为 B 细胞的活化提供第二信号。②活化的 Th 细胞通过分泌多种细胞因子辅助 B 细胞活化、增殖、分化和产生抗体。

1. B 细胞对 TD - Ag 的识别　B 细胞通过其细胞表面的 BCR 可直接特异识别 TD - Ag。与 TCR 不同，BCR 可特异性识别结合完整的天然抗原（包括蛋白质、多肽、核酸、多糖类、脂类等）或降解抗原的表面决定基。同时，B 细胞也是专职的 APC 之一，内吞与其结合的抗原，加工处理后形成抗原肽 - MHC - Ⅱ类分子复合物，提呈给 Th 细胞，并促进 Th 细胞活化。

2. B 细胞的活化、增殖、分化　B 细胞的活化同样需要双信号刺激。B 细胞的 BCR 与抗原结合，获得活化第一信号。在第一信号产生的基础上，B 细胞表面的 CD40 分子与活化 CD4⁺Th 细胞表面表达的 CD40L 互补结合，可产生 B 细胞活化第二信号，使 B 细胞活化（图 6 - 5）。活化的 B 细胞在 Th2 细胞释放的多种细胞因子（如 IL - 2、IL - 4 等）作用下，最终增殖、分化、发育为浆细胞。部分 B 细胞中途停止分化，形成记忆 B 细胞（Bm 细胞）。Bm 细胞再次与相同抗原接触后，迅速增殖、分化为浆细胞，分泌抗体产生再次免疫应答。

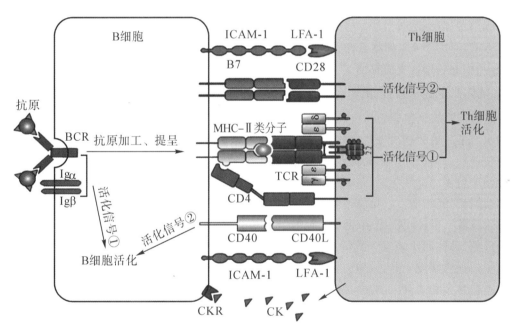

CK—细胞因子；CKR—细胞因子受体。

图 6 - 5　B 细胞活化的双信号

3. 效应阶段　由浆细胞分泌抗体发挥体液免疫效应。在不同细胞因子作用下，浆细胞可合成分泌不同类型的抗体。IL - 2、IL - 4、IL - 5 促进 IgM 的合成；IL - 2、IL - 4、IL - 6、IFN - γ 促进 IgG 的产生；IL - 5 和 TGF - β 可诱导 IgA 合成；IgE 的合成与 IL - 4 有关（图 6 - 6）。

（二）B 细胞对 TI - Ag 的免疫应答

TI - Ag 能直接刺激 B 细胞产生免疫应答，不需要 Th 细胞的辅助。TI - Ag 可分为以下类型。①TI - 1抗原：如细菌脂多糖、聚合鞭毛素等，其表面有 B 细胞丝裂原，可直接多克隆诱导 B 细胞增殖和分化，比机体对 TD - Ag 的应答发生得早。但是只能产生亲和力较低的 IgM，无 Bm 细胞的形成，无再次应答反应。②TI - 2抗原：如细菌细胞壁和荚膜多糖等，具有高密度重复表位。TI - 2 抗原可与抗原特异性成熟的 B 细胞 BCR 广泛交联，激活 B 细胞。TI - 2 抗原浓度过高或过度交联则导致 B 细胞无能。

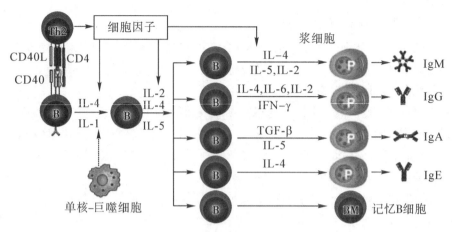

图 6-6 B细胞活化、增殖、分化及抗体产生

(三)体液免疫的效应

体液免疫主要通过抗体发挥效应,包括以下作用。①中和作用:抗体可与病毒或细菌外毒素结合,形成抗原-抗体复合物,并在其他免疫细胞或免疫分子的协同下,发挥重要的抗感染作用。②激活补体引起溶菌、溶细胞等效应。③通过免疫调理作用增强吞噬细胞的吞噬功能。④介导 NK 细胞发挥 ADCC 效应,有助于 NK 细胞杀伤肿瘤细胞及被病毒感染的靶细胞。⑤在某些情况下,抗体还可参与超敏反应,引起病理性免疫损伤。

(四)抗体产生的一般规律

B 细胞对抗原的刺激分为初次应答和再次应答,其抗体的产生有显著差异(图6-7,表6-1)。

1. 初次应答 抗原初次侵入机体,刺激有限的特异性淋巴细胞克隆增殖,方能发生的免疫应答,称初次免疫应答。其抗体产生的特点是:①潜伏期长,通常需要经过 1~2 周,血清中才出现特异性抗体。②血清中抗体以 IgM 为主,IgG 为辅且 IgG 出现相对较晚。③抗体效价低。④抗体水平下降迅速,在体内维持时间较短。⑤抗体亲和力低。因而初次应答免疫效果较差。

2. 再次应答 机体再次接触相同抗原刺激时,可直接活化体内记忆性淋巴细胞产生免疫应答,称再次免疫应答,又称回忆应答。其特点是:①潜伏期明显缩短,需 2~3 天。②抗体种类主要为 IgG。③抗体含量迅速大幅度上升,抗体效价高。④抗体水平下降缓慢,在体内维持时间较长,可维持数月至数年。⑤抗体亲和力高。因而再次应答免疫效果较好。机体再次应答的强弱取决于抗原免疫原性的强弱,以及机体两次接触抗原的间隔长短。

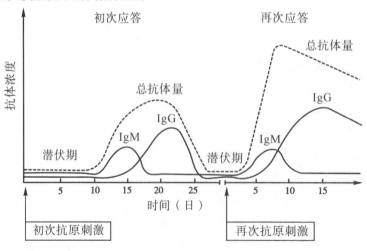

图 6-7 抗体产生的一般规律

表6-1　初次应答与再次应答的区别

区别点	初次应答	再次应答
潜伏期	长(1~2周)	短(1~3天)
抗体效价	低	高
抗体主要类型	以 IgM 为主	以 IgG 为主
抗体维持时间	短	长
抗体亲和力	低	高

抗体产生的一般规律在疾病的预防和诊断中具有重要意义。当进行疫苗接种或制备免疫血清时,应采用再次或多次加强免疫,目的是产生高效价、高亲和力的抗体,以维持长久的免疫力。在免疫应答过程中,IgM 是最先出现的抗体,因此检测特异性 IgM 可作为早期诊断的指标之一。也可根据抗体含量变化了解患者的病程及评估病程转归。例如,应用血清学试验诊断传染病时,需在疾病初期和恢复期采集两份血清,当恢复期抗体的效价比发病初期增高 4 倍以上时方有诊断意义。

 知识链接

乙型肝炎疫苗的接种

乙型肝炎疫苗全程接种共3针,按照0、1、6个月方案进行接种,即接种第1针疫苗后,再间隔1个月及6个月接种第2及第3针。新生儿要求在出生后24小时内接种,随后间隔1个月及6个月分别接种第2、3针。儿童和成人接种疫苗前需先进行乙肝病毒免疫学指标化验,检查为阴性、转氨酶正常,可以按方案进行乙肝疫苗接种,免疫成功率率在90%以上。免疫成功的标志是乙肝表面抗体转为阳性,保护时间一般至少可持续12年,接种者可定期复查乙肝表面抗体,只要表面抗体依然存在,证明对乙肝病毒仍有免疫能力。

四、免疫耐受与免疫调节

(一)免疫耐受

免疫耐受(immunological tolerance)是指机体免疫系统接受某种抗原刺激后产生的特异性免疫无应答状态,亦称为负免疫应答。正常情况下,免疫系统的功能源于免疫耐受与免疫应答的平衡。免疫耐受与免疫抑制(immunosuppression)亦是不同的,免疫耐受具有免疫特异性,即只对特定的抗原(多为自身抗原)无应答,对其他抗原仍具有正常应答能力;免疫抑制是指由于先天免疫系统缺陷或后天免疫功能障碍,导致机体对任何抗原都不应答或应答减弱的非特异性免疫无应答或应答减弱状态。

引起免疫耐受的抗原称为耐受原。自身抗原诱导产生的免疫耐受称为天然耐受;非自身抗原(如病原微生物和异种组织抗原等)诱导产生的免疫耐受称为获得性耐受。目前认为,免疫耐受是一种特殊形式的免疫应答,具有一般免疫应答的共性,即免疫耐受需经抗原诱导产生,具有特异性和记忆性。正常免疫耐受机制的建立对维持机体自身稳定具有重要意义,自身耐受失调有可能会导致自身免疫性疾病。

1.免疫耐受的形成条件　免疫耐受的形成,主要取决于抗原和机体两方面因素。

(1)抗原因素:包括抗原性质、剂量、免疫途径、是否持续存在等。①抗原性质:小分子可溶性、非聚合状态的抗原,以及与宿主亲缘关系近的抗原易诱发免疫耐受。②抗原的剂量:抗原剂量过低,不足以激活 T 细胞及 B 细胞,不能诱导免疫应答,导致低带耐受。抗原剂量过高,抑制性 T 细胞被活化,抑制免疫应答,导致高带耐受。T 细胞较 B 细胞更易于诱导耐受。③抗原的免疫途径:抗原经鼻内、口服、静脉注射最易诱导耐受,腹腔注射次之,皮下及肌内注射不易诱导机体产生耐受。口服某些抗原后可在黏膜局部产生免疫应答的同时引起全身性免疫耐受,称为"耐受分离"。④抗原持续存在:耐受原持续存在是维持机体免疫耐受状态的重要条件。

(2)机体因素:包括免疫系统成熟程度、物种等因素。①免疫系统的成熟程度:胚胎期最易形成免疫耐受,新生儿期次之,成年后最难。成年后如果机体长期患消耗性疾病(如肿瘤、结核病等)或机体免疫力低下(如患 AIDS)时,则较易诱导形成免疫耐受。②动物因种属、品系不同而异:大鼠和小鼠在胚胎期或新生期均易诱导形成免疫耐受;兔、有蹄类和灵长类动物在胚胎期较易诱导产生耐受,出生后较难。

2.免疫耐受的机制　免疫耐受按形成时期不同分为中枢耐受和外周耐受。

(1)中枢耐受:是指未成熟 T 细胞和 B 细胞在中枢免疫器官中与自身抗原相互作用后形成的耐受。T 细胞在胸腺中通过阴性选择清除自身反应性 T 细胞,未成熟 B 细胞在骨髓通过"克隆排除"和"克隆无能"两种机制形成自身耐受。

(2)外周耐受:是指成熟的 T 细胞和 B 细胞在外周免疫器官中与抗原相互作用后形成的免疫不应答状态。针对组织特异性自身抗原的外周免疫耐受机制有:①抗原处于"免疫赦免区",机体存在某些生理性屏障,可将某些组织(如眼晶状体蛋白、精子等)与免疫效应细胞隔离。②组织细胞缺乏MHC - Ⅱ类分子或缺乏 B7 和 CD40L 导致的克隆无能。③免疫忽视。④对外来抗原的免疫耐受常通过诱导细胞凋亡、T 细胞表达 CTLA - 4、表达抑制性细胞因子 IL - 10、TGF - β 进行负调控、调节性 T 细胞(Treg 细胞)参与等机制诱导产生免疫耐受。

3.研究免疫耐受的意义　免疫耐受的研究在理论上和医学实践中均有重要意义。免疫耐受的诱导、维持和破坏与许多临床疾病的发生、发展和转归有关。防治Ⅰ型超敏反应、自身免疫性疾病和器官移植排斥反应时,可考虑通过建立免疫耐受的途径来解决;而对某些传染性疾病和肿瘤等,则可通过打破免疫耐受,激发免疫应答来促进和加强机体对病原体、肿瘤的清除。

(二)免疫调节

免疫调节(immune regulation)是指在免疫应答过程中,免疫系统内部各免疫细胞间、免疫细胞与免疫分子间,以及免疫系统与神经内分泌系统间的相互作用,从而构成一个相互协助又相互制约的网络结构,使免疫应答维持合适的强度以保证机体内环境的稳定。

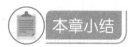

　　免疫应答分为固有免疫应答和适应性免疫应答。固有免疫应答(非特异性免疫应答)是机体与生俱来就有的,在抗感染早期发挥非特异性免疫防御作用,是机体抗感染的第一道防线。适应性免疫应答包括 T 淋巴细胞介导的细胞免疫和 B 淋巴细胞介导的体液免疫。细胞免疫的主要效应依赖效应 Th1、CTL 执行,包括抗胞内感染、抗肿瘤及介导以单核细胞、淋巴细胞浸润为主的炎症反应(或Ⅳ型超敏反应)。体液免疫的主要效应依赖抗体的产生,主要功能为抗胞外感染、中和作用及参与免疫病理损伤。初次应答和再次应答抗体产生规律显著不同,可为临床疾病预防及诊断提供重要依据。免疫系统对自身正常组织产生免疫耐受。机体从分子、细胞、整体水平等多方面调节着免疫系统的正常功能,以维持内环境稳定。

(张　苗)

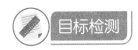 目标检测

笔 记

参考答案

一、选择题

1. 免疫应答过程不包括（　　　）。

　A. B 细胞对抗原的特异性识别

　B. T 细胞在胸腺内的分化成熟

　C. 巨噬细胞对抗原的处理和提呈

　D. T 细胞和 B 细胞的活化、增殖和分化

　E. 效应细胞和效应分子的产生和作用

2. 能特异性杀伤靶细胞的免疫细胞是（　　　）。

　A. Tc 细胞　　　　　　　　B. NK 细胞　　　　　　　　C. 巨噬细胞

　D. Th 细胞　　　　　　　　E. 浆细胞

3. $CD4^+$ T 细胞活化的第二信号分子是（　　　）。

　A. CD3 与 IgG　　　　　　B. CD8 与 MHC – Ⅰ 类分子　　　　　C. CD4 与 MHC – Ⅱ 类分子

　D. CD28 与 B7　　　　　　E. TCR 与 CD3

4. 体液免疫中清除外毒素的方式称为（　　　）。

　A. 调理作用　　　　　　　B. 中和作用　　　　　　　C. ADCC 作用

　D. 活化补体　　　　　　　E. 趋化作用

5. 皮肤与黏膜的屏障作用不包括（　　　）。

　A. 机械性阻挡作用　　　　B. 排除作用　　　　　　　C. 分泌杀菌物质

　D. 正常菌群拮抗作用　　　E. 吞噬作用

6. 固有免疫不包括（　　　）。

　A. 屏障结构　　　　　　　B. 吞噬细胞　　　　　　　C. 体液中的杀菌物质

　D. 抗体　　　　　　　　　E. 补体

7. 再次应答的特点是（　　　）。

　A. 抗原提呈细胞是巨噬细胞　　B. 抗体为高亲和性抗体　　　C. 抗体主要是 IgM 和 IgG

　D. 抗体产生快，维持时间短　　E. TD 抗原和 TI 抗原都可引起再次免疫应答

8. 初次应答的特点是（　　　）。

　A. 抗体以 IgG 为主　　　　B. 抗体产生慢，维持时间短　　　C. 抗体滴度较高

　D. 所需抗原浓度低　　　　E. TI 抗原可引起初次和再次应答

9. 机体抗细胞内寄生菌感染主要靠（　　　）。

　A. 体液免疫　　　　　　　B. 细胞免疫　　　　　　　C. 补体

　D. 溶菌酶　　　　　　　　E. 干扰素

10. 体液免疫的效应包括（　　　）。

　A. 中和作用

　B. 调理作用

　C. 补体介导的细胞溶解作用

　D. 抗体依赖的细胞介导的细胞毒作用

　E. 以上都是

二、问答题

1. 固有免疫包括哪些？

2. 试比较初次应答和再次应答抗体产生的一般规律。

第七章 病理性免疫应答

课件

素质目标: 具备慎独的工作态度,具有团队合作的意识。

知识目标: 掌握超敏反应的概念和分类,Ⅰ型超敏反应的发生机制和基本过程,以及各型超敏反应的临床常见病。熟悉Ⅱ、Ⅲ、Ⅳ型超敏反应的发生机制。了解自身免疫病和免疫缺陷病的分类和常见疾病,以及肿瘤免疫和移植免疫的概念。

能力目标: 能够运用所学知识对免疫相关疾病进行健康教育、预防和护理。

案例导学

患者,女,35岁。因"急性化脓性感染"入院,给予青霉素治疗。患者在静脉滴注青霉素后3分钟左右突然出现胸闷、气促、呼吸困难、面色苍白、出冷汗、手足发凉、脉搏细速、血压下降、昏迷等。护士立即停止注射青霉素,及时予以相应处理,患者逐渐恢复正常。

请问:

1. 该患者在注射青霉素后为什么会出现这些表现?

2. 如何预防此类现象的发生?

第一节 超敏反应

超敏反应(hypersensitivity)又称变态反应(allergic reaction),是指已被抗原致敏的机体再次接受相同抗原刺激时发生的以生理功能紊乱和(或)组织细胞损伤为特征的特异性免疫应答,属于病理性免疫应答。引起超敏反应的抗原性物质称为变应原(过敏原)。根据超敏反应发生机制和临床特点,将其分为Ⅰ、Ⅱ、Ⅲ和Ⅳ型四型。

一、Ⅰ型超敏反应

Ⅰ型超敏反应又称速发型超敏反应,是已致敏的机体再次接触相同抗原后在短时间内所发生的急性超敏反应,主要由特异性IgE抗体介导产生,是最常见的一类超敏反应。其特点是:①发生快,消退亦快,可分为即刻相反应和迟缓相反应两种类型。②以生理功能紊乱为主,无明显组织损伤。③有明显的个体差异和遗传倾向。

(一)参与Ⅰ型超敏反应的成分

1. 变应原 引起Ⅰ型超敏反应的变应原种类很多,主要有以下几种。①接触或吸入性变应原:如植物花粉颗粒、真菌菌丝及孢子、尘螨、动物脱落的毛屑、唾液、尿液、昆虫毒液及纤维织物等。②食入性变应原:如蛋白质含量较高的奶制品和蛋类,海产类(如鱼、蟹、虾、贝),菌类食物(如蘑菇)等。

③某些药物或化学物质:如青霉素、磺胺、普鲁卡因、有机碘化合物等,其本身是半抗原,可经口服、注射或吸入等途径进入机体后与某种蛋白质结合,成为完全抗原。④异种动物血清:如人工制备的免疫血清等。

2.抗体　参与Ⅰ型超敏反应的抗体主要是IgE类抗体。

3.细胞　参与Ⅰ型超敏反应的细胞主要包括肥大细胞、嗜碱性粒细胞和嗜酸性粒细胞。

(1)肥大细胞和嗜碱性粒细胞:肥大细胞和嗜碱性粒细胞通过其活性介质的释放导致Ⅰ型超敏反应的发生。肥大细胞和嗜碱性粒细胞是IgE结合的主要靶细胞,其表面均表达高亲和力的IgE Fc受体,可与IgE的Fc段结合。其胞质中含有嗜碱性颗粒,储存有肝素、组胺、嗜酸性粒细胞趋化因子等多种生物活性介质。当抗原再次入侵,致敏的肥大细胞和嗜碱性粒细胞被活化,合成和释放上述生物活性介质,导致Ⅰ型超敏反应的发生。

(2)嗜酸性粒细胞:在Ⅰ型超敏反应中发挥重要的负反馈调节作用。嗜酸性粒细胞在Ⅰ型超敏反应病灶中数量明显增加,通过释放生物活性介质杀伤寄生虫和病原微生物。另外,还可直接吞噬肥大细胞释放的颗粒,分泌组胺酶、芳基硫酸酯酶等灭活组胺、白三烯,从而抑制Ⅰ型超敏反应引发的炎症反应。

4.生物活性介质　肥大细胞和嗜碱性粒细胞活化后脱颗粒释放的生物活性介质可分为两类:一类是预先合成并储存于颗粒内的介质,如组胺、激肽原酶和嗜酸性粒细胞趋化因子等;另一类是新合成的介质,如白三烯、前列腺素D2和血小板活化因子等。其中组胺是唯一引起痒感的介质,也是介导即刻相反应的主要介质;白三烯发挥作用强烈、持久,血小板活化因子可活化、凝集血小板,二者是引起迟缓相反应的主要介质。上述生物活性介质的主要作用有:①扩张毛细血管,使毛细血管通透性增加,血浆外渗。②促使平滑肌收缩。③促进腺体分泌增加。

(二)Ⅰ型超敏反应的发生机制

根据Ⅰ型超敏反应的发生机制,可将其发生过程分为致敏、激发和效应三个阶段(图7-1)。

Ⅰ型超敏反应发生机制

1.致敏阶段　变应原通过呼吸道、消化道或皮肤等途径进入机体后,刺激机体特异性B淋巴细胞产生IgE,IgE可在不结合抗原的情况下通过其Fc段与肥大细胞或嗜碱性粒细胞表面的Fc受体(FcεR)结合,使机体处于致敏状态。机体受变应原刺激后约2周即可被致敏,此状态可维持数月、数年或更长时间。如长期不接触相同变应原,致敏状态可逐渐消失。

2.激发阶段　亦称发敏阶段,当相同变应原再次进入已致敏的机体时,可迅速与肥大细胞和嗜碱性粒细胞表面的IgE特异性结合,导致IgE及相应的FcεRⅠ聚集交联,使细胞膜稳定性下降,通透性增强,致敏细胞脱颗粒、释放组胺等生物活性介质,引起过敏反应发作。

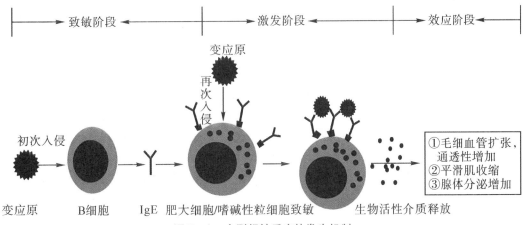

图7-1　Ⅰ型超敏反应的发生机制

笔记

3.效应阶段　释放的生物活性介质作用于效应组织和器官,可导致局部或全身的生理功能紊乱,主要表现为平滑肌收缩,毛细血管扩张、通透性增加,腺体分泌增加等病理变化。

（三）临床常见病

1.过敏性休克　是最严重的一种过敏反应,临床上常见的有药物过敏性休克和血清过敏性休克。患者常在接触变应原后数秒或数分钟内出现胸闷、气急、呼吸困难、面色苍白、四肢冰冷、脉搏微弱、血压下降、意识障碍等临床表现,如抢救不及时可迅速死亡。

（1）药物过敏性休克:以青霉素引发的过敏性休克最为常见。青霉素属于半抗原,本身无免疫原性,但其降解产物青霉噻唑醛酸或青霉烯酸与体内蛋白结合后,即可成为完全抗原刺激机体产生特异性 IgE,使机体处于致敏状态。当再次接触青霉素时,可诱发过敏反应,甚至出现过敏性休克。青霉素在弱碱性溶液中易降解形成青霉烯酸,故临床上使用青霉素时应临时配制,放置 2 小时后不宜再使用。临床发现少数人在初次注射青霉素时也可发生过敏性休克,这可能与其使用过被青霉素污染的注射器等医疗器械,或吸入空气中青霉菌孢子而使机体处于致敏状态有关。因此,医务人员在做皮试时,应注意密切观察,以便及时发现异常情况。其他药物,如头孢菌素、普鲁卡因、链霉素、有机碘等药物也可引起过敏性休克。

（2）血清过敏性休克:临床应用动物免疫血清如破伤风抗毒素、白喉抗毒素进行治疗或紧急预防时,有些患者可因曾经注射过相同的血清制剂已被致敏而发生过敏性休克,重者可在短时间内死亡。近年来由于异种免疫血清的纯化,此类过敏反应已较少见。

2.呼吸道过敏反应

（1）过敏性哮喘:多发生于儿童和青壮年,有明显的家族史。多为吸入或食入变应原后导致支气管平滑肌痉挛,毛细血管扩张、通透性增加,支气管黏膜水肿、黏膜腺体分泌增加、黏液栓形成,因而气道变窄。发作时患者出现胸闷、哮喘、呼吸困难等症状。

（2）过敏性鼻炎:主要因吸入植物花粉、尘螨、真菌孢子等引起,具有明显的季节性和地区性特点。患者表现为鼻黏膜分泌物增加、流涕、打喷嚏等。检查可见鼻黏膜苍白水肿、眼结膜充血等。

3.消化道过敏反应　主要表现为过敏性胃肠炎。少数人进食鱼、虾、蟹、蛋、奶等食物或某些药物（如青霉素等）后发生过敏性胃肠炎,出现恶心、呕吐、腹痛和腹泻等症状,严重者也可发生过敏性休克。研究表明,消化道过敏反应的发生可能与患者胃肠道黏膜表面 sIgA 含量明显减少及蛋白水解酶缺乏有关。

4.皮肤过敏反应　药物、食物、肠道寄生虫或冷热刺激等均可引起皮肤过敏反应,主要包括荨麻疹、湿疹和血管神经性水肿等。

知识链接

过敏性休克的急救护理措施

（1）立即脱离可疑的变应原。

（2）立即给予0.1% 肾上腺素,先皮下注射0.3~0.5mL,然后静脉注射0.1~0.2mL,继以5% 葡萄糖溶液滴注,维持静脉给药畅通。肾上腺素为抢救过敏性休克的首选药物,在病程中可重复应用。

（3）令患者平躺,给予氧气吸入。如果出现呼吸抑制,应给予人工呼吸;对心搏骤停者进行胸外心脏按压。

（4）若休克持续不见好转,应及早静脉注射地塞米松 10~20mg,琥珀酸氢化可的松 200~400mg。也可酌情选用一些药效较持久、副作用较小的抗休克药物,如去甲肾上腺素、间羟胺（阿拉明）等。同时给予血管活性药物,注意保暖。

(四)防治原则

1. 查明变应原,避免接触 临床上应详细询问患者的过敏史及家族史,并通过皮肤试验查明变应原,避免接触。皮肤试验的常用方法为皮内试验,即将容易引起过敏反应的可疑变应原稀释后(青霉素 10 ~ 50U/mL、抗毒素血清 1:100 ~ 1:1000),取 0.1mL 于受试者前臂屈侧皮肤(腕横纹上 3cm 正中点为最佳注射点)做皮内注射,15 ~ 20 分钟后观察结果。若局部皮肤出现红晕、风团,且直径 >1cm,或注射局部出现瘙痒,或全身有不适感,即为皮试阳性。另外,皮肤试验常用的还有斑贴法和点刺法。对已查明的变应原,如果不能避免接触或必须使用(如免疫血清),可进行特异性脱敏疗法。

2. 脱敏疗法

(1)异种免疫血清脱敏疗法:抗毒素皮试阳性但又必须使用者,可采用小剂量、短间隔(20 ~ 30 分钟)、连续多次注射抗毒素的方法进行脱敏。其机制是小剂量变应原进入机体仅可激发少数致敏肥大细胞和嗜碱性粒细胞,活性介质释放较少,不足以引起临床反应。短时间内,经多次注射变应原,体内致敏细胞逐渐脱敏,直至机体致敏状态被解除,此时再注射大量抗毒素不会发生过敏反应。但这种脱敏是暂时的,经一定时间后机体又可重建致敏状态,以后再用异种免疫血清时,仍需做皮肤试验。

(2)特异性变应原脱敏疗法:对某些已查明但日常生活中又不可能完全避免再接触的变应原,如花粉、尘螨等,可采用小剂量、长间隔(1 周左右)、多次皮下注射相应变应原或其他途径(包括舌下含服脱敏疗法)与患者反复接触,进行脱敏治疗,可减轻症状或防止疾病复发。其作用机制是反复多次皮下注射变应原,诱导机体产生大量特异性封闭抗体 IgG,该抗体与再次进入机体的相应变应原结合,阻止其与致敏细胞上的 IgE 结合,从而阻断超敏反应。特异性变应原脱敏疗法是目前改变过敏性疾病自然进程的有效治疗手段。但需长期治疗,一般至少需要 2 ~ 3 年。

3. 药物治疗

(1)抑制活性介质合成和释放的药物:主要包括以下 3 种。①阿司匹林:为环氧合酶抑制剂,可抑制前列腺素等介质合成;②色苷酸二钠:可稳定细胞膜,抑制细胞脱颗粒,阻止活性介质的释放;③肾上腺素、异丙肾上腺素、麻黄碱及前列腺素 E 等:均能抑制细胞脱颗粒、释放活性介质。

(2)活性介质拮抗药:苯海拉明、氯苯那敏、异丙嗪等组胺受体竞争剂,可通过与组胺竞争结合效应器官上的组胺 H1 受体,发挥抗组胺作用;阿司匹林是缓激肽的拮抗剂;多根皮苷酊磷酸盐对白三烯有拮抗作用。

(3)改善效应器官反应性的药物:肾上腺素不仅能解除支气管平滑肌痉挛,还能收缩血管,升高血压,同时降低血管通透性,是抢救过敏性休克首选药物之一。葡萄糖酸钙、氯化钙、维生素 C 等,具有解痉、降低血管通透性的作用,可减轻皮肤和黏膜的炎症反应。

4. 免疫新疗法 根据 IgE 介导 I 型超敏反应的机制和细胞因子对 IgE 产生调控作用,近年来临床上开始应用一些免疫学新方法对 I 型超敏反应进行治疗:①将 IL – 12 等分子与变应原共同使用,可使 Th2 型免疫应答向 Th1 型转换,下调 IgE 的产生。②利用一种含有非甲基化胞嘧啶磷酸 – 鸟嘌呤结构的 DNA(CPG DNA),诱导 Th1 反应,抑制 Th2 反应,用于治疗哮喘等过敏性疾病。③应用人源化抗 IgE 单克隆抗体,抑制肥大细胞和嗜碱性粒细胞合成和释放介质,治疗持续性哮喘。④采用重组可溶型 IL – 4 受体(sIL – 4R)与 IL – 4 结合,阻断其生物学效应,降低 Th2 细胞应答,减少 IgE 抗体的产生。

二、II 型超敏反应

II 型超敏反应是指 IgG 或 IgM 类抗体与靶细胞表面相应抗原结合后,在补体、巨噬细胞及 NK 细胞参与下,引起靶细胞溶解或组织损伤为主的病理性免疫应答,因此又称为细胞毒型或细胞溶解型超敏反应。

（一）发生机制

1.靶细胞及其表面抗原　　正常组织细胞、发生改变或修饰的自身组织细胞,均可成为Ⅱ型超敏反应中被攻击杀伤的靶细胞。靶细胞表面的抗原主要包括:①同种异型抗原,如 ABO 血型抗原、Rh 血型抗原和 HLA 抗原等。②共同抗原,如链球菌胞壁成分与心脏瓣膜、肾小球基底膜、关节组织之间的共同抗原。③因感染、药物和多种理化因素作用使自身组织细胞结构改变,成为自身抗原。④吸附在细胞上的外来抗原或半抗原,如某些化学制剂、药物及病原微生物的抗原或半抗原成分与体内的细胞结合,成为完全抗原。

2.抗体　　介导Ⅱ型超敏反应的抗体主要是 IgG、IgM。

3.损伤机制

（1）补体介导的细胞溶解作用:IgM 或 IgG 类抗体与靶细胞上的抗原特异性结合后,经过经典途径激活补体系统,形成膜攻击复合物,直接引起靶细胞溶解死亡。

（2）调理吞噬作用:IgG 的 Fc 段或补体裂解片段 C3b、C4b 可与吞噬细胞结合,促进吞噬细胞吞噬靶细胞。

（3）ADCC 效应:特异性 IgG 与靶细胞表面抗原结合,其 Fc 段与 NK 细胞表面的 Fc 受体结合,激活 NK 细胞发挥 ADCC 效应,破坏靶细胞(图 7-2)。

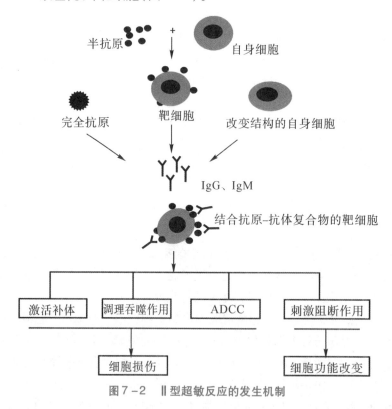

图 7-2　Ⅱ型超敏反应的发生机制

（二）临床常见病

1.输血反应　　多发生于 ABO 血型不符的输血。人血清中存在天然血型抗体 IgM,若输入异型血,血型抗体与红细胞表面相应抗原结合,激活补体使红细胞裂解而引起溶血反应。有时由于反复输入异型 HLA 的血液,受者体内产生抗白细胞、抗血小板抗体或抗血浆蛋白抗体,可导致白细胞和血小板破坏的非溶血性输血反应。

2.新生儿溶血症　　母子之间 Rh 血型不符是引起新生儿溶血的主要原因。多发生于孕妇为 Rh⁻,胎儿为 Rh⁺,尤其是再次妊娠时。当第一胎分娩时,胎盘剥离出血,极少量胎儿 Rh⁺ 的红细胞进入母体,刺激母体产生后天获得性抗 Rh 抗体(IgG)。若该母亲怀第二胎,胎儿仍为 Rh⁺时,母体的抗 Rh 抗体可通过胎盘进入胎儿体内,并与 Rh⁺红细胞结合,激活补体及相关细胞,导致红细胞破坏,引起新生儿溶血症。初次分娩后 72 小时内给母体注射 Rh 抗体,可及时清除进入母体内的 Rh⁺红细胞,能有效预防再次妊娠时发生新生儿溶血症。

ABO 血型不符亦可发生新生儿溶血症,多见于母亲为 O 型血,胎儿为 A 型、B 型或 AB 型血,进入母体的少量胎儿红细胞能诱导产生 IgG,此抗体虽能通过胎盘进入胎儿体内,但血清及其他组织中存在的 A、B 型抗原物质能吸附抗体,使抗体不致全部作用于胎儿红细胞,故此型新生儿溶血症发生率虽高,但症状较轻。目前尚无有效的预防办法。

3. 免疫性血小板减少症 某些半抗原药物进入机体与体内血细胞结合或在病原微生物感染、辐射等因素作用下,可改变血细胞膜表面抗原成分,并刺激机体产生相应的自身抗体而致病。常见于药物过敏性血细胞减少症、自身免疫性溶血性贫血等。

4. 肾小球肾炎和风湿性心肌炎 由于链球菌与人肾小球基底膜和心肌细胞间存在共同抗原,抗链球菌的抗体除与链球菌结合外,还可与肾小球基底膜、心肌细胞发生交叉反应,导致这些部位的组织细胞损伤,引发肾小球肾炎、风湿性心肌炎。

5. 肺出血 – 肾炎综合征(Goodpasture syndrome) 肺泡基底膜与肾小球基底膜之间存在共同抗原,当某些病毒或吸入的有机溶剂造成肺组织损伤后,产生的抗体可同这两种组织的基底膜结合,造成肺出血和肾炎。

6. 甲状腺功能亢进(Graves 病) 是一种特殊的 Ⅱ 型超敏反应,即抗体刺激型超敏反应。患者体内产生针对甲状腺细胞表面甲状腺刺激素(TSH)受体的自身抗体。该抗体与甲状腺细胞表面 TSH 受体结合可刺激甲状腺细胞合成分泌甲状腺素,引起甲状腺功能亢进,而不是甲状腺细胞的破坏。

三、Ⅲ型超敏反应

Ⅲ型超敏反应又称免疫复合物(immune complex,IC)型或血管炎型超敏反应,是由可溶性抗原与相应抗体(IgG、IgM、IgA)结合成中等大小免疫复合物沉积于局部或全身多处毛细血管基底膜后,通过激活补体,并在中性粒细胞、血小板、嗜碱性粒细胞等效应细胞的参与下,引起以充血水肿、局部坏死和中性粒细胞浸润为主要特征的炎症反应和组织损伤。

(一)发生机制

1. 可溶性免疫复合物的形成与沉积 血液循环中存在的可溶性抗原与相应的 IgG 或 IgM 类抗体结合,可形成可溶性抗原 – 抗体复合物(即免疫复合物)。若中等大小的可溶性免疫复合物不能有效地被清除而随血液循环播散,可沉积于毛细血管基底膜引起炎症反应和组织损伤。

使免疫复合物易于沉积的主要因素如下。①抗原物质持续存在:免疫复合物的量过大,吞噬细胞功能异常或缺陷,不能有效将其清除。②血管通透性增加:免疫复合物可激活补体,活化肥大细胞、嗜碱性粒细胞和血小板,使其释放组胺等血管活性物质,血管通透性增加,有助于免疫复合物向组织内沉积。③血管内高压及形成涡流:肾小球基底膜和关节滑膜等处的毛细血管血压较高,血流缓慢,有助于免疫复合物向组织内沉积。

2. 免疫复合物沉积引起的组织损伤

(1)补体的作用:免疫复合物通过经典途径激活补体,产生补体裂解片段 C3a 和 C5a。C3a 和 C5a 与肥大细胞或嗜碱性粒细胞上的 C3a 和 C5a 受体结合,使其释放组胺等炎性介质,致局部毛细血管通透性增加,渗出增多而出现水肿。C3a 和 C5a 同时又可趋化中性粒细胞至免疫复合物沉积部位。

(2)中性粒细胞的作用:C3a、C5a 对中性粒细胞具有趋化作用。聚集的中性粒细胞在吞噬免疫复合物的同时,还释放许多溶酶体酶,包括蛋白水解酶、胶原酶和弹性纤维酶等,可水解血管及局部组织。

（3）血小板和嗜碱性粒细胞的作用:肥大细胞或嗜碱性粒细胞活化释放的血小板活化因子,可使局部血小板集聚、激活,促进血栓形成,引起局部出血、坏死。血小板活化还可释放血管活性胺类物质,进一步加重水肿(图7-3)。

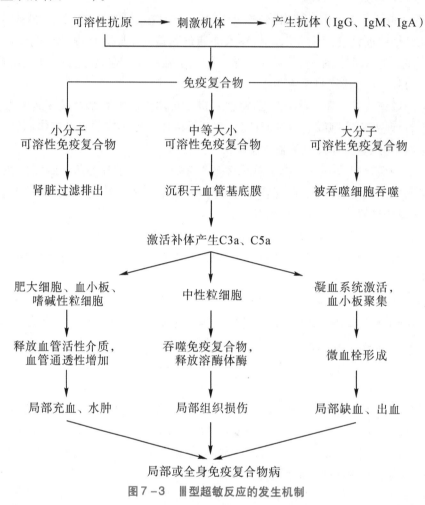

图7-3　Ⅲ型超敏反应的发生机制

(二)临床常见病

Ⅲ型超敏反应性疾病包括局部和全身免疫复合物病两类,前者发生在抗原进入部位,后者因 IC 在血流中播散而产生多部位沉积的全身免疫复合物病。

1.局部免疫复合物病　1903 年,阿蒂斯(Arthus)发现用马血清经皮下反复免疫家兔数周后,当再次注射马血清时,注射局部可出现红肿、出血和坏死等剧烈炎症反应,称为阿蒂斯(Arthus)反应。这是抗原在入侵局部与相应抗体结合形成免疫复合物沉积,造成局部病变所致。临床上也发现反复注射胰岛素、狂犬疫苗等制剂时,在注射部位也可出现类似 Arthus 反应的局部炎症反应,称为类 Arthus反应。长期吸入某些真菌孢子或蛋白粉尘,机体产生的抗体可与这些抗原形成复合物,在肺泡和肺泡间质内形成免疫复合物时能引起超敏反应性肺炎。如养鸽者病(吸入鸽干粪中的血清蛋白质)、皮革者肺(吸入牛皮蛋白质)等,也属于类 Arthus 反应。

2.全身免疫复合物病　主要包括以下几种。

（1）血清病:初次大量注射动物免疫血清后,经过 1~2 周,患者出现发热、皮疹、关节肿痛、淋巴结肿大及一过性蛋白尿等,一般病程短,停止注射抗毒素后症状可自行消失。这是由于患者体内产生抗毒素的抗体与残存的抗毒素结合形成 IC 所致。有时长期使用青霉素、磺胺等药物也可引起血清病样反应,俗称药物热。

(2)免疫复合物型肾小球肾炎:IC 型肾小球肾炎约占肾炎的 80%,多发生在 A 群链球菌感染后 2~3 周,此时体内产生抗链球菌抗体,与链球菌可溶性抗原结合形成循环免疫复合物,沉积于肾小球基底膜所致。也可由其他病原微生物,如葡萄球菌、肺炎链球菌、乙型肝炎病毒、疟原虫等感染引起。

(3)类风湿关节炎:可能与病毒或支原体持续感染有关。这些病原体或其代谢产物可使体内 IgG 变性,而变性的 IgG 刺激机体产生抗变性 IgG 的自身抗体,即类风湿因子(RF),多以 IgM 类抗体为主。RF 与变性 IgG 结合形成 IC,反复沉积于小关节滑膜,引起关节进行性损伤,即类风湿关节炎。

(4)系统性红斑狼疮(SLE):患者体内产生包括抗核抗体的多种自身抗体,与自身成分结合形成 IC,反复沉积于全身多处血管基底膜,引起多部位脉管炎。

 知识链接

风湿性关节炎和类风湿关节炎

风湿性关节炎是由链球菌感染造成的,初发年龄以 9~17 岁多见,男女比例相当。关节病变常见累及大关节(膝关节、肘关节等),多表现为关节红、肿、热、痛,不能活动,且疼痛游走不定。可伴有环形红斑、舞蹈症、心肌炎的症状。风湿性关节炎治疗后关节无变形遗留。

类风湿关节炎属于自身免疫性疾病,是由多种原因引起的关节滑膜的慢性病变,以中年女性多见。类风湿关节炎常侵犯小关节(尤其是掌指关节、近端指间关节、腕关节),也会侵及其他大、小关节,早期症状多为关节疼痛、肿胀、发僵、活动不便,时轻时重,反复发作,迁延不愈,晚期往往造成关节畸形。患者可出现类风湿结节和心、肺、肾、周围神经及眼的病变。

 思政小课堂

中国系统性红斑狼疮规范诊治中心项目

2021 年 5 月 10 日,由中国康复医学会风湿免疫康复专业委员会、国家皮肤与免疫疾病临床医学研究中心主办,葛兰素史克(GSK)公司提供支持的我国首批"中国系统性红斑狼疮规范诊治中心"(以下简称"SLE 中心")正式启动。在《2020 中国系统性红斑狼疮诊疗指南》的指导下,SLE 中心通过制订标准化诊疗路径,以点带面提升分级诊疗能力,帮助患者尽早实现短期、长期治疗"双达标",提升患者的整体生活质量,最终使患者获益。

四、Ⅳ型超敏反应

Ⅳ型超敏反应又称迟发型超敏反应,是由致敏 T 淋巴细胞再次接触相同抗原后,引起的以单个核细胞浸润和组织损伤为主要特征的免疫病理损伤。Ⅳ型超敏反应的特点:①反应发生慢,消退亦慢,18~24 小时出现炎症反应,48~72 小时达到高峰。②与抗体和补体无关。③引起以单个核细胞浸润和细胞变性坏死为主的炎症反应。④无明显个体差异。

(一)发生机制

Ⅳ型超敏反应的发生机制与细胞免疫应答的机制基本相同,其本质是以细胞免疫而导致的免疫病理损伤(图 7-4)。

1.效应 T 细胞的形成 参与Ⅳ型超敏反应的抗原主要有胞内寄生菌(如结核杆菌等)、病毒、真菌、肿瘤抗原、寄生虫和某些化学物质。抗原进入机体后经 APC 的加工处理,提呈给 CD4⁺ Th1 细胞和 CD8⁺ CTL,两者活化、增殖、分化后形成效应 Th1 细胞和 CTL。

笔记

2. 效应 T 细胞介导的炎症反应和细胞毒作用

（1）CD4⁺Th1 细胞介导的炎症反应和组织损伤：效应 Th1 细胞再次与抗原接触时，可释放多种细胞因子，如 IFN – γ、TNF、IL – 2、IL – 3 和 GM – CSF 等，使毛细血管通透性增加，渗出增多，引发以单核细胞、淋巴细胞浸润及组织细胞损伤为主要特征的炎症反应。

（2）CD8⁺CTL 介导的细胞毒作用：效应 CD8⁺CTL 与靶细胞表面相应抗原结合后，通过释放穿孔素和颗粒酶等介质，可直接导致靶细胞溶解破坏，或诱导靶细胞表达凋亡分子 Fas，后者与 CD8⁺ 效应 CTL 表面的 FasL 结合，导致靶细胞凋亡。

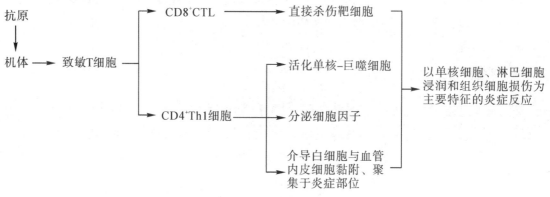

图 7 – 4　Ⅳ型超敏反应的发生机制

（二）临床常见病

1. 传染性迟发型超敏反应　是指机体依靠细胞免疫抗胞内病原微生物感染时，造成的对机体正常组织的损伤。常见于胞内寄生菌（如结核分枝杆菌、麻风分枝杆菌、布鲁氏菌等）、病毒和真菌等感染。当患者再次感染结核杆菌时，机体依赖细胞免疫，病灶较初次感染时局限，结核杆菌生长受抑制，但患者出现的肺组织干酪样坏死、结核空洞等属于Ⅳ型超敏反应。麻风病患者的皮肤肉芽肿亦属于Ⅳ型超敏反应，病理改变与 T 细胞大量释放淋巴因子导致单核 – 巨噬细胞大量聚集有关。

2. 接触性皮炎　引起接触性皮炎的抗原较多，主要是半抗原物质，包括油漆、染料、农药、化妆品、医用药物（如磺胺、青霉素等），以及某些金属物质，如手表、首饰、衣服上的金属物件等。这些小分子半抗原与表皮细胞内角蛋白结合形成完全抗原，刺激机体产生特异性效应 T 细胞，如机体再次接触相应抗原，24 ~ 72 小时后可发生接触性皮炎。患者表现为局部皮肤红肿、皮疹、水泡，严重者可出现剥脱性皮炎。

3. 移植排斥反应　引起移植排斥反应的主要是主要组织相容性抗原。临床上进行同种异体组织或器官移植时，由于供者和受者之间的主要组织相容性抗原不同，刺激受者免疫系统产生效应 T 淋巴细胞，常于移植后 2 ~ 3 周发生Ⅳ型超敏反应，导致移植物被排斥。

五、各型超敏反应特点比较

超敏反应的发生比较复杂，临床表现上各型之间并非界限分明。有些超敏反应性疾病可由多种损伤机制引起，如肾小球肾炎主要由Ⅲ型超敏反应引起，也可由Ⅱ型超敏反应引起。同一抗原物质也可在不同条件下引起不同类型的超敏反应性疾病，如青霉素引起的Ⅰ型超敏反应，通常以过敏性休克、荨麻疹、哮喘等为主；若长期大剂量静脉内注射，还可发生Ⅱ型超敏反应引起的溶血性贫血和Ⅲ型超敏反应引起的类血清病样反应（药物热）；若反复进行局部涂抹，则造成Ⅳ型超敏反应引起的接触性皮炎。因各型超敏反应处置措施不同，所以在临床实际中应具体分析、仔细鉴别不同超敏反应性疾病。各型超敏反应的主要特点见表 7 – 1。

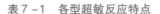

表7-1　各型超敏反应特点

超敏反应类型	Ⅰ型(速发型)	Ⅱ型(细胞毒型)	Ⅲ型(免疫复合物型)	Ⅳ型(迟发型)
免疫应答类型	体液免疫	体液免疫	体液免疫	细胞免疫
参与的特异性免疫成分	IgE	IgG、IgM	IgG、IgM	CD4$^+$Th1细胞、CD8$^+$CTL
参与的非特异性免疫成分	肥大细胞、嗜碱性粒细胞、嗜酸性粒细胞	补体、吞噬细胞、NK细胞	补体、中性粒细胞、肥大细胞、嗜碱性粒细胞、血小板	单核-巨噬细胞
发生机制	变应原与致敏的肥大细胞或嗜碱性粒细胞表面的IgE结合,致细胞脱颗粒,释放活性介质,作用于效应器官	抗体与细胞表面的抗原或吸附的半抗原结合,在补体、巨噬细胞、NK细胞等协同作用下溶解靶细胞	中等大小的免疫复合物沉积于血管壁基底膜或其他细胞间隙,激活补体,吸引中性粒细胞聚集,释放溶菌酶,引起炎症反应	致敏T细胞再次与抗原相遇,致CD8$^+$CTL、CD4$^+$Th1细胞活化,直接杀伤靶细胞或产生各种细胞因子引起炎症
临床常见病	过敏性休克、支气管哮喘、过敏性鼻炎、过敏性胃肠炎、荨麻疹等	输血反应、新生儿溶血症、免疫性血细胞减少症、抗膜性肾小球肾炎等	血清病、免疫复合物型肾小球肾炎、系统性红斑狼疮、类风湿关节炎等	传染性迟发型超敏反应、接触性皮炎、移植排斥反应等

第二节　其他病理性免疫应答

一、自身免疫病

自身免疫病(autoimmune disease,AID)是指机体免疫系统对自身组织成分发生免疫应答,破坏自身正常组织和细胞,从而导致机体出现病理改变和器官功能障碍的疾病。

(一)自身免疫病的发病机制

自身免疫病的发生主要是"自身耐受的破坏",产生自身抗体和(或)自身反应性T淋巴细胞,损伤表达自身抗原的靶组织或器官,导致疾病的发生。其病理损伤机制多数与Ⅱ、Ⅲ、Ⅳ型超敏反应相关。以下因素可诱发自身免疫病的发生。

1.抗原因素

(1)隐蔽抗原释放:机体有些组织成分在正常情况下终身不与免疫系统接触,称为隐蔽抗原,例如眼晶状体、甲状腺和精子等。机体不能建立对这些组织的免疫耐受,出生后由于感染或外伤等原因,隐蔽抗原被释放出来,与免疫系统接触便能诱导相应的自身免疫应答,导致发生自身免疫病,如交感性眼炎等。

(2)自身组织改变:一些理化因素或生物学因素可直接引起组织细胞抗原性改变,诱导自身应答,导致发生自身免疫病。如青霉素、头孢菌素等小分子药物可吸附到红细胞上获得免疫原性,刺激人体产生自身抗体,引起药物诱导的自身免疫性溶血性贫血。

(3)共同抗原诱导:某些外源性抗原(如微生物)与人体某些组织有类似的抗原结构,这些抗原进入人体后诱发的免疫应答可以针对相应的组织发生反应。例如A群β溶血性链球菌与人的心肌间质或肾小球基底膜有共同抗原,所以在链球菌感染后容易发生风湿性心脏病或肾小球肾炎。

2.免疫系统因素　免疫系统调节失常、MHC-Ⅱ类分子的异常表达、调节性T细胞的功能失常、效应淋巴细胞的死亡障碍和淋巴细胞的多克隆激活等免疫系统的异常因素与自身免疫病的发生相关。

3.遗传因素　对自身免疫病的发生也起一定的作用。例如某些带有特殊HLA抗原的人群容易发生自身免疫病。如携带HLA-Ⅱ类分子DR3的人容易患重症肌无力、系统性红斑狼疮、胰岛素依赖型糖尿病；携带HLA-B27的人容易患强直性脊柱炎。

4.性别　女性发生多发性硬化症和系统性红斑狼疮的可能性比男性高10~20倍。男性发生强直性脊柱炎的可能性约为女性的3倍。易感性可能与性激素相关。

（二）自身免疫病的分类及常见疾病

自身免疫病有30余种,根据器官特异性分为器官特异性自身免疫病和全身性自身免疫病两类（表7-2）。

表7-2　两类常见的自身免疫病及其相应的自身抗原

分类	常见自身免疫病	自身抗原
器官特异性自身免疫病	桥本甲状腺炎	甲状腺球蛋白、微粒体、细胞膜表面抗原
	毒性弥漫性甲状腺肿	甲状腺细胞表面TSH受体
	胰岛素依赖型糖尿病	胰岛细胞
	自身免疫性溶血性贫血	红细胞
	重症肌无力	乙酰胆碱受体
	特发性血小板减少性紫癜	血小板
	风湿性心肌炎	心肌细胞
	肺出血-肾炎综合征	肺泡基底膜、肾小球基底膜
全身性自身免疫病	系统性红斑狼疮	核成分（DNA、DNA-核蛋白、RNA、Sm抗原）、红细胞、血小板、细胞质成分（线粒体、微粒体）
	类风湿关节炎	变性IgG

（三）自身免疫病的防治原则

1.预防和控制微生物感染　多种微生物可诱发自身免疫病。控制微生物的持续性感染可降低某些自身免疫病的发生率。

2.应用免疫抑制剂　免疫抑制剂是治疗自身免疫病的有效药物。如环孢素A和他克莫司（FK-506）对多种自身免疫病有明显的临床疗效。糖皮质激素可通过抑制炎症反应减轻自身免疫病的症状。

3.应用细胞因子及其受体的抗体或阻断剂　如TNF-α单克隆抗体和IL-1受体拮抗蛋白均对类风湿关节炎有明确的疗效。

二、免疫缺陷病

免疫缺陷病（immunodeficiency disease,IDD）是由于免疫系统先天发育不全或后天因各种原因造成其免疫功能障碍所表现出的临床综合征。根据发病原因不同,免疫缺陷病分为原发（或先天）性免疫缺陷病和继发（或后天）性免疫缺陷病或获得性免疫缺陷病两大类。

（一）原发性免疫缺陷病

原发性免疫缺陷病是免疫系统先天性发育不全所致,根据所累及的免疫细胞或组分可表现为特异性免疫缺陷,如 B 细胞或 T 细胞缺陷、两者联合缺陷等;也可表现为非特异性效应机制的缺陷,如补体或中性粒细胞缺陷(表 7 – 3)。

表7 –3 原发性免疫缺陷病

分类	代表性疾病
B 细胞缺陷	X 连锁无丙球蛋白血症,选择性 IgA、IgM 或 IgG 缺陷,高 IgM 综合征,Ig 重链缺失
T 细胞缺陷	先天性胸腺发育不全、与嘌呤核苷磷酸化酶缺乏有关的 T 细胞缺陷、与膜糖蛋白缺乏有关的 T 细胞缺陷、与 MHC – Ⅰ 或 MHC – Ⅱ类抗原缺乏有关的 T 细胞缺陷
B 细胞和 T 细胞联合缺陷	严重联合免疫缺陷、共济失调毛细血管扩张、威斯科特-奥尔德里奇综合征(Wiskott – Aldrich syndrome,WAS)
吞噬细胞缺陷	慢性肉芽肿病、白细胞黏附缺陷症、葡萄糖 – 6 – 磷酸葡萄糖脱氢酶缺乏症、髓过氧化物酶缺乏症
补体缺陷	C1 ~ C9 任一组分的缺陷、C1 – 抑制物缺陷、D 或 H 或 I 因子缺陷

(二)继发性免疫缺陷病

继发性免疫缺陷病是指出生后免疫系统受到各种因素的作用而导致的免疫功能障碍,多继发于某些疾病或使用药物后。常见的诱发因素如下。

1.营养不良   蛋白质、脂肪、维生素和矿物质摄入不足影响免疫细胞的成熟、降低机体对微生物的免疫应答。

2.肿瘤   肿瘤患者因细胞和体液免疫受损可进行性抑制免疫功能而易患感染。

3.感染   多数病毒、细菌、真菌及原虫感染常引起机体免疫功能低下。如麻疹病毒、风疹病毒、巨细胞病毒、严重的结核杆菌或麻风杆菌感染均可引起 T 细胞功能下降。尤以人类免疫缺陷病毒(HIV)引发的艾滋病(AIDS)最为严重。

4.医源性因素   长期使用免疫抑制剂、细胞毒药物和某些抗生素及放射线治疗可抑制 T 细胞和(或)B 细胞的分化成熟,从而抑制免疫功能。

另外,手术、创伤、烧伤和脾切除等均可引起继发性免疫缺陷。

(三)免疫缺陷病的治疗原则

免疫缺陷病的基本治疗原则是尽可能减少感染并及时控制感染,通过过继免疫细胞或移植免疫器官以替代受损或缺失的免疫系统组分。

1.抗感染   应用抗生素治疗反复发作的细菌感染,应用抗真菌、抗原虫、抗病毒药物控制相关感染,缓解病情。

2.免疫重建   通过造血干细胞移植补充免疫细胞,重建机体免疫功能。目前该方法已用于治疗重症联合免疫缺陷病、WAS、迪格奥尔格(DiGeorge)综合征(即胸腺发育不全)等疾病。

3.基因治疗   某些原发性免疫缺陷病,如由于腺苷脱氨酶(ADA)或嘌呤核苷磷酸化酶(PNP)缺乏导致的联合免疫缺陷病、白细胞黏附缺陷症等,均为单基因缺陷所致,通过基因治疗可获得良好疗效。

4.免疫制剂   即补充各种免疫分子(免疫球蛋白、细胞因子)以增强机体免疫功能。如用混合 γ 球蛋白治疗抗体缺乏的免疫缺陷病,以维持免疫球蛋白缺乏症患者的血清免疫球蛋白水平,有助于防止普通细菌感染;应用基因工程单克隆抗体可预防特异病原体感染;应用重组 IL – 2 可增强 AIDS 患者免疫功能等。

三、肿瘤免疫

肿瘤免疫学是研究机体免疫系统对肿瘤抗原的特异性和非特异性应答机制、肿瘤的免疫诊断和免疫防治的学科。肿瘤抗原是指在肿瘤发生发展过程中新出现或过度表达的抗原物质,分别称为肿瘤特异性抗原和肿瘤相关抗原。

(一)抗肿瘤免疫

肿瘤发生后,机体可通过免疫效应机制发挥抗肿瘤作用。机体抗肿瘤免疫的机制包括细胞免疫和体液免疫两方面,这两种机制不是孤立存在的,它们相互协作共同杀伤肿瘤细胞。一般认为,细胞免疫是抗肿瘤免疫的主要方式,体液免疫通常仅在某些情况下起协同作用。对于大多数免疫原性强的肿瘤,特异性免疫应答起主要作用,而对于免疫原性弱的肿瘤,非特异性免疫应答可能发挥更为重要的作用。

1. 细胞免疫机制 细胞免疫在抗肿瘤效应中发挥着重要的作用,其主要依赖效应 T 细胞、NK 细胞、巨噬细胞发挥重要的抗肿瘤效应。目前认为中性粒细胞、嗜酸性粒细胞也参与抗肿瘤作用。

(1)T 细胞抗肿瘤:在控制肿瘤细胞生长的过程中,T 细胞介导的免疫应答反应起重要作用。细胞免疫抗肿瘤效应主要依赖 $CD8^+$ CTL 的杀伤作用,其机制包括:①$CD8^+$ CTL 可识别肿瘤细胞上的特异性抗原,并在 Th 细胞的辅助下经活化后直接杀伤肿瘤细胞;②活化的 CTL 可分泌细胞因子(如 γ-IFN、淋巴毒素等)间接地杀伤肿瘤细胞。$CD4^+$ T 细胞可产生淋巴因子增强 CTL 的功能并激活巨噬细胞或其他 APC,从而参与抗肿瘤作用。

(2)NK 细胞:细胞免疫中的非特异性成分,是一类在肿瘤早期起作用的效应细胞,为机体抗肿瘤的第一道防线。NK 细胞可通过释放穿孔素、颗粒酶及 FasL 途径非特异性地杀伤肿瘤细胞。

(3)巨噬细胞:在抗肿瘤免疫中不仅作为提呈抗原的 APC,也是参与杀伤肿瘤的效应细胞。巨噬细胞杀伤肿瘤细胞的机制有以下几个方面。①活化的巨噬细胞与肿瘤细胞结合后,通过释放溶细胞酶直接杀伤肿瘤细胞。②处理和提呈肿瘤抗原,激活 T 细胞产生特异性抗肿瘤细胞免疫应答。③巨噬细胞表面上有 Fc 受体,通过特异性抗体介导 ADCC 效应杀伤肿瘤细胞。④活化的巨噬细胞分泌肿瘤坏死因子(TNF)等细胞毒性因子间接杀伤肿瘤细胞。

2. 体液免疫机制 抗肿瘤抗体可通过以下几种方式发挥作用。

(1)激活补体系统溶解肿瘤细胞。

(2)抗体依赖性细胞介导的细胞毒作用:IgG 类抗体能使多种效应细胞(如巨噬细胞、NK 细胞、中性粒细胞等)发挥 ADCC 效应,使肿瘤细胞溶解。

(3)抗体的调理作用:吞噬细胞可通过其表面 Fc 受体而增强吞噬结合了抗体的肿瘤细胞,具有这种调理作用的抗体主要是 IgG 类。

(4)抗体封闭肿瘤细胞上的某些受体:例如转铁蛋白可促进某些肿瘤细胞的生长,其抗体可通过封闭转铁蛋白受体,阻碍其功能,从而抑制肿瘤细胞的生长。

(5)抗体使肿瘤细胞的黏附特性改变或丧失:抗体与肿瘤细胞抗原结合后,可修饰其表面结构,使肿瘤细胞黏附特性发生改变甚至丧失,从而有助于控制肿瘤细胞的生长和转移。

(二)肿瘤的免疫学诊断

1. 检测肿瘤抗原 这是目前最常用的肿瘤免疫学诊断法,如甲胎蛋白(AFP)的检测对原发性肝细胞性肝癌有诊断价值,癌胚抗原(CEA)的检测有助于诊断直肠癌、胰腺癌等。

2. 检测肿瘤抗体 例如在黑色素瘤患者血清中可查到抗自身黑色素瘤抗体,在鼻咽癌和 Burkitt 淋巴瘤患者的血清中可检测出 EB 病毒抗体,且抗体水平的变化与病情的发展和恢复有关。

3. 肿瘤的放射免疫显像诊断 将放射性核素标记的针对肿瘤抗原的特异性抗体引入体内,与肿瘤细胞表面抗原结合,而使肿瘤组织内放射性聚集增加,产生阳性显像。如将放射性核素 ^{131}I 与抗肿瘤单抗结合后,从静脉注入体内可将放射性核素导向肿瘤的所在部位,用 γ 照相机可以显示清晰的肿瘤影像。该方法目前已用于临床诊断,是一种有较好前景的肿瘤诊断新技术。

（三）肿瘤的免疫治疗

肿瘤的免疫治疗是以激发和增强机体的免疫功能,从而达到控制和杀灭肿瘤细胞的目的。肿瘤免疫治疗的方法有以下几种。

1. 非特异性免疫治疗 是指应用一些免疫调节剂通过非特异性地增强机体的免疫功能,激活机体的抗肿瘤免疫应答,以达到治疗肿瘤的目的。例如,卡介苗、短小棒状杆菌、酵母多糖、香菇多糖、OK432 及一些细胞因子(如 IL-2)等均属于此类。

2. 主动免疫治疗 肿瘤的主动免疫治疗是指给机体输入具有抗原性的瘤苗,刺激机体免疫系统产生抗肿瘤免疫,以治疗肿瘤的方法。应用的前提是肿瘤抗原能刺激机体产生免疫反应。此方法对术后清除微小转移瘤灶、隐匿瘤,以及预防肿瘤转移和复发有较好的应用效果。

3. 被动免疫治疗 肿瘤的被动免疫治疗是指给机体输注外源的免疫效应物质,由这些外源性效应物质在机体内发挥治疗肿瘤的作用。主要包括抗肿瘤导向治疗和过继免疫疗法。

四、移植免疫

移植免疫学是应用免疫学的理论和方法研究移植物(组织、器官)与受体(宿主)之间相互作用(移植排斥)的免疫应答机制的学科。移植排斥反应的本质是受体免疫系统对移植器官的免疫排斥反应。根据移植物的来源及其与宿主的关系,可分为自身移植物、同基因移植物(同卵双生子间)、同种移植物和异种移植物 4 个类型。

（一）介导移植排斥反应的抗原

移植排斥反应发生的根本原因是供者和受者组织细胞的抗原性不同。引起移植排斥反应的抗原称为移植抗原或组织相容性抗原。

1. 主要组织相容性抗原 能引起强烈排斥反应的移植抗原称为主要组织相容性抗原(MHC 抗原),在人类最重要的是 HLA 抗原。这些抗原的异同可决定受者和供者之间排斥反应的强度和移植物的存活率。

2. 次要组织相容性抗原 即使主要组织相容性抗原完全相同,仍可能发生程度较轻、进展较缓慢的排斥反应,提示机体还存在其他可诱导排斥反应的抗原,即次要组织相容性抗原(minor histocompatibility antigen, mHA)。mHA 表达于机体组织细胞表面,由某些具有多态性的基因编码,可被 MHC 分子提呈,主要包括性别相关的 mHA 和常染色体编码的 mHA 两类。在 HLA 全相同的供、受者间进行移植所发生的排斥反应,尤其是移植物抗宿主反应,主要由 mHA 所致。因此,临床移植(尤其是骨髓移植)时应在 HLA 型别相配的基础上兼顾 mHA。

3. 其他参与排斥反应发生的抗原

(1) 人类 ABO 血型抗原:ABO 血型抗原不仅分布于红细胞表面,也表达于肝、肾等组织细胞和血管内皮细胞表面。因此,供、受者间 ABO 血型不合也可引起移植排斥反应,特别是受者血清中血型抗体可与供者移植物血管内皮细胞表面 ABO 抗原结合,通过激活补体而引起血管内皮细胞损伤和血管内凝血,导致超急性排斥反应。

(2) 组织特异性抗原:指特异性表达于某一器官、组织或细胞表面的抗原。目前已初步明确同种异体不同组织器官移植后发生排斥反应的强度各异,从强到弱依次为皮肤、肾、心、胰、肝,其机制之一可能是不同组织特异性抗原的免疫原性不同。

（二）移植排斥的免疫机制

移植排斥反应过程很复杂,既有细胞介导的又有抗体介导的免疫反应参与作用。

1. T 细胞介导的排斥反应 目前认为,细胞免疫应答是移植排斥的主要机制。CD4[+]Th 细胞和 CD8[+]CTL 是主要的效应细胞。CTL 可通过直接杀伤作用杀伤靶细胞,Th 细胞则通过诱发迟发型超敏反应性炎症参与移植排斥。

2.抗体在移植排斥中的作用 抗体在移植排斥中的作用比较复杂。其可通过活化补体和 ADCC 作用参与移植排斥。在特定的情况下,也可发挥封闭抗体的作用,保护移植物不受排斥。

(1)抗体激活补体参与移植排斥:抗体与移植抗原结合后,可以通过激活补体、ADCC 作用,直接破坏靶细胞;同时也可通过补体 – 血凝系统的活化,导致血管扩张,通透性增加,白细胞趋化,浸润,血小板凝集,血栓形成等一系列病理性变化,造成移植器官被排斥。

(2)增强抗体:抗体除参与移植排斥外,在某些情况下可保护移植物不被排斥,这种抗体称为增强抗体(enhancing antibody)。增强抗体可与植入组织上的抗原结合,但不激活补体,也不引起细胞毒效应,却可阻断其他抗体或 T 细胞与这一抗原决定簇结合,从而对移植物起到保护作用,因此此类抗体又称为封闭抗体(bioking antibody)。

(三)移植排斥的防治

1.HLA 配型 器官移植的供、受者之间组织相容性程度越高,器官存活的概率就越大。因此,供者的选择是至关重要的,一般供者的 ABO 血型必须与受者一致,供者的 HLA 组织型别应尽可能与受者相近。供、受者的遗传基因愈接近,移植物的存活率愈高。

2.免疫抑制 采取免疫抑制措施可以有效地抑制排斥的发生。

(1)免疫抑制药物:从 20 世纪 60 年代至今相继应用的免疫抑制药物及方案包括硫唑嘌呤、糖皮质激素、抗人胸腺细胞球蛋白、环孢素 A,环孢素 A 加强的松二联疗法、环孢素 A 加强的松和硫唑嘌呤的三联疗法,以及环孢素 A 加强的松、硫唑嘌呤和抗人胸腺细胞球蛋白的四联疗法,都取得了很好的效果。20 世纪 80 年代初期发现的另一种真菌代谢产物 FK – 506,具有比环孢素 A 更强的免疫抑制作用和相同的靶细胞选择性。目前,FK – 506 已应用于肾、肝、心及心肺移植中,其与环孢素 A 合用效果更佳。

(2)抗胸腺细胞球蛋白和抗 T 细胞单克隆抗体:二者可与 T 细胞结合,通过活化补体去除 T 细胞。抗 CD3 单抗还可以阻止 T 细胞识别移植抗原,防止移植排斥的发生。这两类抗体在临床上已得到广泛应用。

(3)血浆置换:移植前进行血浆置换可除去受体血液内预存的特异性抗体,防止发生超急性排斥反应。

3.移植耐受的诱导 由于免疫抑制剂本身的毒性,以及应用免疫抑制剂后患者免疫功能长期低下,容易导致感染,所以长期使用免疫抑制剂来防止移植排斥会产生较多副作用。解决移植排斥的根本方法是诱导供、受体间的免疫耐受。近年来,关于移植耐受的研究已取得了许多重要的进展,诱导耐受的方法主要有:①用放射线照射移植物或受体淋巴结;②使用环磷酰胺、环孢素 A 等药物诱导及抗体诱导。

 本章小结

病理性免疫应答包括超敏反应、自身免疫病、免疫缺陷病、肿瘤免疫及移植免疫。

超敏反应主要包括四型,Ⅰ型超敏反应又称速发型超敏反应,主要由 IgE 介导,为临床最常见的超敏反应,其发生快、消退亦快,可累及消化、呼吸及皮肤等多个系统,多导致过敏性胃肠炎、支气管哮喘、过敏性鼻炎、荨麻疹等,严重时可引起过敏性休克。Ⅱ型超敏反应又称细胞毒型或细胞溶解型超敏反应,免疫损伤多见靶细胞的溶解破坏。Ⅲ型超敏反应又称免疫复合物型超敏反应,以免疫复合物沉积造成组织损伤为主。以上三型主要由体液免疫应答引发免疫损伤。Ⅳ型超敏反应又称迟发型超敏反应,主要由细胞免疫应答引发免疫损伤,常见病为传染性迟发型超敏反应、接触性皮炎等。

(张 苗)

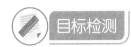 目标检测

参考答案

一、选择题

1. Ⅰ型超敏反应不具有的特点是(　　)。
   A.有明显的个体差异和遗传倾向　　B.发生快,消退快　　C.特异性 IgE 参与
   D.免疫损伤作用以细胞破坏为主　　E.无补体参与

2. 介导Ⅰ型超敏反应的抗体是(　　)。
   A. IgG　　B. IgA　　C. IgE
   D. IgD　　E. IgM

3. 与Ⅰ型超敏反应有关的是(　　)。
   A. Tc、Th1　　B.单核 – 巨噬细胞、补体、NK 细胞
   C. IgM、IgG　　D.免疫复合物沉积
   E.嗜碱性粒细胞、肥大细胞、IgE

4. 血清病属于(　　)。
   A.Ⅱ型超敏反应　　B.Ⅰ型超敏反应　　C.Ⅲ型超敏反应
   D.Ⅳ型超敏反应　　E.不属于超敏反应

5. 应用青霉素进行皮试可以预防(　　)。
   A.血小板减少症　　B.粒细胞减少症　　C.过敏性休克
   D.接触性皮炎　　E.肾小球肾炎

6. 脱敏疗法适用于(　　)。
   A.结核菌素试验阳性者　　B.外源性哮喘的治疗　　C.青霉素皮试阳性者
   D.荨麻疹的治疗　　E.破伤风抗毒素皮试阳性者

7. ABO 血型不符引起的溶血属于(　　)。
   A.Ⅰ型超敏反应　　B.Ⅲ型超敏反应　　C.Ⅱ型超敏反应
   D.Ⅳ型超敏反应　　E.不属于超敏反应

8. 下列属于Ⅲ型超敏反应的是(　　)。
   A.溶血性贫血　　B.接触性皮炎　　C.类风湿关节炎
   D.过敏性哮喘　　E.移植排斥反应

9. 下列超敏反应性疾病的发生与补体无关的是(　　)。
   A.肾小球肾炎　　B.类风湿关节炎　　C.新生儿溶血
   D.血清病　　E.接触性皮炎

10. 下列属于Ⅳ型超敏反应的是(　　)。
   A.接触性皮炎　　B.溶血性贫血　　C.肾小球肾炎
   D.荨麻疹　　E.过敏性休克

二、问答题

1.简述Ⅰ型超敏反应的发生机制。
2.简述Ⅰ型超敏反应的防治原则。

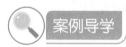
第八章　免疫学应用

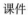

课件

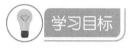

素质目标:具备高度的责任心。
知识目标:掌握人工自动免疫和被动免疫的区别。熟悉常用的免疫学检测方法。了解免疫治疗的现状。
能力目标:能够运用免疫防治的基本知识分析和解决临床实际问题。

案例导学

某女童,6岁2个月。身高130cm,体重22kg,面色红润,语言流利。其母亲叙述,该女童从出生第1天开始就按时接种疫苗,陆续完成了卡介苗、乙肝疫苗、百白破疫苗、乙脑灭活疫苗等的接种。

请问:

1.预防接种属于哪种人工免疫?人工免疫的目的是什么?
2.国家实施儿童计划免疫的意义是什么?

免疫学理论在预防医学和临床医学中已得到广泛应用,主要包括两个方面:一是应用免疫学原理来阐明许多疾病的发病机制和发展规律;二是应用其原理和技术来诊断和防治疾病。

第一节　免疫学诊断

免疫学检测技术是应用免疫学理论设计的一系列测定抗原、抗体、免疫细胞及其分泌的细胞因子的实验技术。随着学科间的相互融合,免疫学涉及的范围不断扩大,新的免疫学检测方法层出不穷。免疫学的应用范围亦在日益扩大,不仅成为多种临床疾病诊断的重要方法,也为众多学科的研究提供了方便。

一、抗原抗体反应

抗原与相应抗体相遇可发生特异性结合,并在体外一定条件下呈现某种反应现象,如凝集或沉淀,可用已知抗原(或抗体)检测未知抗体(或抗原)。

(一)抗原抗体反应的特点

1.**特异性**　抗原借助表面的抗原决定簇与抗体分子超变区在空间构型上互补,发生特异性结合。有共同抗原存在时,会出现交叉反应。

2.**可逆性**　抗原抗体结合除以空间构型互补外,主要以氢键、静电引力、范德瓦耳斯力和疏水键等分子表面的非共价方式结合,结合后形成的复合物在一定条件下可发生解离,恢复抗原抗体的游离状态。解离后的抗原和抗体仍保持原有的理化性质和生物学特性。

3.比例性 抗原与抗体的结合能否出现肉眼可见的反应,取决于两者的比例。若比例合适,则可形成大的抗原抗体结合物,出现肉眼可见的反应现象;反之,虽能形成结合物,但体积小,肉眼不可见。

4.阶段性 抗原抗体反应可分为两个阶段。第一阶段是抗原抗体的特异性结合阶段,此阶段仅需几秒到几分钟,尚无可见反应;第二阶段为可见反应阶段,需数分钟、数小时乃至数日,并且受各种因素影响。

（二）抗原抗体反应的主要影响因素

1.电解质 抗原与抗体特异性结合后,其亲水性减弱,分子表面所带的电荷易受电解质影响而失去,复合物间的排斥力下降,使第一阶段已形成的可溶性复合物进一步联结,出现明显的凝集或沉淀现象。试验中常用生理盐水作为稀释液,以提供适当浓度的电解质。

2.温度 适当的温度可增加抗原与抗体分子碰撞的机会,加快结合物体积增大速度,一般而言温度越高,形成可见反应的速度越快,但温度过高会使抗原或抗体变性失活,影响试验结果。因此,一般在37℃下进行试验,但也有部分抗原抗体在4℃下反应较好。如冷凝集素在4℃左右与红细胞结合得最好,超过20℃反而解离。

3.酸碱度 pH过高或过低都将直接影响抗原或抗体的理化性质。例如,当pH值降至3.0左右时,因接近细菌抗原的等电点,细菌表面蛋白或其他基团所带的电荷消失,其相互间的排斥力丧失而导致非特异性酸凝集,影响试验的可靠性。

（三）抗原抗体反应的种类

1.凝集反应（agglutination） 指颗粒性抗原（细菌、细胞等）与相应的抗体在一定条件下,形成肉眼可见的凝集小块。参与反应的抗原称凝集原,抗体称凝集素。

（1）直接凝集反应（direct agglutination）:是颗粒性抗原与相应抗体直接结合所呈现的凝集现象,如红细胞和细菌凝集试验（图8-1）。主要有玻片法及试管法。玻片法为定性试验,方法简便快速,常用已知抗体检测未知抗原,应用于菌种鉴定、分型及人红细胞ABO血型测定等;试管法通常为半定量试验,常用已知抗原检测待检血清中有无相应抗体及其相对含量,以帮助临床诊断和分析病情,例如临床实验室常用的诊断伤寒或副伤寒的肥达试验（Widal test）。

（2）间接凝集反应（indirect agglutination）:是可溶性抗原或抗体吸附于与免疫无关的微球载体上,形成致敏载体（免疫微球）,与相应的抗体或抗原在电解质存在的条件下进行反应,形成凝集,称为间接凝集反应或被动凝集反应（图8-1）。实验室常用的载体微球有人O型血红细胞、绵羊或家兔红细胞、聚苯乙烯乳胶、活性炭等,根据应用的载体种类不同,分为间接血凝、间接乳胶凝集及间接炭凝试验等。本试验常用于某些传染病（如钩端螺旋体病）和原发性肝癌的早期诊断。

（3）间接凝集抑制反应（indirect agglutination inhibition）:将可溶性抗原与相应抗体预先混合并充分作用后,再加入抗原致敏的载体,此时因抗体已被可溶性抗原结合,阻断了抗体与致敏载体上的抗原结合而不再出现凝集现象,称为间接凝集抑制试验（图8-1）。临床常用的免疫妊娠试验即属此类。若以红细胞作为载体则称为间接血凝抑制试验。

（4）协同凝集试验（co-agglutination test）:以金黄色葡萄球菌为载体,利用其细胞壁中的A蛋白（SPA）具有结合人及多种哺乳动物IgG Fc段的特性,将特异性抗体结合至金黄色葡萄球菌菌体,其Fab段暴露于菌体表面,遇到相应抗原时与之结合,即可导致金黄色葡萄球菌凝集,称为协同凝集试验。本试验常用于流行性脑脊髓膜炎、伤寒、菌痢及布鲁氏菌病等的早期诊断。

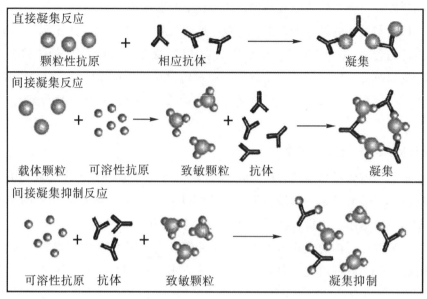

图8-1 凝集试验示意图

2.沉淀反应(precipitation)　可溶性抗原与相应抗体在有适量电解质存在的条件下,出现肉眼可见的沉淀现象,称为沉淀反应。参与反应的抗原称沉淀原(precipitinogen),抗体称沉淀素(precipitin)。目前应用最多的沉淀反应是凝胶(琼脂)沉淀反应及其派生方法。

(1)单向免疫扩散(simple immunodiffusion):也称单向琼脂扩散,简称单扩。将特异性抗体与琼脂混合均匀,然后浇制成琼脂板,再按一定要求打孔并加入抗原,使抗原向孔周自由扩散,与板中的抗体在一定区域内形成沉淀环。本法为定量试验,沉淀环的直径与抗原浓度成正比。单扩常用于血清中免疫球蛋白、AFP等的定量测定。

(2)火箭电泳(rocket electrophoresis):在单向琼脂扩散的基础上,于琼脂一端加入抗原,将琼脂板置于电场中,使抗原置于负极,抗原即向正极定向扩散,再与板中的抗体结合而形成锥形沉淀峰,形似火箭,故名火箭电泳。沉淀峰的高度与抗原浓度成正比。由于电场的作用促使带负电荷多的抗原泳动,故火箭电泳需时短,可用于快速测定抗原含量。应用范围与单扩相似。

(3)双向免疫扩散(double immunodiffusion):也称双向琼脂扩散,简称双扩。先制备琼脂板,再按要求打孔并分别加入抗原和抗体,使两者同时在琼脂板上扩散,若两者对应且比例合适,则在抗原和抗体两孔之间形成白色沉淀线。一对相应的抗原抗体只形成一条沉淀线,因此可根据沉淀线的数目推断待测抗原液中有多少种抗原成分;根据沉淀线的吻合、相切或交叉形状,可鉴定两种抗原是完全相同、部分相同还是完全不同。本法常用于抗原抗体的定性,亦可用于判断免疫血清的效价。

(4)对流免疫电泳(counter immunoelectrophoresis):在双扩的基础上加电泳。将抗原孔置于负极端,抗体孔置于正极端。由于抗原所带的负电荷较抗体多,且抗原分子小于抗体,在电场中能够克服电渗的作用而由负极泳向正极;抗体却克服不了电渗作用,从正极向负极移动,二者形成对流,并在比例适宜处形成白色沉淀线,称为对流免疫电泳。因抗原抗体皆做定向运动,所以敏感性较双扩高。

3.免疫标记技术(immunolabeling technique)　为提高抗原和抗体检测的敏感性,将已知抗体或抗原标记上易显示的物质,通过检测标记物,反映有无抗原抗体反应,从而间接测出微量的抗原或抗体。常用的标记物有酶、荧光素、放射性同位素、胶体金及电子致密物质等。这种利用在抗原或抗体上标记显示物进行特异性反应的技术称为免疫标记技术。

免疫标记不仅大大提高了试验敏感性,若与光学显微镜或电子显微镜技术相结合,能对组织或细胞内的待测物质做精确定位,从而为基础与临床医学研究及诊断提供方便。免疫标记技术大致分为两大类:一类属于免疫组织化学技术,用于组织切片或其他标本中抗原的定位。另一类为免疫测定,用于液体标本中抗原或抗体的测定。

(1)免疫酶标技术(immunoenzymatic technique):最早应用的免疫酶技术是免疫酶组织化学染色,即用酶标记的抗体与标本中的抗原发生特异性结合,当加入酶的底物时,在酶的作用下经一系列生化反应产生有色物质,借助光学显微镜作出定位判断。目前,应用最广泛的是酶联免疫吸附试验(enzyme linked immunosorbent assay,ELISA)。该法特异性强,敏感性高,既可检测抗体,又能测定可溶性抗原。ELISA 常采用的酶为辣根过氧化物酶(horseradish peroxidase,HRP),其常用底物是二氨基联苯胺或四甲基联苯胺,底物被分解后呈棕褐色或黄色,可目测或借助酶标仪比色(图 8 - 2)。

酶联免疫吸附试验

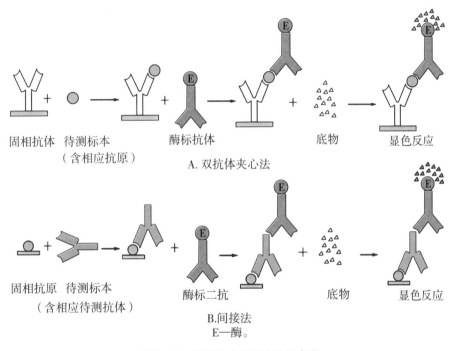

图 8 - 2 酶联免疫吸附试验示意图

(2)免疫荧光技术(immunofluorescence technique):是以荧光素(如异硫氰酸荧光素、罗丹明等)标记抗体或抗原,以检测标本中抗原或抗体的方法。

(3)放射免疫测定(radioimmunoassay,RIA):是用放射性同位素标记抗原或抗体进行的免疫学检测技术。RIA 是最敏感的免疫标记技术,精确度高(可达纳克甚至皮克水平)且易规格化和自动化。但由于放射性同位素有一定的危害性,使其临床应用受到一定限制。目前主要应用于微量物质(激素、药物、IgE 等)浓度的检测。

(4)免疫胶体金技术(immuno colloidal gold technique):是以胶体金作为标记物的免疫检测技术。胶体金是指金以微小粒子分散在溶液中形成的金溶胶。胶体金颗粒具有高电子密度的特性,故在金标蛋白的抗原抗体结合处,显微镜下可见黑褐色颗粒;当这些标记物在相应的标记处大量聚集时,可在载体膜上呈现肉眼可见的红色或粉红色斑点,从而用于抗原或抗体物质的定位或定性。

二、细胞免疫功能检测

细胞免疫功能检测是用体外或体内试验对机体的各种参与免疫应答的细胞进行鉴定、计数和功能测定,了解机体的免疫状态,并对某些临床疾病的诊断、预后及疗效观察等也有一定意义。

1.E - 花环形成试验 取外周血淋巴细胞与绵羊红细胞(SRBC)混合,在一定温度下作用一定时间,使 SRBC 与 T 细胞表面的 E 受体结合,形成以 T 细胞为中心,绕有 SRBC 的花环样细胞集团。根据花环形成的多少,可测得 T 细胞的数目,从而间接了解机体细胞免疫功能状态,判断疾病的预后,考核药物疗效等。

2.淋巴细胞转化试验 T 细胞在体外受特异性抗原(旧结核菌素等)或有丝分裂原刺激后,能转化为淋巴母细胞。试验时取外周血或分离的淋巴细胞,加入有丝分裂原或特异性抗原,在培养液中培养 72 小时,经涂片染色后镜检,计算 T 细胞转化率。正常人为 70% 左右,转化率低表明细胞免疫功能下降。

3.T 细胞功能的体内测定法 在临床上常用的方法是皮试法,细胞免疫功能正常者可出现硬结、红斑等阳性反应,细胞免疫功能低下者常呈弱阳性或阴性反应。该方法常作为某些病原微生物感染诊断,以及观察肿瘤患者的细胞免疫状态、疗效及其预后的指标。

第二节 免疫学防治

免疫学防治是指利用免疫学原理,为达到预防和治疗疾病的目的所采取的措施,包括免疫预防和免疫治疗。

一、免疫预防

免疫预防(immunoprophylaxis)是根据特异性免疫原理,采用人工方法将抗原(疫苗、类毒素等)或抗体(免疫血清、丙种球蛋白等)制成各种制剂,接种于人体,使其获得特异性免疫能力,达到预防某些疾病的目的。前者称人工自动免疫(artifical active immunity),主要用于预防;后者称人工被动免疫(artifical passive immunity),主要用于治疗和紧急预防。人工自动和被动免疫特点见表 8-1。

表 8-1 人工自动免疫和人工被动免疫的特点

区别项目	人工自动免疫	人工被动免疫
输入物质	抗原(疫苗、类毒素等)	抗体(抗毒素、丙种球蛋白等)
免疫力出现时间	慢,接种后 2~3 周	快,立即
接种次数	1~3 次	1 次
免疫力维持时间	长,数月~数年	短,2~3 周
主要用途	预防	治疗和紧急预防

(一)人工自动免疫

1.人工自动免疫生物制剂

(1)灭活疫苗(inactivated vaccine):也称为死疫苗,是用物理或化学方法将病原微生物杀死而制成的制剂。死疫苗在机体内不能生长繁殖,对人体免疫作用弱,为获得强而持久的免疫力,必须多次注射(2 或 3 次),用量较大,接种后反应亦大。但死疫苗稳定,易保存,无毒力回复突变危险。常见的死疫苗有乙型脑炎疫苗、狂犬疫苗等。

(2)活疫苗(live vaccine):也称为减毒活疫苗,是用人工变异或直接从自然界筛选出来的毒力高度减弱,或基本无毒的活病原微生物制成。活疫苗在机体内可生长繁殖,如同轻型感染,故只需接种一次,用量较小,接种后不良反应亦小。另外,某些活疫苗经自然途径接种后,除了产生循环抗体外,还可产生 sIgA,发挥黏膜免疫保护作用。活疫苗的缺点是稳定性较差,不易保存,有毒力回复突变可能,故制备和鉴定必须严格。常见活疫苗有卡介苗、脊髓灰质炎疫苗等。死疫苗与活疫苗的区别见表

8 – 2。

表 8 –2 死疫苗与活疫苗的区别

区别项目	死疫苗	活疫苗
制剂特点	强毒株灭活	无毒或弱毒株
接种方式	皮下注射	口服、吸入、皮内注射等
接种次数及量	2 或 3 次,量较大	1 次,量较小
保存及有效期	易保存,有效期约 1 年	不易保存,置于 4℃冰箱可保存数周
免疫效果	较差,维持数月至 2 年	较好,维持 3 ~ 5 年
常见疫苗	狂犬病疫苗、伤寒副伤寒联合疫苗	卡介苗、脊髓灰质炎疫苗

(3)新型疫苗:近 30 年来,随着免疫学、生物化学和分子生物学技术的发展,已研制出许多高效、安全且廉价的新型疫苗。

1)亚单位疫苗(subunit vaccine):是提取病原生物有效抗原组分制成的制剂。为提高亚单位疫苗的免疫原性,常加入适当佐剂。如口服幽门螺杆菌亚单位疫苗,就是用该菌表面蛋白脲酶与黏膜佐剂混合,口服后诱导黏膜免疫应答,可产生免疫保护作用。另外,亚单位疫苗可减少无效抗原组分所致不良反应,毒性显著低于全菌疫苗。又因其不含核酸,排除了病毒核酸致癌的可能性。我国目前使用的乙型肝炎血源性疫苗,就是分离纯化乙型肝炎病毒小球形颗粒 HBsAg 制成的亚单位疫苗,接种后人群免疫保护力超过 80% 。

2)合成疫苗(synthetic vaccine):是将具有免疫保护作用的人工合成抗原肽结合到载体上,再加入佐剂制成的制剂。合成疫苗的优点是:①可以大量生产,解决某些病原生物因难以培养而造成原料缺乏的困境。②既无病毒核酸疫苗传播感染的危险性,亦无减毒活疫苗毒力回复突变的危险。③可制备多价合成疫苗,如在同一载体上连接多种人工合成免疫保护有效组分的氨基酸序列,即具有多价疫苗的作用。

3)基因工程疫苗:将编码病原生物有效抗原组分的 DNA 片段(目的基因)插入载体基因组中,形成重组 DNA,再导入宿主细胞(如酵母菌等),目的基因随重组 DNA 的复制而复制,随宿主细胞的分裂而扩增,使目的基因表达大量有效抗原组分,由此制备的制剂称为基因工程疫苗,即重组疫苗(recombinant vaccine)。

(4)类毒素(toxoid):是用 0.3% ~0.4% 甲醛处理外毒素,使其失去毒性、保留免疫原性制成的制剂。如白喉类毒素、破伤风类毒素等。若在类毒素中加入适量氢氧化铝或明矾等吸附剂,则可制成精制吸附类毒素。该制剂在体内吸收较慢,能增强免疫效果。类毒素常与死疫苗混合使用,如制成白喉类毒素、破伤风类毒素及百日咳菌苗联合疫苗。

2. 计划免疫(planed immunization)   是根据某些特定传染病的疫情监测和人群免疫状况分析,按照规定的免疫程序,有计划、有组织地利用疫苗进行免疫接种,以提高人群的免疫水平,达到预防、控制乃至最终消灭相应传染病的目的。

有效的疫苗和疫苗计划接种,已成功地消灭人类曾经的头号杀手——天花;全球无脊髓灰质炎行动的最重要手段,就是强化脊髓灰质炎口服疫苗的免疫。我国自 1949 年后,在全国范围内开展了大规模的牛痘、鼠疫、霍乱等疫苗的接种运动。20 世纪 70 年代中期,我国制定了《全国计划免疫工作条例》,将普及儿童免疫纳入国家卫生计划。其主要内容为"四苗防六病",即对七周岁及以下儿童进行卡介苗、脊髓灰质炎三价糖丸疫苗、百白破三联疫苗和麻疹疫苗的基础免疫以及及时加强免疫接种,使儿童获得对结核、脊髓灰质炎、百日咳、白喉、破伤风和麻疹的免疫。1992 年,卫生部又将乙型肝炎疫苗纳入计划免疫范畴。随着科技的进步,计划免疫的内容将不断扩大。

我国于 1980 年正式参与 WHO 的扩大免疫计划活动,1985 年我国政府宣布分两步实现普及儿童计划免疫。1988 年各省实现 12 月龄和 18 月龄接种率达 85% 的要求,1990 年实现各县适龄儿童接种率达 85% 的要求,实质上于 1990 年我国已实现 90% 的目标。根据 WHO 推荐的免疫程序,1986 年我国卫生部重新修订了儿童计划免疫程序(表 8-3)。

表 8-3　我国推荐儿童计划免疫程序

年(月)龄	应接种疫苗	接种方式	预防疾病
出生时	卡介苗	皮内注射	结核病
	乙肝疫苗第一次	肌内注射	乙型肝炎
1 月龄	乙肝疫苗第二次	肌内注射	乙型肝炎
2 月龄	脊髓灰质炎三价混合疫苗第一次	口服	脊髓灰质炎
3 月龄	脊髓灰质炎三价混合疫苗第二次	口服	脊髓灰质炎
	百白破混合制剂第一次	肌内注射	百日咳、白喉、破伤风
4 月龄	脊髓灰质炎三价混合疫苗第三次	口服	脊髓灰质炎
	百白破混合制剂第二次	肌内注射	百日咳、白喉、破伤风
5 月龄	百白破混合制剂第三次	肌内注射	百日咳、白喉、破伤风
6 月龄	乙肝疫苗第三次	肌内注射	乙型肝炎
8 月龄	麻疹疫苗第一次	皮下注射	麻疹
1.5 岁~2 岁	百白破混合制剂第四次	肌内注射	百日咳、白喉、破伤风
4 岁	脊髓灰质炎三价混合疫苗第四次	口服	脊髓灰质炎
7 岁	麻疹疫苗第二次	皮下注射	麻疹
	白破二联制剂	肌内注射	白喉、破伤风

 思政小课堂

我国疫苗发展史

自 20 世纪 50 年代开始,我国就开展了疫苗研制工作。1955 年,国内成功研制出第一支疫苗——鼠疫疫苗。1958 年又研制出了钩端螺旋体疫苗。此后,一系列疫苗相继问世,如白喉疫苗、脊髓灰质炎疫苗、麻疹疫苗等。20 世纪 70 年代后期,国家开始研制基因工程疫苗。1986 年,我国成功研制出了乙肝疫苗,成为全球第一个成功研制乙肝疫苗的国家。1992 年,又成功研制出了流感疫苗。2005 年,国家启动 H5N1 禽流感疫苗的研究工作。2010 年,成功研制出了人用 H1N1 流感疫苗。

近年来,我们在疫苗领域取得了更多成就,研制出了多种肺炎疫苗、脑炎疫苗、肝炎疫苗等。我国已经成为全球疫苗研制和生产的重要力量,为全球疫苗供应作出了贡献。

（二）人工被动免疫

人工被动免疫生物制剂有以下几类。

(1)抗毒素(antitoxin):是将类毒素免疫马,取其血清分离纯化而成,主要用于治疗和紧急预防外毒素所致疾病,如白喉、破伤风、气性坏疽,以及肉毒杆菌引起的食物中毒等。

(2)正常人丙种球蛋白和胎盘丙种球蛋白:正常人丙种球蛋白是正常人血浆提取物,含 IgG 和 IgM;而胎盘丙种球蛋白则是从健康孕妇胎盘血液中提取的,主要含 IgG。由于多数成人已隐性或显性感染过麻疹病毒、脊髓灰质炎病毒和甲型肝炎病毒等,血清中含有相应抗体。因此,这两种丙种球蛋白可用于上述疾病潜伏期治疗或紧急预防,以达到防止发病、减轻症状或缩短病程的目的。

（3）人特异性免疫球蛋白:来源于恢复期患者及含高效价特异性抗体供血者血浆,以及接受类毒素和疫苗免疫者的血浆。与丙种球蛋白相比,人特异性免疫球蛋白含高效价特异性抗体;与动物免疫血清比较,人特异性免疫球蛋白在体内停留时间长,超敏反应发生率低。常用于过敏体质及丙种球蛋白治疗不佳的病例。

二、免疫治疗

免疫治疗(immunotherapy)是应用某些生物制剂或药物来改变机体的免疫状态,达到治疗疾病的目的。免疫治疗包括两个方面:一是免疫调节,即用物理、化学或生物学手段调节机体免疫功能。二是免疫重建,即将正常个体的造血干细胞或淋巴细胞转移给免疫缺陷个体,以恢复其免疫功能。

（一）免疫增强剂

常用的免疫增强剂有以下几类:左旋咪唑、西咪替丁、异丙肌苷等化学制剂;胸腺肽、胸腺生成素等生物制剂;卡介苗、短小棒状杆菌、胞壁酰二肽等微生物制剂;人参、黄芪、灵芝等中草药。免疫增强剂对免疫功能低下者有促进或调节作用,广泛用于肿瘤、感染、自身免疫病及免疫缺陷病的治疗。

（二）免疫抑制剂

常用的免疫抑制剂有烷化剂、抗代谢类药、糖皮质激素等化学合成药;环孢素 A、西罗莫司等微生物制剂;雷公藤等中草药。免疫抑制剂主要用于抗移植排斥反应和超敏反应性疾病、自身免疫性疾病的治疗。免疫抑制剂大多有毒副作用,可引起骨髓抑制和肝、肾毒性,长期或不当使用可导致机体免疫功能下降,引发严重感染,并可提高肿瘤发生率。

（三）细胞因子

细胞因子具有广泛的生物学活性,细胞因子作为药物,可预防和治疗多种免疫性疾病,有些细胞因子药物已成为某些疾病不可缺少的治疗手段(表 8 - 4)。

表 8 - 4　常见的细胞因子类药物

细胞因子	适应证
IFN - α	毛细胞白血病、卡波西(Kaposi)肉瘤、肝炎、恶性肿瘤、AIDS
IFN - β	多发性硬化症
IFN - γ	慢性肉芽肿、生殖器疣、恶性肿瘤、过敏性皮炎、类风湿关节炎
GM - CSF	自身骨髓移植及化疗导致的粒细胞减少症、AIDS、白血病、再生障碍性贫血
G - CSF	自身骨髓移植及化疗导致的粒细胞减少症、AIDS、白血病、再生障碍性贫血
TNF	类风湿关节炎
EPO	贫血
IL - 2	恶性肿瘤、免疫缺陷病
IL - 11	恶性肿瘤或化疗导致的血小板减少症

（四）治疗性抗体

治疗性抗体主要包括免疫血清、单克隆抗体、基因工程抗体。这些抗体进入体内,通过中和毒素、中和炎性因子、介导溶解靶细胞、作为靶向性载体而起作用。

（五）过继免疫和造血干细胞移植

过继免疫是将对疾病有免疫力的供者的免疫效应物质转移给其他个体,或自体细胞经体外处理后回输自身,以发挥治疗疾病的作用。例如,临床已将淋巴因子激活的杀伤细胞广泛用于肿瘤和慢性病毒感染的非特异性免疫治疗;细胞因子诱导的杀伤细胞对白血病和某些实体肿瘤有较好的疗效。

造血干细胞移植是指用患者自身造血干细胞移植或健康人的造血干细胞移植回输给患者,让干细胞进入患者体内定居、分化、增殖,使患者恢复造血能力和免疫力。造血干细胞移植已成为肿瘤、造血系统疾病和自身免疫性疾病的重要治疗手段。

随着免疫学理论重大进展和生物学技术的飞速发展,使免疫治疗用药从天然的细菌和真菌制剂,过渡到化学结构稳定和有更多选择性的生物制剂。大批针对免疫细胞膜受体、具有免疫应答调节作用的生物应答调节剂被研发出来,并已用于血液系统疾病、移植物排斥反应、肿瘤和自身免疫等疾病的治疗。未来的免疫治疗,有希望达到免疫定位修复、特异或高选择性免疫抑制,以及免除复发的目标。

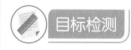

免疫学应用主要有免疫学诊断和免疫学防治。

免疫学诊断分为抗原抗体反应和细胞免疫功能检测。抗原抗体反应主要有凝集反应、沉淀反应及免疫标记技术;细胞免疫功能检测主要有E-花环形成试验和淋巴细胞转化试验。

免疫预防有人工自动免疫和人工被动免疫。

(张　苗)

参考答案

一、选择题

1.下列情况属于人工被动免疫的是(　　)。
　A.通过注射抗毒素获得的免疫
　B.天然血型抗体的产生
　C.通过注射类毒素获得的免疫
　D.通过胎盘、初乳获得的免疫
　E.通过隐性感染获得的免疫

2.下列属于人工主动免疫的是(　　)。
　A.接种卡介苗预防结核
　B.注射丙种球蛋白预防麻疹
　C.注射免疫核糖核酸治疗恶性肿瘤
　D.静脉注射淋巴因子激活的杀伤细胞治疗肿瘤
　E.骨髓移植治疗白血病

3.隐性感染后获得的免疫属于(　　)。
　A.过继免疫　　　　　　　　B.人工被动免疫　　　　　　　　C.人工自动免疫
　D.自然主动免疫　　　　　　E.自然被动免疫

4.胎儿从母体获得 IgG 属于(　　)。
　A.过继免疫　　　　　　　　B.人工被动免疫　　　　　　　　C.人工主动免疫
　D.自然主动免疫　　　　　　E.自然被动免疫

5.关于活疫苗的特点,下列错误的是(　　)。
　A.接种量小　　　　　　　　B.接种次数少　　　　　　　　　C.易保存

D. 免疫效果好　　　　　　　E. 接种后副作用小

6. 下列选项中,通过人工主动免疫获得的是( )。

  A. 传染病病后获得的免疫　　B. 接种抗毒素获得的免疫　　C. 接种疫苗获得的免疫

  D. 通过胎盘或初乳获得的免疫　　E. 隐性感染后获得的免疫

7. 下列生物制品中,不属于人工主动免疫制剂的是( )。

  A. 麻疹疫苗　　　　　　　　B. 破伤风类毒素　　　　　　C. 伤寒疫苗

  D. 白喉抗毒素　　　　　　　E. 卡介苗

8. 关于人工被动免疫,下述错误的是( )。

  A. 输入的物质是抗体

  B. 输入机体后可立即发挥免疫效应

  C. 免疫力维持时间长

  D. 主要用于传染病的治疗或紧急预防

  E. 免疫力不是机体本身产生的

9. 不能用于人工被动免疫的生物制品为( )。

  A. 抗原　　　　　　　　　　B. 抗体　　　　　　　　　　C. 胎盘球蛋白

  D. 丙种球蛋白　　　　　　　E. 细胞因子

10. 下列用于紧急预防和治疗的生物制剂是( )。

  A. 卡介苗　　　　　　　　　B. 糖皮质激素　　　　　　　C. TAT

  D. 雷公藤　　　　　　　　　E. 环孢素 A

二、问答题

1. 比较死疫苗与活疫苗的区别。

2. 比较人工自动免疫和人工被动免疫的区别。

第二篇

医学微生物学

第九章 细菌的基本特性

 学习目标

课件

素质目标:树立无菌意识,培养严谨认真的工作作风。

知识目标:掌握细菌的基本结构、革兰阳性菌与革兰阴性菌细胞壁结构的差异、细菌的特殊结构及其功能、革兰染色法在医学实践中的意义,以及细菌生长繁殖条件与方式。熟悉细菌的分布及消毒灭菌方法。了解细菌的遗传和变异的物质基础。

能力目标:能够使用显微镜观察细菌的形态及特殊结构;能够进行培养基制作、细菌接种、平板划线等操作。

 案例导学

患者,女,32岁,农民,1周前足部有过疖肿,前天开始发热、头痛,伴有高热、寒战、咳脓痰、痰中带血丝、胸痛。听诊两肺呼吸音增强,偶有少量湿啰音。胸部X线片见两肺散在密度较淡的圆形病变,其中部分病灶有空洞伴液平,诊断为细菌性肺炎。给予该患者青霉素800万U,静脉滴注,每日2次,3天后体温未明显下降,胸痛加重。

请问:

1.该患者最可能的病原学诊断是什么?请分析抗菌治疗效果不好的原因。

2.应当立即做哪项微生物学检查?

3.常见的细菌变异现象有哪些?请简述细菌变异的机制。

第一节 细菌的形态与结构

一、细菌的大小与形态

细菌(bacterium)是一类形体微小、结构简单、无核膜核仁、无成型细胞核、除核蛋白体外无其他细胞器的原核细胞型微生物。

（一）细菌的大小

细菌个体微小,需要借助光学显微镜放大数百至上千倍才能看到。通常以微米作为测量单位。不同种类的细菌大小不一,同一种细菌也可能因为菌龄和环境因素的影响而有差异。

（二）细菌的形态

根据其外形分为三大类:球菌、杆菌、螺形菌(图9-1)。

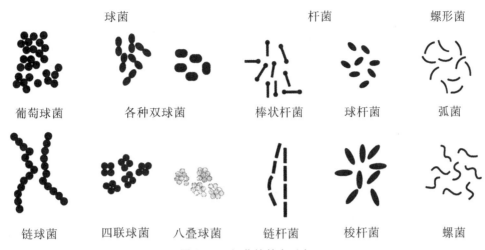

图9-1 细菌的基本形态

1.球菌 呈球形或近似球形。按其分裂平面和分裂后相互黏附程度,可分为以下几种。

(1)双球菌:在一个平面上分裂,分裂后两个菌体成双排列,如脑膜炎奈瑟菌。

(2)链球菌:在一个平面上分裂,分裂后多个菌体粘连成链状,如溶血性链球菌。

(3)葡萄球菌:在多个不规则的平面上分裂,分裂后菌体无规则地粘连堆积在一起,形似葡萄串,如金黄色葡萄球菌。

此外,还有四联球菌和八叠球菌。由于受环境和培养因素的影响,在标本和培养物中有时也可看到单个分散的菌体。

2.杆菌 呈杆状或近似杆状。不同杆菌的大小、长短、粗细差别较大。杆菌形态多数呈直杆状,也有的菌体弯曲;多数分散存在,呈链状排列的称为链杆菌,菌体两端大多为钝圆形,少数两端平齐(如炭疽芽孢杆菌)。有的杆菌末端膨大成棒状,称为棒状杆菌;有的菌体短小,近似椭圆形,称为球杆菌;有的呈分枝状生长趋势,称为分枝杆菌。

3.螺形菌 菌体弯曲或扭转,有的菌体只有一个弯曲,呈弧形或逗点状,称为弧菌,如霍乱弧菌;有的菌体有数个弯曲,称为螺菌,如鼠咬热螺菌;也有的菌体细长弯曲呈弧形或螺旋形,称为螺杆菌,如幽门螺杆菌。细菌的形态受生长环境中多种因素的影响,当条件适宜时,形态比较典型,当环境发生变化可失去典型形态。

二、细菌的结构

细菌具有单细胞基本结构,即细胞壁、细胞膜、细胞质和核质等;除基本结构外,有些细菌还有一些特殊结构,如荚膜、鞭毛、菌毛、芽孢(图9-2)。

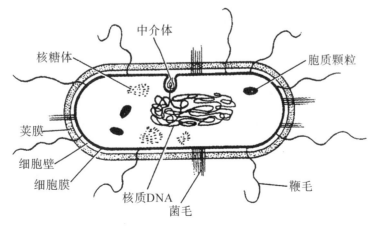

图9-2 细菌结构模式图

（一）细菌的基本结构

1.**细胞壁**　位于菌体细胞的最外层,是包绕在细胞膜外的一层无色透视坚韧而有弹性的膜状结构。用革兰染色法可将细菌分为革兰阳性菌和革兰阴性菌。革兰阳性菌细胞壁是由 20～50 层肽聚糖结构与磷壁酸串联而成;革兰阴性菌细胞壁是由 1 或 2 层肽聚糖结构与外膜联结而成。组成较为复杂,并随不同细菌而异。两类细菌细胞壁的共有组分为肽聚糖,但各自有其特殊组分。

（1）肽聚糖:是一类复杂的多聚体,是细菌细胞壁中的主要组分,为原核细胞型微生物所特有,又称黏肽。

革兰阳性菌与革兰阴性菌细胞壁中肽聚糖的含量与结构差异显著。革兰阳性菌的肽聚糖占细胞壁干重的 50%～80%,其结构由聚糖骨架、四肽侧链和五肽交联桥三部分组成（图 9-3）。聚糖骨架由 N-乙酰葡萄糖胺和 N-乙酰胞壁酸交替排列,以 β-1,4-糖苷键连接而成。四肽侧链的组成和连接方式随菌种而异。革兰阳性菌细胞壁的四肽侧链的氨基酸依次为 L-丙氨酸、D-谷氨酸、L-赖氨酸和 D-丙氨酸;交联桥由五个甘氨酸组成,四肽侧链第 3 位 L-赖氨酸通过五肽桥与相邻聚糖骨架四肽侧链末端的 D-丙氨酸相连,从而构成机械强度十分坚韧的三维立体结构。

革兰阴性菌的肽聚糖占细胞壁干重的 5%～15%,在大肠埃希菌的四肽侧链中,第 3 位氨基酸是二氨基庚二酸（DAP）,并由 DAP 与相邻四肽侧链末端的 D-丙氨酸直接连接,没有五肽交联桥,因而只形成单层平面网络的二维结构（图 9-4）。

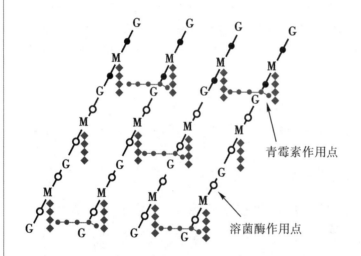

图 9-3　金黄色葡萄球菌细胞壁肽聚糖结构

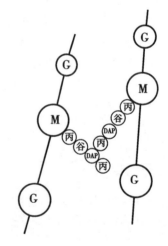

图 9-4　大肠埃希菌细胞壁肽聚糖结构

（2）磷壁酸（teichoic acid）:为革兰阳性菌特有成分。磷壁酸按其结合部位分为壁磷壁酸和膜磷壁酸,膜磷壁酸又称脂磷壁酸（lipoteichoic acid,LTA）。前者与肽聚糖上的胞壁酸共价连接,后者则与细胞膜连接（图 9-5）。磷壁酸是革兰阳性菌的重要表面抗原,部分细菌(如金黄色葡萄球菌)的脂磷壁酸具有黏附宿主细胞的功能,与细菌的致病性有关。

此外,某些革兰阳性菌细胞壁表面尚有一些特殊的表面蛋白质,如金黄色葡萄球菌的 A 蛋白,A 群链球菌的 M 蛋白等。

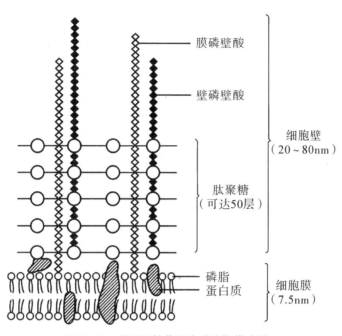

图9-5 革兰阳性菌细胞壁结构模式图

（3）外膜（outer membrane）：为革兰阴性菌的特有成分，位于肽聚糖外侧，由脂质双层、脂蛋白和脂多糖组成（图9-6）。脂多糖即革兰阴性菌的内毒素。

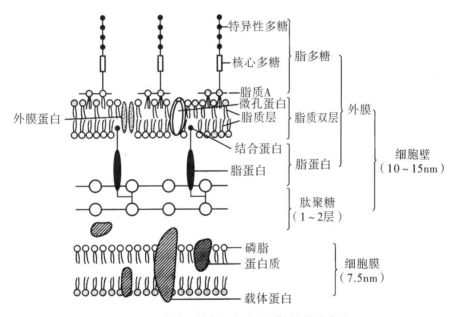

图9-6 革兰阴性菌细胞壁（外膜）结构模式图

革兰阳性菌和革兰阴性菌细胞壁结构不同。两类细菌在染色性、致病性及对药物的敏感性等方面亦存在很大差异。如革兰阳性菌一般对青霉素和溶菌酶敏感，其原因是溶菌酶可破坏肽聚糖中 N-乙酰葡萄糖胺和 N-乙酰胞壁酸之间的 β-1,4-糖苷键的连接，引起细菌裂解。青霉素抑制五肽交联桥与四肽侧链之间的连接，使细菌不能合成完整的细胞壁而导致细菌死亡。革兰阴性菌细胞壁中肽聚糖含量较少，又有外膜的保护作用，故对溶菌酶和青霉素不敏感。

细胞壁的功能包括：①维护细菌固有外形并保护细菌抵抗低渗环境；②细菌的细胞壁与细胞膜共同完成细胞内外的物质交换；③细胞壁上存在多种抗原决定簇，决定细菌的抗原性。

（4）细胞壁缺陷型细菌（L型细菌）：受外界理化和生物因素的影响，细菌细胞壁中的肽聚糖结构合成被抑制或被破坏，但在高渗环境下尚能生长和分裂，这种细菌称为细胞壁缺陷型或L型细菌。L型细菌在临床上常引起尿路感染、骨髓炎、心内膜炎等疾病。临床上有明显症状而标本常规细菌培养为阴性者，应考虑L型细菌感染的可能。

2.细胞膜 位于细胞壁内侧，是包绕在细胞质外的一层柔软而富有弹性、具有半渗透性的生物膜。其基本结构是脂质双层并镶嵌有多种蛋白质。细胞膜的主要功能包括：①具有选择性渗透作用，与细胞壁共同完成细胞内外的物质交换；②膜上有多种酶参与生物合成和细胞的呼吸过程；③细胞膜内陷、折叠、卷曲形成的囊状物称为中介体，多见于革兰阳性菌，中介体与细菌分裂、呼吸、生物合成及芽孢的形成有关。

3.细胞质 是由细胞膜包裹着的透明胶状物质，其基本成分是水、蛋白质、脂类、核酸及少量糖和无机盐等。细胞质内RNA含量较高，易被碱性染料着色。细胞质内含有多种酶，是细菌新陈代谢的主要场所。细胞质中还含有核糖体、质粒和胞质颗粒等结构。

（1）核糖体（ribosome）：游离于细胞质中，在菌体内可达数万个，化学成分为RNA和蛋白质，是细菌合成蛋白质的场所。细菌核糖体的沉降系数为70S，由50S和30S两个亚基组成，链霉素能与30S小亚基结合，红霉素能与50S大亚基结合，从而干扰细菌蛋白质的合成而导致细菌死亡，但这些抗生素对人体细胞没有影响。

（2）质粒（plasmid）：是染色体外的遗传物质，为闭合环状的双股DNA分子。质粒基因是细菌生命活动非必须基因，但控制着某些特定的遗传性状。质粒能独立自行复制，随细菌分裂转移到子代细胞中，也可通过结合或其他方式传给无质粒的细菌。医学上重要的质粒有决定细菌耐药性的R质粒、决定细菌性菌毛的F质粒、决定大肠埃希菌产生大肠菌素的Col质粒等。质粒是基因工程研究中的重要载体。

（3）胞质颗粒：细菌胞质中含有多种颗粒，多数为一种营养和能量的贮存物，包括多糖、脂类、磷酸盐等，一般在营养供应充足时胞质颗粒较多，养料和能源短缺时动用贮备，胞质颗粒减少甚至消失。胞质颗粒中有一种主要成分是RNA和多偏磷酸盐的颗粒，其嗜碱性强，用特殊染色法与菌体着色不同，故称异染颗粒。异染颗粒常见于白喉棒状杆菌，可以作为细菌鉴别的依据。

（4）核质：细菌属原核细胞型微生物，无核膜和核仁，因此称为核质或拟核。核质为闭环双链DNA反复卷曲、盘绕成松散网的状结构，一般每个菌体中有1或2团，呈球形、棒形或哑铃形。核质具有细胞核的功能，控制细菌的各种遗传性状，与细菌的生长繁殖和遗传变异密切相关。

（二）细菌的特殊结构

细菌的特殊结构是指某些细菌特有的结构，如荚膜、鞭毛、菌毛和芽孢等。

1.荚膜 是某些细菌（如肺炎链球菌）细胞壁外包绕的一层黏液性物质，厚度>0.2μm，与四周边界清晰，普通光学显微镜下可见。厚度<0.2μm，光学显微镜不能直接看到的称为微荚膜，如乙型溶血性链球菌的M蛋白、伤寒沙门菌的Vi抗原及大肠埃希菌的K抗原等。荚膜的化学成分随细菌种类不同而有差异，多数细菌的荚膜为多糖，少数细菌（如炭疽芽孢杆菌）的荚膜为多肽，个别细菌的荚膜为透明质酸。荚膜对碱性染料亲和力低，用普通的染色法不易着色，显微镜下只能看到菌体周围的无色透明圈（图9-7），用特殊的染色法可将荚膜染成与菌体不同的颜色。

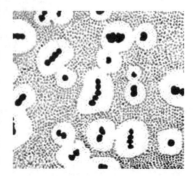

图9-7 细菌的荚膜

荚膜的功能包括：①抗吞噬作用，荚膜具有抵抗机体吞噬细胞吞噬和消化的作用，因而是病原菌的重要毒力因子；②抗干燥作用，荚膜多糖含有较多水分，当菌体处于干燥环境中,能从中取得一定的水分,以维持必需的新陈代谢延续生命;③抗有害物质的损伤作用,荚膜处于细菌细胞的最外层,有保护菌体,避免和减少溶菌酶、补体、抗菌抗体、抗菌药物等物质的损伤作用。

2.鞭毛　在菌体上附有细长并呈波状弯曲的丝状物,是细菌的运动器官(图9-8)。所有的弧菌和螺菌,约半数杆菌和个别球菌有鞭毛结构,少则1或2根,多则数百根。根据鞭毛的数目和位置,可将有鞭毛的细菌分为四大类:单毛菌、双毛菌、丛毛菌、周毛菌。用电子显微镜或经特殊染色在普通光学显微镜下可看到,根据鞭毛的类型可以帮助鉴别细菌。

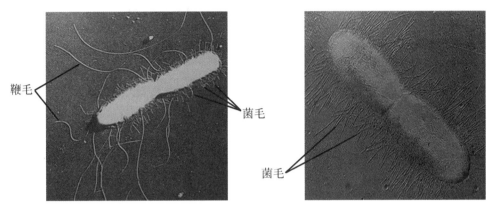

图9-8　细菌的鞭毛和菌毛

鞭毛的化学成分主要是蛋白质,也有少量的糖类和脂类,鞭毛蛋白质具有免疫原性,通常称为H抗原,对细菌的鉴定与分型有重要意义。有些细菌的鞭毛与致病性有关,如霍乱弧菌通过活泼的鞭毛运动,可以穿透覆盖在小肠黏膜表面的黏液层,使菌体黏附于肠黏膜上皮细胞,产生毒性物质导致病变发生。

3.菌毛　许多革兰阴性菌和少数革兰阳性菌菌体表面的一种比鞭毛更细、短而直的丝状物,其化学成分是蛋白质。菌毛在普通光学显微镜下看不到,必须用电子显微镜才能看到(图9-8)。细菌的菌毛分为普通菌毛和性菌毛两种。

(1)普通菌毛:遍布菌体表面,多者有数百根,细菌借此可牢固地黏附于呼吸道、消化道和泌尿道黏膜上皮表面,进而生长繁殖,故其与细菌的致病性有关,细菌失去菌毛,致病性也随之消失。

(2)性菌毛:比普通菌毛长而粗,一般只有1~4根,呈中空管状。性菌毛是由F质粒所编码,故又称F菌毛。有性菌毛的细菌称为F^+菌或雄性菌,无性菌毛的细菌称为F^-菌或雌性菌。性菌毛可以将F^+菌的某些遗传物质通过接合的方式转移给F^-菌,如细菌的耐药性、毒力等。

4.芽孢　某些细菌在一定的环境条件下,菌体内部的细胞质、核质逐渐脱水浓缩,凝集形成一个圆形或卵圆形的折光性强、通透性很低的小体,称为芽孢(图9-9)。

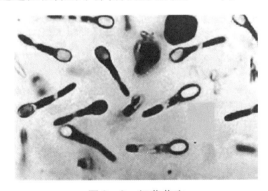

图9-9　细菌芽孢

一般认为芽孢是细菌的休眠状态,其代谢相对静止,抵抗力强。芽孢在适宜的条件下,又可发芽形成新的菌体,芽孢不是细菌的繁殖方式。与芽孢相比,未形成芽孢而具有繁殖能力的菌体可称为繁殖体。芽孢折光性强、壁厚、不易着色,染色时需经特殊处理。芽孢的大小、形状、位置等随菌种而异,有重要的鉴别价值。

成熟的芽孢具有多层膜结构,含水量少,能合成耐热、耐干燥的特有成分吡啶二羧酸钙,对热力、干燥、辐射、化学消毒剂等理化因素均有强大的抵抗力。在自然界能存活多年,被炭疽杆菌芽孢污染的草原,传染性可保持 20 ~ 30 年。故芽孢为某些传染病的重要传染源。

细菌芽孢并不直接引起疾病,仅当其成为繁殖体后,迅速生长繁殖,才能产生毒素而致病。例如外伤深部创口被含有破伤风梭菌芽孢的泥土污染,进入伤口的芽孢在适宜条件下即可发芽形成繁殖体并产毒致病。用一般消毒灭菌方法不易将芽孢杀死,最可靠的方法是高压蒸汽灭菌。因此,在消毒灭菌过程中,应以杀死芽孢作为判断灭菌效果的指标。

知识链接

第一台显微镜的发明

16 世纪前,人类对微生物在自然界存在的现象已有所认识,并应用于工农业生产和疾病的防治中。但受当时生产力发展水平的限制,人类无法对其进行观察和研究。1590 年,第一台显微镜诞生,1674 年,荷兰人列文虎克对其加以改进,使其放大倍数提高到 266 倍。他先后从水、动物血液中观察到细胞生物和血细胞,成为第一个看到细菌和细胞的人。

第二节 细菌的生理

一、细菌的理化特性

(一)细菌的化学组成

细菌和其他生物细胞的化学组成相似,由水、无机盐、蛋白质、糖类、脂类、核酸等组成。其中水是细菌细胞的重要成分,占菌体重量的 80%,固体成分仅占 15% ~ 20%。蛋白质以核蛋白、糖蛋白和脂蛋白为主,占固体成分的 50% ~ 80%。核酸包括 RNA 和 DNA,RNA 主要存在于细胞质中,DNA 存在于染色体和质粒中。此外细菌还含有一些特有的化学物质,如肽聚糖、胞壁酸、磷壁酸、D 型氨基酸、二氨基庚二酸(DAP)、吡啶二羧酸(DPA)、脂多糖(LPS)等。

(二)细菌的物理性状

1. 光学性质 细菌为半透明体,当光线照射到菌体上,一部分被吸收,一部分被折射,故细菌悬液呈混浊状态。菌液越混浊,说明菌数越多。

2. 半透性 细菌的细胞壁和细胞膜均为半透膜,可允许水和小分子物质通过,有利于选择性吸收营养物质和排泄代谢产物。

3. 表面积 细菌体积微小,其单位体积的表面积比其他生物大,有利于菌体同外界进行物质交换,故细菌的代谢旺盛,生长繁殖迅速。

4. 带电现象 革兰阳性菌的等电点为 pH2 ~ 3,革兰阴性菌的等电点为 pH4 ~ 5,在中性或弱碱性环境中,细菌均带负电荷,革兰阳性菌带负电荷较革兰阴性菌更多。细菌的带电现象与细菌的染色反应、凝集反应、抑菌和杀菌作用有密切关系。

5.渗透压 细菌体内含有高浓度的营养物质和无机盐,因而具有较高的渗透压。如革兰阳性菌的渗透压高达 20~25 个标准大气压,革兰阴性菌的渗透压为 5~6 个标准大气压。细菌所处的环境相对低渗,但是细菌具有坚韧的细胞壁,所以不至于膨胀破裂。

二、细菌的生长与繁殖

(一)细菌生长繁殖的条件

细菌的生长繁殖与其所处的环境条件密切相关。当环境条件适宜时,细菌的代谢旺盛,繁殖速度快,否则,细菌的生命活动将受到抑制甚至死亡。细菌的生长繁殖必须具备以下四个条件。

1.营养物质 充足的营养物质能为细菌的新陈代谢和生长繁殖提供原料与能量。对细菌进行人工培养时,必需供给其生长所必需的各种成分,主要包括水、碳源、氮源、无机盐、生长因子等。

(1)水:细菌所需营养物质必须先溶于水,营养物质的吸收与代谢也需要有水才能进行。

(2)碳源:指含有碳元素的营养物质。各种含碳的无机物或有机物都能被细菌吸收和利用,如二氧化碳、碳酸盐、糖类、脂肪等,是合成菌体的必需原料,也是细菌代谢的主要能量来源。病原菌主要从糖类中获得碳元素。

(3)氮源:指含有氮元素的营养物质。用于合成菌体的蛋白质、酶、核酸等。病原菌主要从氨基酸、蛋白质等有机氮化物中获得氮元素。少数细菌(如克雷伯菌)可利用硝酸盐甚至氮气,但利用率较低。

(4)无机盐:细菌需要钾、钠、钙、镁、铁、锌、硫、磷等无机盐,其主要功能包括以下几项。①构成有机化合物,成为菌体的成分;②作为酶的组成部分,维持酶的活性;③参与能量的储存和转运;④调节菌体内外的渗透压;⑤某些元素与细菌的生长繁殖和致病作用密切相关,例如白喉棒状杆菌在含适量铁的培养基中毒素产量最高。

(5)生长因子:是某些细菌生长过程需要而又不能自身合成的有机化合物。主要包括维生素、某些氨基酸、脂类、嘌呤和嘧啶等。此外,某些细菌还需要特殊的生长因子,例如流感嗜血杆菌的呼吸作用需要 V、X 两种因子。

2.酸碱度 大多数病原菌的最适 pH 值为 7.2~7.6。人体的血液、组织液 pH 值为 7.4,所以特别适合细菌生存。个别细菌(如霍乱弧菌)在 pH 值为 8.4~9.2 的碱性条件下生长良好,结核分枝杆菌在 pH 值为 6.5~6.8 的酸性条件下生长良好。

3.温度 各类细菌对温度的要求不同,可分为嗜冷菌、嗜温菌和嗜热菌三种。大多数病原菌是嗜温菌,其最适生长温度与人体正常体温一致,即 37℃。

4.气体 细菌的生长繁殖所需要的气体主要是氧气和二氧化碳。一般细菌在代谢过程中产生的二氧化碳即能满足自身需要。根据细菌代谢时对分子氧的需要与否,可以将细菌分为以下四类。

(1)专性需氧菌(obligate aerobe):此类细菌具有完善的呼吸酶系统,需要分子氧作为受氢体,必须在有氧环境下才能生长,如结核分枝杆菌、霍乱弧菌。

(2)微需氧菌(microaerophile):此类细菌在低氧压(5%~6%)环境下生长最好,若氧浓度大于10%,则对其有抑制作用,如空肠弯曲菌、幽门螺杆菌。

(3)兼性厌氧菌(facultative anaerobe):此类细菌兼有需氧呼吸和无氧发酵两种功能,不论在有氧或无氧环境中都能生长,但以有氧时生长较好。大多数病原菌属此类,如葡萄球菌、伤寒沙门菌。

(4)专性厌氧菌(obligate anaerobe):此类细菌缺乏完善的呼吸酶系统,利用氧以外的其他物质作为受氢体,只能在无氧环境中进行发酵,如破伤风梭菌。有游离氧存在时,不但不能利用分子氧,反而会受其毒害,甚至死亡。

(二)繁殖方式与速度

1.细菌个体的生长繁殖 细菌一般以二分裂方式进行无性繁殖。在适宜条件下,大多数细菌繁殖速度很快,约20分钟繁殖一代。个别细菌繁殖速度较慢,如结核分枝杆菌需18~20小时才能繁殖一代。

2.细菌群体的生长繁殖规律 细菌生长繁殖速度很快,一般细菌约20分钟分裂一次。若按此速度计算,一个细菌经7小时可繁殖约200万个,10小时后可达到10亿个以上,但事实上,在生长繁殖过程中,由于营养物质的逐渐消耗,有害代谢产物的逐渐积累,细菌不可能始终保持高速度的无限繁殖。经过一段时间后,细菌繁殖速度逐渐减慢,死亡菌数增多,活菌增长率随之下降并趋于停滞。

若将一定数量的细菌接种于适宜的液体培养基中,连续定时取样检查活菌数,可发现其生长过程具有一定的规律性。以培养时间为横坐标,培养物中细菌数的对数为纵坐标,可绘制出一条细菌群体的生长曲线(图9-10)。根据生长曲线,将细菌群体的生长繁殖分为4个时期。

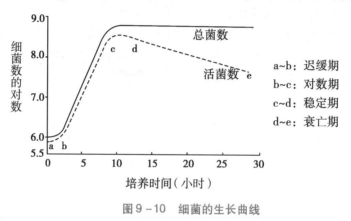

图9-10 细菌的生长曲线

(1)迟缓期:细菌进入新环境后的短暂适应阶段,此期菌体增大,代谢活跃,为细菌分裂繁殖准备充足的酶、能量等,但分裂迟缓,繁殖极少。此期为最初培养的1~4小时。

(2)对数期:又称指数期,此期细菌生长繁殖迅速,细菌数以几何级数快速增长,生长曲线图上细菌数的对数呈直线上升。这个时期的细菌形态、染色性及生理活性等都较典型,对外界环境因素的作用敏感。因此,研究细菌的性状、进行药物敏感试验等最好选用此期的细菌,抗生素对该期的细菌抗菌效果最佳。此期一般为8~18小时。

(3)稳定期:对数期后,稳定期细菌的生长总数趋于稳定,这是因为培养基中的营养物质消耗和有害代谢产物积累,使细菌的繁殖速度减慢,死亡菌数上升,细菌繁殖数和死亡数趋于平衡。此期细菌的形态、染色、生理活动可发生改变,并产生相应的代谢产物,如外毒素、抗生素、芽孢等。

(4)衰亡期:稳定期后,细菌的繁殖速度从减慢至停止,死菌数超过活菌数。该期细菌形态显著改变,菌体变形、肿胀,出现衰退型或菌体自溶,难以辨认。因此,对陈旧培养的细菌难以进行鉴定。

三、细菌的人工培养

细菌的人工培养是根据细菌生长繁殖的条件和规律,用人工方法提供细菌所需的各种条件来进行培养。这对研究各种细菌的生物学特性、制备生物制品及传染性疾病的诊断与治疗具有重要意义。

(一)培养基

培养基是人工配制的适合细菌生长繁殖的营养基质。培养基的pH值一般为7.2~7.6,经灭菌后才能使用。各种细菌所需要的营养不同,所以需要配制不同种类的培养基。根据培养基的成分、物理状态和用途不同可以分为以下几类。

1.按照培养基的成分分类

(1)合成培养基:合成培养基的各种成分是已知的化学物质。这种培养基的化学成分清楚、精确,重复性好,但价格较贵,微生物在这种培养基中生长较慢,如察氏培养基。

（2）天然培养基：是由天然物质组成，如马铃薯和牛肉汤等。这类培养基的化学成分及其含量不是恒定的，但配制方便，营养丰富。

（3）半合成培养基：是在天然有机物中适当加入已知成分的无机盐类，或者在合成培养基中添加某些天然成分，如培养真菌用的马铃薯葡萄糖琼脂培养基。

2. 按照培养基的物理状态分类

（1）液体培养基：不添加任何凝固剂，将营养物质按照一定比例配方制备而成。液体培养基的成分均匀，微生物能充分与培养基中营养物质接触。可用于增菌培养和细菌鉴定。

（2）半固体培养基：在配制好的液体培养基中加入 0.2%～0.5% 琼脂而使培养基呈半固体状态。可用于观察细菌的动力、鉴定和保存菌种。

（3）固体培养基：在配制好的液体培养基中加入 2%～5% 琼脂而使培养基成为固体状态。常用于微生物分离、鉴定、计数和菌种保存等。

3. 按照培养基用途分类

（1）基础培养基：含有多数细菌生长繁殖所需要的基本营养成分。常用的有肉汤培养基和普通琼脂培养基。其成分包括牛肉膏或牛肉汤、蛋白胨、氯化钠、磷酸盐和水等。可用于大多数细菌的培养。

（2）营养培养基：在基础培养基中加入葡萄糖、血液、血清、酵母浸膏等营养物质，可供营养要求较高的细菌生长，常用的是血琼脂培养基，或称血琼脂平板。

（3）选择培养基：在培养基中加入某些化学物质，使之能抑制某些细菌的生长，但有利于另一些细菌的生长，有选择性地将目的菌分离出来。如 SS 琼脂培养基，该培养基含有胆盐、煌绿、枸橼酸盐，可抑制革兰阳性菌和大肠埃希菌的生长，而对沙门菌和志贺菌的生长没有影响，常用于肠道致病菌的分离和培养。

（4）鉴别培养基：根据各种细菌对糖和蛋白质的分解能力及其代谢产物的不同，在培养基中加入特定的作用底物和指示剂，以达到鉴别细菌的目的。常用的有各种单糖发酵管，伊红、亚甲蓝琼脂和双糖铁培养基等。

（5）厌氧培养基：是专供厌氧菌的分离、培养和鉴别用的培养基。培养基内部为无氧环境，氧化还原电势低，营养丰富。常用的有庖肉培养基、硫乙醇酸盐肉汤培养基等。

（二）细菌在培养基中的生长现象

1. 细菌在液体培养基中的生长情况 细菌在液体培养基中可呈现以下三种生长状态。

（1）浑浊生长：大多数细菌在液体培养基中生长繁殖后呈现均匀混浊状态，如葡萄球菌。

（2）沉淀生长：少数链状细菌或厌氧菌在液体培养基底部形成沉淀，如链球菌。

（3）菌膜生长：专性需氧菌对氧气浓度要求较高，多在液体表面生长，常形成菌膜，如结核分枝杆菌。

在临床工作中，使用注射液前必须进行检查，若发现上述任何一种现象，表明药物可能被细菌污染，严禁使用。

2. 细菌在半固体培养基中的生长情况 细菌在半固体培养基上有两种生长状态。

（1）扩散生长：半固体培养基黏度低，有鞭毛的细菌在其中仍可自由游动，沿穿刺线呈羽毛状或云雾状浑浊生长。

（2）沿穿刺线生长：无鞭毛细菌只能沿穿刺线呈明显的线状生长，周围培养基透明澄清。

半固体培养基常用于观察细菌的动力。

3. 细菌在固体培养基中的生长情况 将标本或培养物划线接种在固体培养基的表面，因划线的分散作用，使许多原来混杂的细菌在固体培养基表面散开，称为分离培养。经过分离培养 18～24 小时后，单个细菌繁殖成肉眼可见的细菌集团，称为菌落（colony）。不同细菌在固体培养基上形成的菌落在大小、形状、颜色、气味、透明度、表面光滑或粗糙、湿润或干燥、边缘整齐与否,以及在血琼脂平板上的溶血情况等均有不同表现,根据菌落的特征,可以初步鉴定细菌。多个菌落融合成片,称为菌苔(lawn)。挑取一个菌落移种到另一个培养基中,生长出来的细菌为纯种,称为纯培养。该方法常用于细菌的鉴定。

(三)人工培养细菌的意义

1. 细菌的鉴定与研究 对细菌进行鉴定,研究细菌的形态生理、抗原结构、免疫性、致病性、耐药性等,都需要人工培养细菌才能实现。人工培养细菌还是人类发现新病原菌的先决条件之一。

2. 感染性疾病的诊断与治疗 细菌感染引起的疾病,常需从患者体内分离出病原菌才可以确诊。对患者标本进行细菌的分离培养与鉴定,是诊断细菌感染性疾病最可靠的依据。同时对分离出的病原菌做药物敏感试验,能帮助临床选择有效的抗生素。

3. 生物制品的制备 通过人工分离培养所得的纯种细菌及其代谢产物,可以制成疫苗、类毒素、诊断用标准菌液、抗血清等生物制品,用于传染性疾病的诊断、预防和治疗。

4. 细菌毒力分析和细菌学指标的检测 人工培养细菌后,再用免疫学和其他方法检测细菌的毒力因子,并配合动物实验来进行细菌侵袭力和毒力的分析;也可以通过定量培养计数等方法,对饮水、食品等进行微生物学卫生指标的检测。

5. 在其他方面的应用

(1)在工业及农业生产中的应用:细菌经培养和发酵,可获得抗生素、维生素、氨基酸、有机溶剂等多种产品,还可以用于石油脱蜡、污水处理、制造菌肥等。

(2)在基因工程中的应用:由于细菌具有繁殖快、容易培养等特点,故在基因工程中,常用细菌作为受体细胞,将带有外源性基因的重组 DNA 导入到细菌体内,使其在受体菌体内得以表达。应用生物工程技术成功造造的产品有干扰素、胰岛素、乙肝疫苗等。

四、细菌的代谢产物

细菌的新陈代谢包括分解代谢和合成代谢,分解代谢是将复杂的营养物质或胞内物降解为简单的化合物,为合成菌体成分提供原料,同时释放能量以供细菌代谢之用;合成代谢是将简单的小分子合成为复杂的大分子,组成菌体成分和酶,保证细菌的生长繁殖,同时消耗能量。细菌的代谢产物包括合成代谢产物和分解代谢产物,其中有一些在医学上有重要意义。

(一)分解代谢产物及生化反应

不同的细菌所具有的酶不完全相同,对营养物质的分解能力也不一样,因而其代谢产物也不相同,据此特点,利用生物化学方法来鉴别细菌的试验,称为细菌的生化反应试验。常见的有以下几种。

1. 糖发酵试验 不同细菌分解糖类的能力和分解产物均不同,借此可鉴别细菌。例如大肠埃希菌能分解葡萄糖和乳糖,既产酸又产气;而伤寒沙门菌可分解葡萄糖,只产酸不产气,不能分解乳糖。

2. V - P 试验(Voges - Proskauertest) 大肠埃希菌和产气肠杆菌均能分解葡萄糖,产酸产气,两者很难区别。但产气肠杆菌在发酵葡萄糖产生丙酮酸后,使丙酮酸脱羧生成乙酰甲基甲醇,该物质在碱性溶液中被空气中的 O_2 氧化成双乙酰,双乙酰在 α - 萘酚和肌酸的催化下,生成红色化合物,为 V - P 试验阳性。大肠埃希菌不能生成乙酰甲基甲醇,故 V - P 试验阴性。

3. 甲基红试验 产气杆菌分解葡萄糖产生丙酮酸,经脱羧后生成中性的乙酰甲基甲醇,故培养液 pH 值 > 5.4,甲基红指示剂呈橘黄色,为甲基红试验阴性。大肠埃希菌分解葡萄糖产生丙酮酸,培养液 pH 值 ≤ 4.5,甲基红指示剂呈红色,则为甲基红试验阳性。

4. 枸橼酸盐利用试验 当某些细菌(如产气杆菌)利用铵盐作为唯一碳源,并可在枸橼酸盐作为唯一碳源的培养基上生长,分解枸橼酸盐生成碳酸盐,并分解铵盐生成氨,使培养基由酸性变为碱性,培养基中的指示剂溴百里酚蓝(BTB)由淡绿色转变为深蓝色,为枸橼酸盐试验阳性。大肠埃希菌不能利用枸橼酸盐为唯一碳源,故在该培养基上不能生长,为枸橼酸盐试验阴性。

5.吲哚试验 有些细菌(如大肠埃希菌、霍乱弧菌等)能分解培养基中的色氨酸生成无色的吲哚(靛基质),经与试剂中的对二甲基氨基苯甲醛作用,生成玫瑰吲哚而呈红色,为吲哚试验阳性。

6.硫化氢试验 有些细菌(如肖氏沙门菌、变形杆菌等)能分解培养基中的含硫氨基酸(如胱氨酸、甲硫氨酸)生成硫化氢,硫化氢遇培养基中的铅或铁离子生成黑色的硫化铅或硫化亚铁沉淀物,为硫化氢试验阳性。

(二)合成代谢产物及实际意义

细菌在合成代谢中除合成菌体自身成分外,还可以合成一些具有重要意义的特殊产物,有的与细菌的致病性有关,有的可用于鉴别细菌或防治疾病。

1.热原质 或称致热原。其成分为革兰阴性菌细胞壁中的脂多糖。热原质耐高温,高压蒸汽灭菌法不能破坏其结构,250℃高温干烤才能破坏热原质。热原质可通过一般细菌滤器且没有挥发性,所以除去热原质最好的方法是蒸馏。药液、水等被细菌污染后,即使高压灭菌或过滤除菌仍有热原质存在,注入机体后会引起严重的发热反应。因此,应该使用无热原质的水制备生物制品和注射液,注射过程中也应严格无菌操作,防止细菌污染,从而预防输液反应的发生。

2.毒素和侵袭性酶 毒素是病原菌在代谢过程中合成的对人和动物有毒害作用的物质,包括外毒素和内毒素。外毒素是革兰阳性菌及少数革兰阴性菌合成并释放到菌体外的一种蛋白质,毒性极强。内毒素是革兰阴性菌细胞壁中的脂多糖,菌体死亡或裂解后才能释放出来。侵袭性酶能损伤机体组织,促使细菌的侵袭和扩散,如金黄色葡萄球菌产生的血浆凝固酶、乙型溶血性链球菌产生的透明质酸酶等。毒素与侵袭性酶是细菌重要的致病物质。

3.抗生素 是某些微生物产生的一类能抑制或杀死其他微生物和肿瘤细胞的物质。抗生素多由放线菌和真菌产生,如青霉素、链霉素等;少数细菌可以产生抗生素,如多黏菌素、杆菌肽等。临床上,抗生素已广泛用于感染性疾病和肿瘤的治疗。

4.细菌素 是某些细菌菌株产生的一类具有抗菌作用的蛋白质,但其抗菌作用范围比抗生素狭窄,仅对与产生菌有亲缘关系的细菌有杀伤作用。细菌素的合成受菌体内质粒控制,如大肠埃希菌的细菌素产生受 Col 质粒控制,称大肠菌素。由于细菌素有菌种和菌型特异性,可用于某些细菌分型和流行病学调查。

5.色素 某些细菌在一定条件下能产生有色物质,有助于鉴别细菌。细菌色素有水溶性色素和脂溶性色素两类:水溶性色素能扩散到培养基或周围组织,如铜绿假单胞菌产生的蓝绿色色素可使培养基、伤口脓汁呈绿色;脂溶性色素不溶于水,仅使菌落着色,培养基颜色不变,如金黄色葡萄球菌产生的金黄色色素可使菌落和菌苔显色,而培养基不显色。

6.维生素 某些细菌能合成某些维生素,除供自身需要外,还能分泌到周围环境中。如人体肠道内的大肠埃希菌能合成 B 族维生素和维生素 K,可被人体吸收利用。

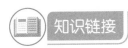

采集细菌标本的注意事项

正确采集、运送、处理细菌培养标本是临床检验成功的关键,因此,微生物学检验的标准化应从标本采集、运送和处理的规范化开始。采集标本应避免自身菌群的污染,盛装标本的容器要无漏、无菌、无潜在安全性问题。采集时要选择正确的部位、适当的技术及设备。标本采集后应立即送检(最好不超过 2 小时)。

第三节 细菌的遗传与变异

一、细菌的变异现象

(一)形态与结构的变异

细菌在生长繁殖过程中受到不利因素的影响,常使细菌失去典型特征,发生形态结构的改变。如有荚膜的肺炎链球菌在普通培养基上培养或传代,荚膜可变薄甚至消失,其毒力也减弱;能形成芽孢的炭疽芽孢杆菌在42℃培养10~20天后,失去形成芽孢的能力;有鞭毛的变形杆菌在0.1%苯酚培养基上生长,可失去鞭毛。通常把这种鞭毛从有到无的变异,称为H-O变异。某些细菌在青霉素、溶菌酶等的作用下,可形成细胞壁缺陷型细菌(细菌L型变异),其形态呈多形性;除去诱发因素,有些L型细菌可回复为原菌。

(二)菌落变异

细菌菌落分为光滑(S)型、黏液(M)型和粗糙(R)型三类。大多数细菌的毒力菌株为S型菌落。细菌菌落由光滑型变为粗糙型,称为S-R变异。细菌菌落发生S-R变异时,其毒力、抗原性和生化反应等特性也会发生变化。

(三)毒力变异

细菌毒力的变异表现为毒力的减弱或增强。如卡-介(Calmette-Guerin)二氏将有毒力的牛型结核分枝杆菌置于含胆汁、马铃薯和甘油的培养基中不断传代,获得毒力减弱而保留其抗原性的变异株,即用于预防结核病的卡介苗。

(四)耐药性变异

细菌对某种抗菌药物由敏感变成耐药的变异称为耐药性变异,具有耐药性的细菌称为耐药菌株,耐药菌株对特定抗菌药物不敏感,使药物不能达到预期的杀菌或抑菌效果。自抗生素等抗菌药物广泛应用以来,细菌耐药性日趋严重,如金黄色葡萄球菌耐青霉素菌株已达90%以上。有些细菌还对多种抗菌药物耐药,称多重耐药性。甚至还有细菌变异后产生了对药物的依赖性,如痢疾志贺菌链霉素依赖株,离开链霉素则不能生长。从医院感染患者体内分离的细菌,大多数具有耐药性,部分还具有多重耐药性。

二、细菌遗传和变异的物质基础

细菌遗传变异的物质基础包括细菌染色体和质粒DNA、转位因子、噬菌体等。

(一)细菌的染色体

细菌的基因主要位于染色体上。大多数细菌的染色体是环状双螺旋DNA,不含组蛋白,外无核膜包围,一端附着于横隔中介体或细胞膜上,大小在580~5220kb。细菌染色体决定细菌的基因型,控制细菌的主要遗传特征。复制过程中亲代碱基配对若发生变化,则导致子代发生变异,出现新的性状。

(二)质粒

质粒是细菌染色体外的遗传物质,是存在于细胞质中的环状闭合双链DNA。质粒不是细菌生命活动所必需的遗传物质,可以自行丢失或经人工处理而消除。质粒具有自行复制的能力,并随细菌分裂传入子代细菌。质粒赋予细菌某些重要的生物学特性,如致育性、耐药性、致病性等。医学上重要的质粒有:①F质粒,具有编码性菌毛和介导细菌间接合传递的能力;②R质粒,由耐药传递因子和耐药决定因子两部分组成,使细菌产生耐药性;③Col质粒,编码大肠埃希菌的细菌素;④Vi质粒,编码肠道细菌相关的毒力因子。质粒可通过接合、转化或转导等方式从一个细菌转移至另一个细菌,携带的性状也随之转移,因此,它也是基因工程中最常用的载体。

(三)转位因子

转位因子是存在于细菌染色体或质粒 DNA 分子上的一段能转移自身位置的特异性核苷酸序列片段。由于能在 DNA 分子中移动,不断改变它们在基因组中的位置,也称移动基因。转位因子通过位置的移动,或改变基因组的核苷酸序列,或影响插入点附近的基因表达,或转移自身携带的基因序列(如耐药基因)从而引起细菌的变异。原核生物的转位因子主要有插入序列和转座子等。

(四)噬菌体基因组

噬菌体(bacteriophage)是感染细菌、真菌、放线菌或螺旋体等微生物的病毒。它们具有病毒的基本特征,个体微小,只含一种核酸 DNA 或 RNA,需在活的易感宿主细胞内增殖。噬菌体有三种形态,大多数呈蝌蚪形,少数为微球形和丝形。蝌蚪形噬菌体由头部和尾部组成。头部为立体对称 20 面体,内含核酸,外包绕一层蛋白质衣壳。尾部呈管状,由尾髓、尾鞘、尾板组成。尾板附有尾刺和尾丝,能识别宿主菌表面的噬菌体受体(图 9-11)。

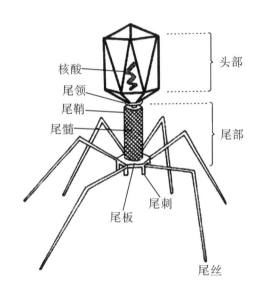

图 9-11 噬菌体结构模式图

1. 毒性噬菌体 某些噬菌体侵入菌细胞后,能在敏感细菌中增殖,产生大量子代病毒,并引起宿主菌菌体裂解,称为毒性噬菌体。

2. 温和噬菌体 有些噬菌体感染细菌后,将其基因组与细菌的基因组整合,随细菌核酸复制而复制,并随细菌分裂传代至子代细菌中,这种状态称为溶原状态,这种噬菌体称为溶原性噬菌体或温和噬菌体。整合在细菌 DNA 上的噬菌体基因称为前噬菌体。带有前噬菌体的细菌称为溶原性细菌。在一定条件下,整合的前噬菌体可脱离宿主菌的染色体而进入溶菌周期,导致细菌裂解。有些前噬菌体可使溶原性细菌的表型发生改变,称为溶原性转换。有些噬菌体能携带细菌的 DNA 片段并一起转移至另一细菌,发挥转座功能。

三、细菌变异的发生机制

细菌的遗传性变异是由于基因结构发生改变所致,主要通过基因突变、基因转移与重组两种方式实现。

（一）基因突变

突变（mutation）是指细菌的遗传物质的结构发生突然而稳定的变化,导致细菌的某些性状发生遗传性变异。突变分为以下几类。

按突变的范围大小可分为:①小突变或点突变;②大突变或染色体畸变。

按突变的原因可分为:①自发突变,也称自然突变,其发生率较低,突变率一般在 $10^{-9} \sim 10^{-6}$;②诱发突变,是用人工的方法,如高温、X 射线、γ 射线、紫外线等物理因素,或金属离子、化学、试剂、药物等化学因素诱发的突变,诱发突变的发生概率比自发突变高 10 ~ 1000 倍。

（二）基因的转移与重组

遗传物质由供体菌转入某受体菌的过程称为基因转移。转移的基因与受体菌基因组整合在一起,使受体菌获得新的性状,称为基因重组。根据 DNA 片段的来源及交换方式不同,基因转移和重组的方式主要有接合、转化、转导和溶原性转换四种。

1. 接合　通过性菌毛相互接触,将遗传物质（主要是质粒）从供体菌转移给受体菌的方式,称为接合（conjugation）。能通过接合的方式转移的质粒称为接合性质粒,主要包括 F 质粒、R 质粒、Col 质粒、毒力质粒等。

（1）F 质粒的接合:带有 F 质粒的细菌称为雄性菌（F^+ 菌）,无 F 质粒的细菌称为雌性菌（F^- 菌）。F^+ 菌借性菌毛与 F^- 菌接合并形成通道,F 质粒的双股 DNA 链解链,单股 DNA 链通过性菌毛转移至 F^- 菌,供体菌和受体菌合成互补 DNA 链,分别形成新的 F 质粒,原来的 F^- 菌成为 F^+ 菌。

（2）R 质粒的接合:耐药质粒根据能否通过接合而转移,分为接合性耐药质粒和非接合性耐药粒两类,接合性耐药质粒又称 R 质粒。R 质粒由耐药传递因子和耐药决定因子两部分组成。耐药传递因子的功能与 F 质粒相似,编码性菌毛;耐药决定因子可携带多个耐药基因,赋予细菌多重耐药性,并通过性菌毛接合的方式在细菌间传递。而非接合性耐药质粒可通过转导、转化等方式传递。

2. 转化（transformation）　是受体菌直接摄取供体菌的游离 DNA 片段,并获得新的遗传性状的过程。转化的 DNA 可以是细菌溶解后释放的,也可以是用人工方法提取而获得的。

3. 转导（transduction）　是由噬菌体介导,将供体菌 DNA 片段转移到受体菌中,使受体菌获得新的遗传性状的过程。根据转移基因片段的范围可分为普遍性转导和局限性转导。普遍性转导由毒性噬菌体和温和噬菌体介导,可将供体菌任何 DNA 片段转移至受体菌。局限性转导是则通过温和噬菌体将供体菌特定的基因转移给受体菌。由于噬菌体有宿主特异性,故转导现象仅发生在同种细菌之间。

4. 溶原性转换（lysogenic conversion）　温和噬菌体感染细菌后,整合于染色体上的前噬菌体改变了宿主菌 DNA 结构,并使溶原性细菌获得噬菌体基因编码的某些遗传性状。如无毒的白喉棒状杆菌感染携带编码外毒素基因的 β 棒状噬菌体后,就获得了产生白喉毒素的能力。

四、细菌遗传变异在医学领域的实际意义

（一）在疾病诊断方面的应用

在临床细菌检验工作中,经常会遇到一些形态、结构、染色性、生化反应及抗原性发生变异,失去其典型特征的细菌,应注意识别和鉴定,减少误诊和漏诊。如使用青霉素等抗生素可使细菌发生 L 型变异,在普通培养基上不易生长,必须用高渗培养基分离培养。

（二）在疾病治疗中的应用

为了减少和避免细菌耐药性的产生及耐药菌扩散,应正确合理使用抗菌药物。一般应遵循下列原则。

（1）合理使用抗菌药物：严格根据适应证选用有效药物；在用药前应尽早分离病原菌，并做药物敏感试验，调整选用敏感药物；要足剂量、全疗程使用敏感药物；严格局部用药、预防用药及联合用药的适应证，避免滥用。

（2）严格执行消毒、隔离制度：对耐药菌感染的患者应予以隔离，防止交叉感染。

（3）加强药政管理：建立细菌耐药监测网，及时为临床提供信息；应避免将抗菌药物作为动物生长促进剂，以减少耐药菌株的产生。

（4）研发新的抗菌药物。

（三）在疾病预防中的应用

接种疫苗是提高机体特异性免疫和预防传染性疾病的有效措施。用人工方法促进细菌变异，使其毒力减低而仍保持抗原性，用以制成减毒活菌苗。该方法已成功应用于某些传染病的预防，如卡介苗、炭疽及鼠疫疫苗等。

（四）在基因工程中的应用

根据细菌遗传变异原理，通过 DNA 重组技术生产用传统方法极难获得的基因工程药物（如胰岛素、干扰素、凝血因子等）、基因工程疫苗（如乙型肝炎病毒重组疫苗）和基因诊断试剂等生物制品。

 知识链接

细菌耐药的机制

遗传学上把细菌耐药性分为固有耐药性和获得耐药性。固有耐药性指细菌对某些抗菌药物天然不敏感。其耐药基因由亲代细菌染色体基因所决定，其耐药性能代代相传，并可进行预测，如肠道杆菌对青霉素的耐药。获得耐药性指正常情况下对药物敏感的细菌群体中出现了对抗菌药物耐药的情况，即细菌发生了耐药性变异。耐药性变异的遗传机制为：①染色体突变，其中有些突变赋予细菌耐药性。②R 质粒、转座子和整合子等耐药基因在细菌间转移和传递引起的耐药。③细菌还能通过产生钝化酶、改变药物作用靶位、阻止药物渗透和主动外排等生化机制发生耐药性变异。影响获得耐药性发生率的主要因素有药物使用的剂量、细菌耐药的自发突变率和耐药基因的转移状况。

第四节　细菌的分布与消毒灭菌

一、细菌的分布

（一）细菌在自然界的分布

土壤中含有细菌生长繁殖的良好条件，因此土壤中细菌的种类和数量很多。土壤中的细菌多数为非病原菌，在自然界的物质循环中起着重要的作用。但土壤中也有一些能形成芽孢的细菌，如破伤风梭菌、炭疽芽孢杆菌等，这些细菌能通过伤口感染机体。水是细菌生存的天然环境，水中可含有沙门菌、志贺菌、霍乱弧菌等病原菌。水源的污染可引起多种消化系统传染病的流行，因此保护水源，加强对水和粪便的管理是预防和控制肠道传染病的重要环节。空气中缺乏营养物质与水分，且受日光照射，细菌不易繁殖。但由于人群和动物通过呼吸、飞沫等排出细菌，土壤中的细菌也可随尘土飞扬在空气中，所以空气中可存在不同种类的细菌。常见的病原菌主要有金黄色葡萄球菌、链球菌、结核分枝杆菌等，它们可引起伤口或呼吸道感染。此外，空气中的非病原菌常造成生物制品、培养基、药物制剂的污染。因此，对医院的手术室、病房、制剂室等场所要经常进行空气消毒，并严格按照有关制度

笔记

和无菌技术进行医疗操作,以防止疾病的传播及术后感染。

（二）细菌在正常人体的分布

正常人体体表及与外界相通的腔道存在着不同种类和数量的微生物。在正常情况下,这些微生物对人体无害,称为正常菌群(normal flora)或正常微生物群。正常菌群不仅与人体保持相对平衡的关系,而且对构成机体的微生态平衡起着重要作用,其主要生理意义包括生物拮抗作用、营养作用、免疫作用、抗衰老作用及抗肿瘤作用等。

寄居在人体一定部位的正常菌群相对稳定,但在特定条件下,正常菌群与宿主间、正常菌群的各种细菌间的生态平衡被破坏,从而使机体致病,这类在正常条件下不致病,在特殊情况下引起疾病的细菌,称为条件致病菌或机会致病菌(opportunistic pathogen)。其特定的条件主要包括:①寄居部位改变,如大肠埃希菌从原来寄居的肠道进入腹腔、血流或泌尿道等;②免疫功能低下,如大面积烧伤、患长期消耗性疾病、应用大剂量皮质激素、抗肿瘤药物或放射治疗时;③抗菌药物使用不当导致菌群失调。

菌群失调(dysbacteriosis)是指由于某种原因使正常菌群的种类、数量和比例发生较大幅度的改变,导致机体微生态失去平衡。由于严重菌群失调而使宿主发生一系列临床症状,称为菌群失调症。因菌群失调症往往是在治疗原有感染性疾病过程中发生的另一种新感染,故又称二重感染(superinfection)。引起二重感染的细菌以金黄色葡萄球菌、革兰阴性杆菌、白假丝酵母菌等多见。患二重感染的患者免疫力低,治疗难度大。对已发生二重感染的患者,应立即停用原抗菌药物,并对从患者标本中分离出的致病菌做药敏试验,选用合适的药物进行治疗。同时,亦可使用微生态制剂,使机体恢复微生态平衡。

二、细菌的消毒与灭菌

细菌为单细胞生物,与外环境关系密切。若环境适宜,细菌的生长繁殖极为迅速;若环境剧烈变化,细菌可因代谢障碍而抑制其生长,甚至死亡。因此,可以采用物理、化学或生物学方法来抑制或杀死外环境中的病原微生物。

以下术语常用来表示物理或化学方法对微生物的杀灭程度。①消毒(disinfection):用物理、化学或生物的方法清除或杀灭环境中和媒介上除芽孢以外的所有病原微生物。②灭菌(sterilization):用物理或化学方法杀灭或者消除物体上的一切微生物,包括细菌芽孢在内的全部致病微生物和非致病微生物。③无菌(asepsis):指无活菌存在。防止细菌进入人体或其他物品的操作技术,称为无菌操作技术。④防腐:是防止或抑制微生物生长繁殖的方法。

常用的消毒灭菌方法有两大类:物理消毒灭菌法和化学消毒灭菌法。

（一）物理消毒灭菌法

1.热力消毒灭菌法　主要利用热力使微生物的蛋白质凝固变性,酶失活,细胞膜和细胞壁发生改变而导致其死亡,达到消毒灭菌的目的。热力消毒灭菌法是效果可靠、使用最广泛的方法,分干热法和湿热法两类。干热法由空气导热,传热较慢;湿热法由空气和水蒸气导热,传热较快,穿透力强。相对于干热法消毒灭菌,湿热法所需的时间短、温度低。

（1）干热法:分为以下两种。

1）焚烧与烧灼:是一种简单、迅速、彻底的灭菌方法。适用于:①不需保存的物品,如病理标本、尸体、废弃衣物、纸张及医疗垃圾等,可在焚烧炉内焚烧;②微生物实验室接种环、试管口的灭菌,方法为直接在火焰上烧灼;③急用某些金属器械(锐利刀、剪禁用此法,以免锋刃变钝)、搪瓷类物品时,灭菌前将其洗净并干燥,金属器械可在火焰上烧灼20秒;搪瓷类容器可倒入少量浓度在95%以上的乙醇,慢慢转动容器后使乙醇分布均匀,点火燃烧直至熄灭,注意不可中途添加乙醇、不得将引燃物投入消毒容器中,同时要远离易燃、易爆物品,以确保安全。

2)干烤法:利用专用密闭烤箱进行灭菌。适用于耐热、不耐湿、蒸汽或气体不能穿透物品的灭菌,如油剂、粉剂和玻璃器皿等;不适用于纤维织物、塑料制品等的灭菌。干烤灭菌所需的温度和时间应根据物品种类和烤箱的类型来确定,一般为160℃ 2 小时,170℃ 1 小时,180℃ 0.5 小时。

(2)湿热法:分为以下几种。

1)高压蒸汽灭菌法:是一种最常用、最有效的灭菌方法,在临床应用广泛。主要是利用高压饱和蒸汽的高热所释放的潜热灭菌。常用于耐高压、耐高温、耐潮湿物品的灭菌,如各类器械、敷料、搪瓷、橡胶、玻璃制品及溶液等;不能用于凡士林等油类和滑石粉等粉剂的灭菌。

2)煮沸消毒法:是应用最早的消毒方法之一,也是家庭常用的消毒方法。在 1 个大气压下,水的沸点是100℃,煮沸 5 ~ 10 分钟可杀灭细菌繁殖体,煮沸 15 分钟可杀灭多数细菌的芽孢,杀灭某些热抗力极强的细菌芽孢需煮沸更长时间,如肉毒芽孢需煮沸 3 小时才能被杀灭。煮沸消毒法简单、方便、经济、实用,适用于耐湿、耐高温的物品,如金属、搪瓷、玻璃和橡胶类制品等。具体方法:将物品刷洗干净后全部浸没在水中,加热煮沸。消毒时间从水沸后算起,如中途加入物品,则在第二次水沸后重新计时。

3)巴氏消毒法:是利用大部分病原体对温度变化耐受性不高的特点,用适当温度和保温时间处理,将其杀灭以进行消毒的方法。此法由巴斯德创建,方法有两种。一是加热至 61.1 ~ 62.8℃ 30 分钟,另一种是 71.7℃ 15 ~ 30 秒,现广泛采用后一种方法。常用于牛乳、酒类等饮品的消毒。

4)其他:除高压蒸汽灭菌法和煮沸消毒法外,湿热消毒还包括低温蒸汽消毒法和流通蒸汽消毒法。低温蒸汽消毒法是用较低温度杀灭物品中的病原菌或特定微生物,可用于不耐高热的物品(如内镜、塑料制品等)的消毒。流通蒸汽消毒法是在 1 个大气压下用100℃的水蒸气进行消毒,15 ~ 30 分钟即可杀灭细菌繁殖体,常用于餐具、便器的消毒。

2.辐射消毒法 主要是利用紫外线或臭氧的杀菌作用,使菌体蛋白质光解、变性而致细菌死亡。

(1)日光曝晒法:利用日光的热、干燥和紫外线作用达到消毒效果。常用于床垫、被服、书籍等物品的消毒。方法为将物品放在直射阳光下曝晒 6 小时,并定时翻动,使物品各面均能受到日光照射。

(2)紫外线消毒法:波长 240 ~ 300nm 的紫外线具有杀菌作用(包括日光中的紫外线),其中以波长 265 ~ 266nm 的紫外线杀菌功能最强。紫外线主要作用于 DNA,使一条 DNA 链上两个相邻的胸腺嘧啶以共价键结合,形成二聚体,干扰 DNA 的复制与转录,导致细菌的变异和死亡。紫外线穿透能力较弱,可被普通玻璃、纸张、尘埃、水蒸气等阻挡,故一般用于手术室、传染病房、无菌实验室的空气消毒,或用于不耐热物品的表面消毒。

紫外线对人的眼睛和皮肤有刺激作用,直接照射 30 秒就可引起眼炎或皮炎,照射过程中产生的臭氧对人体亦不利,故照射时人应离开房间,必要时戴防护镜、穿防护衣,照射完毕后应开窗通风。

(3)臭氧消毒法:臭氧在常温下为强氧化性气体,是一种广谱杀菌剂,可杀灭细菌繁殖体、病毒、芽孢、真菌,并可破坏肉毒杆菌毒素。臭氧消毒法主要用于空气、医院污水、诊疗用水及物品表面的消毒。注意:臭氧对人有毒,并且具有强氧化性,可损坏多种物品。

3.电离辐射灭菌法 利用放射性同位素^{60}Co 发射高能 γ 射线或电子加速器产生的 β 射线进行辐射灭菌,电离辐射作用可分为直接作用和间接作用。直接作用指射线的能量直接破坏微生物的核酸、蛋白质和酶等;间接作用指射线的能量先作用于水分子,使其电离,电离后产生的自由基再作用于核酸、蛋白质、酶等物质。电离辐射灭菌法适用于不耐热的物品,如一次性医用塑料制品、食品、药品和生物制品等在常温下的灭菌,故又称"冷灭菌"。

4.微波消毒法 微波是频率在 300MHz ~ 300GHz、波长在 0.001 ~ 1m 的电磁波,消毒中常用的是915MHz ± 25MHz 与 2450MHz ± 50MHz 的微波。在电磁波的高频交流电场中,物品中的极性分子发生极化进行高速运动,并频繁改变方向,互相摩擦,使温度迅速上升,达到消毒作用。微波可以杀灭各种微生物,包括细菌繁殖体、病毒、真菌、细菌芽孢、真菌孢子等。常用于食物、餐具、医疗药品及耐热非金属器械的消毒。

5. 滤过除菌法　指用物理阻留的方法(如冲洗、刷、擦、扫、抹、铲除或过滤等)除掉物品表面、水、空气及人畜体表的有害微生物,达到无菌的目的。凡在送风系统上装有高效或亚高效过滤系统的房间,统称为生物洁净室。生物洁净室可作为无菌临床室和无菌手术室。

(二)化学消毒灭菌法

凡不适用于物理消毒灭菌的物品,都可以选用化学消毒灭菌法。化学消毒灭菌法能使微生物蛋白质凝固变性、酶失活或抑制微生物的代谢、生长和繁殖。能杀灭传播媒介上的微生物使其达到消毒或灭菌要求的化学制剂称为化学消毒剂。

1. 化学消毒剂的特点　杀菌谱广,有效浓度低,性质稳定;作用速度快,作用时间长,易溶于水;可在低温下使用;不易受有机物、酸、碱及其他物理、化学因素的影响;无刺激性和腐蚀性;不引起过敏反应;无色、无味、无臭、毒性低且使用后易于去除残留药物;不易燃烧和爆炸;用法简便,价格低廉,便于运输等。

2. 化学消毒剂的种类　各种化学消毒剂按其消毒效力可分为以下四类。

(1)灭菌剂:指可杀灭一切微生物,包括细菌芽孢,使物品达到灭菌要求的制剂。如戊二醛、环氧乙烷等。

(2)高效消毒剂:指可杀灭一切细菌繁殖体(包括分枝杆菌)、病毒、真菌及其孢子,并对细菌芽孢有显著杀灭作用的制剂。如过氧乙酸、过氧化氢、部分含氯消毒剂等。

(3)中效消毒剂:指仅可杀灭分枝杆菌、细菌繁殖体、真菌、病毒等微生物,达到消毒要求的制剂。如醇类、碘类、部分含氯消毒剂等。

(4)低效消毒剂:指仅可杀灭细菌繁殖体和亲脂病毒,达到消毒要求的制剂。如酚类、胍类、季铵盐类消毒剂等。

3. 化学消毒剂的使用原则

(1)合理使用,能采用物理方法消毒灭菌的,尽量不使用化学消毒灭菌法。

(2)根据物品的性能和各种微生物的特性选择合适的消毒剂。

(3)严格掌握消毒剂的有效浓度、消毒时间及使用方法。

(4)消毒剂应定期更换,易挥发的要加盖,定期检测,调整浓度。

(5)待消毒的物品必须先洗净、擦干。

(6)消毒剂中不能放置纱布、棉花等物,以防降低消毒效力。

(7)消毒后的物品在使用前须用无菌生理盐水冲净,以避免消毒剂刺激人体组织。

(8)熟悉消毒剂的毒副作用,做好工作人员的防护。

4. 化学消毒剂的使用方法

(1)浸泡法:是将被消毒的物品洗净、擦干后浸没在规定浓度的消毒液内一定时间的消毒方法。注意浸泡前要打开物品的轴节或套盖,管腔内要灌满消毒液。浸泡法适用于大多数物品和器械的消毒。

(2)擦拭法:是蘸取规定浓度的化学消毒剂擦拭被污染物品的表面或皮肤、黏膜的消毒方法。一般选用易溶于水、穿透力强、无显著刺激性的消毒剂。

(3)喷雾法:是在规定时间内用喷雾器将一定浓度的化学消毒剂均匀地喷洒于空间或物品表面进行消毒的方法。常用于地面、墙壁、空气、物品表面的消毒。

(4)熏蒸法:是在密闭空间内将一定浓度的消毒剂加热或加入氧化剂,使其产生气体,在规定的时间内进行消毒的方法。适用于手术室、换药室、病室的空气消毒以及精密贵重仪器、不能蒸煮、浸泡物品的消毒。在消毒间或密闭的容器内,也可用熏蒸法对被污染的物品进行消毒灭菌。

5.影响消毒灭菌效果的因素　①消毒剂的浓度与作用时间:一般情况下浓度愈大、作用时间愈长,杀菌作用愈强(乙醇例外)。消毒剂在一定浓度下,对细菌的作用时间愈长,消毒效果也愈好。②细菌的种类与生活状态:不同种类的细菌,对消毒剂的敏感性不同。如结核分枝杆菌对酸、碱的抵抗力比其他细菌强,但对75%乙醇敏感。幼龄菌比老龄菌对消毒剂敏感,细菌的芽孢对消毒剂的抵抗力最强。③环境中有机物的影响:被消毒的环境中如有血清,脓汁、粪便、痰等有机物存在,其可与消毒剂结合而影响杀菌效果。故消毒皮肤或器械之前需要先洗净再消毒,对排泄物消毒时,应选择那些受有机物影响较小的消毒剂。④酸碱度:消毒剂的杀菌作用受酸碱度的影响。如新洁尔灭,环境 pH 愈低,杀菌所需的浓度愈高。⑤温度:温度升高可提高消毒效果。例如用2%戊二醛杀灭每毫升含 10^4 个炭疽芽孢杆菌的芽孢,20℃时需 15 分钟,40℃时需 2 分钟,56℃时仅需 1 分钟。

 知识链接

科技小知识

细菌最早是被荷兰人列文虎克在一位从未刷过牙的老人的牙垢上发现的。时的人们认为细菌是自然产生的。"细菌"这个名词最初由德国科学家克里斯汀·戈特弗里德·埃伦伯格于 1828 年提出,用来指代某种微生物。

 思政小课堂

微生物学之父——路易·巴斯德

路易·巴斯德(1822—1895),法国微生物学家,化学家,曾任里尔大学、巴黎师范大学教授及巴斯德研究所所长。他的一生,在同分异构现象、发酵、细菌培养和疫苗等方面的研究取得了重大成就,奠定了工业微生物学和病原生物学的基础。他开创了微生物生理学,被誉为"微生物学之父"。巴斯德发明了低温杀菌法,后人称之为巴氏消毒法。通过他的故事,我们应该认识到在追求真理的过程中,要不畏困难、意志坚定、努力工作、勇往直前,才能获得成功。

 本章小结

细菌的基本结构包括细胞壁、细胞膜、细胞质和核质。细菌经革兰染色分为革兰阳性菌和革兰阴性菌,二者细胞壁结构有很大差异,与细菌的着色性、致病性以及对抗生素的敏感性有关。细菌的特殊结构有荚膜、芽孢、鞭毛和菌毛。荚膜和菌毛与细菌的致病性有关;鞭毛与细菌的运动有关;芽孢是细菌的休眠状态,其抵抗性强,在消毒灭菌时,以杀死芽孢作为灭菌的标准。

细菌的生长繁殖需要充足的营养、适宜的温度、合适的酸碱度和一定的气体环境。细菌的繁殖方式为二分裂,大多数细菌每20分钟分裂一次。

在正常条件下,人体体表以及与外界相通的腔道存在着对人体无害的微生物群,称正常菌群;当机体免疫力低下、细菌寄居部位改变、滥用抗生素等引起疾病的,称为条件致病菌或机会致病菌。

常用的消毒灭菌方法包括物理消毒灭菌法和化学消毒灭菌法,其中高压蒸汽灭菌法是最常用、最有效的灭菌方法,在临床应用广泛。

(孙小华)

笔记 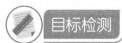 目标检测

参考答案

一、选择题

1. 细菌的测量单位是(　　)。
   A. 纳米　　　　　　　　　　B. 微米　　　　　　　　　　C. 毫微米
   D. 厘米　　　　　　　　　　E. 毫米

2. 细菌细胞壁的主要功能是(　　)。
   A. 维持细菌的外形　　　　　B. 呼吸作用　　　　　　　　C. 参与物质交换
   D. 生物合成与分泌　　　　　E. 物质转运

3. 关于细菌细胞结构的描述,错误的是(　　)。
   A. 革兰阴性菌细胞壁厚,有外膜　　B. 质粒是染色体外的遗传物质　　C. 核结构是由核膜构成的
   D. 细胞壁中都有肽聚糖　　　　　　E. 核糖体是细菌蛋白质合成的场所

4. 革兰阳性菌细胞壁的特点是(　　)。
   A. 较疏松　　　　　　　　　B. 肽聚糖含量多　　　　　　C. 无磷壁酸
   D. 有脂多糖　　　　　　　　E. 脂类含量多

5. 关于革兰阳性菌结构的描述,错误的是(　　)。
   A. 细胞壁的基本成分是肽聚糖　　B. 有大量的磷壁酸　　　　C. 有外膜层
   D. 对青霉素敏感　　　　　　　　E. 肽聚糖构成的是三维立体网状结构

6. 不属于细菌特殊结构的是(　　)。
   A. 鞭毛　　　　　　　　　　B. 荚膜　　　　　　　　　　C. 菌毛
   D. 芽孢　　　　　　　　　　E. 质粒

7. 普通菌毛是细菌的(　　)。
   A. 黏附结构　　　　　　　　B. 运输结构　　　　　　　　C. 融合结构
   D. 接合结构　　　　　　　　E. 运动器官

8. 不属于细菌合成代谢产物的是(　　)。
   A. 色素　　　　　　　　　　B. 细菌素　　　　　　　　　C. 干扰素
   D. 维生素　　　　　　　　　E. 抗生素

9. 细菌的生长方式是(　　)。
   A. 有丝分裂　　　　　　　　B. 二分裂　　　　　　　　　C. 孢子生殖
   D. 复制　　　　　　　　　　E. 出芽

10. 单个细菌在固体培基上的生长现象是(　　)。
    A. 菌落　　　　　　　　　　B. 菌膜　　　　　　　　　　C. 菌丝
    D. 菌团　　　　　　　　　　E. 菌苔

11. 在细菌生长过程中,生物学特性最典型的时期是(　　)。
    A. 迟缓期　　　　　　　　　B. 对数期　　　　　　　　　C. 减数期
    D. 稳定期　　　　　　　　　E. 衰亡期

12. 下列与致病无关的物质是(　　)。
    A. 热原质　　　　　　　　　B. 外毒素　　　　　　　　　C. 内毒素
    D. 侵袭性酶　　　　　　　　E. 细菌素

13. 下列各部位中,无正常菌群寄居的是(　　)。
    A. 呼吸道　　　　　　　　　B. 消化道　　　　　　　　　C. 血液
    D. 泌尿生殖道　　　　　　　E. 口腔

14. (　　)可用于局部皮肤的消毒。
    A. 乙醇　　　　　　　　　　B. 漂白粉　　　　　　　　　C. 醋酸
    D. 过氧乙酸　　　　　　　　E. 甲醛

15. 手术器械、敷料的灭菌常用(　　)。
    A. 高压蒸汽灭菌法　　　　　B. 煮沸法　　　　　　　　　C. 流通蒸汽法

D. 间歇灭菌法　　　　　　　　E. 巴氏消毒法

16. 乙醇消毒剂常用的浓度是( )。

　　A. 100%　　　　　　　　　B. 95%　　　　　　　　　C. 75%

　　D. 50%　　　　　　　　　E. 30%

17. 高压蒸汽灭菌法的温度和时间是( )。

　　A. 100℃ 10~20 分钟　　　B. 121.3℃ 15~20 分钟　　C. 80℃ 5~10 分钟

　　D. 62℃ 30 分钟　　　　　E. 71.7℃ 15~30 分钟

18. 适用于物体表面和空气灭菌的方法是( )。

　　A. 干热灭菌法　　　　　　B. 湿热灭菌法　　　　　　C. 紫外线灭菌法

　　D. 电离辐射灭菌法　　　　E. 超声波杀菌法

二、问答题

1. 比较革兰阳性菌和革兰阴性菌细胞壁的异同点。

2. 简述细菌生长繁殖的条件。

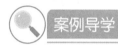

第十章　细菌的致病性与感染

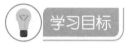

课件

> **素质目标**:建立牢固的无菌操作观念,严格执行无菌操作技术。培养辩证思维、严谨认真的态度。
> **知识目标**:掌握细菌外毒素与内毒素的区别,以及菌血症、败血症、脓毒血症、毒血症、内毒素血症的概念。熟悉细菌感染的途径、类型。了解医院内感染。
> **能力目标**:能够运用所学的知识,正确采集、送检病原菌标本。

案例导学

> 李女士前几天嘴角长了一个疖子,局部红肿并出现脓点,自觉影响美观,就将疖子挤破。第二天发觉面部红肿,并出现畏寒、发热、头痛、全身不适,到医院后出现意识模糊,经医生检查,诊断为颅内化脓性感染。
> 请问:
> 面部疖肿为何会导致颅内化脓性感染?

第一节　细菌的致病性

一、细菌的毒力

构成毒力的物质基础主要是侵袭力(invasiveness)和毒素(toxin)。

(一)侵袭力

侵袭力是指病原菌突破机体的皮肤和黏膜生理屏障等免疫防御机制,进入机体并在机体内定植、繁殖和蔓延扩散的能力。侵袭力与菌体表面结构和侵袭性物质相关。

1.菌体表面结构

(1)黏附素:是位于细菌细胞表面的蛋白质,如革兰阴性菌的菌毛、革兰阳性菌的膜磷壁酸。细菌感染需先黏附在宿主的呼吸道、消化道或泌尿生殖道等黏膜上皮细胞表面,然后在局部定植、繁殖,产生毒性物质或继续侵入组织细胞,直至形成感染。

(2)荚膜和微荚膜:荚膜和微荚膜均具有抗吞噬和抗体液中杀菌物质的作用,使致病菌能在宿主体内大量繁殖,产生病变。

2.侵袭性酶类　属胞外酶,一般不具有毒性,在感染过程中可以协助致病菌抗吞噬或向四周扩散,如A群链球菌产生的透明质酸酶、链激酶和链道酶,能降解细胞间质透明质酸、溶解纤维蛋白、液化脓液等中高黏度的DNA等,利于细菌在组织中扩散;致病性葡萄球菌产生的凝固酶,能使血浆中的液态纤维蛋白原变成固态的纤维蛋白,围绕在细菌表面,具有抗吞噬作用。

（二）毒素

按其来源、性质和作用不同,可分为外毒素(exotoxin)和内毒素(endotoxin)两种。

1. 外毒素

（1）化学成分及免疫原性:外毒素是细菌在代谢过程中合成并分泌至菌体外的有毒性的蛋白质,不耐热。如白喉外毒素在 58～60℃经 1～2 小时,破伤风外毒素在 60℃经 20 分钟可被破坏。但葡萄球菌肠毒素例外,能耐 100℃ 30 分钟。外毒素具有良好的抗原性,经 0.3%～0.4%甲醛液处理脱去毒性,但仍保留免疫原性,称为类毒素(toxoid)。类毒素注入机体后,可刺激机体产生具有中和外毒素作用的抗毒素。类毒素和抗毒素可防治一些传染病,前者主要用于人工主动免疫,后者常用于治疗和紧急预防。

（2）毒性与致病作用:毒性极强。不同细菌产生的外毒素对机体的组织、器官具有选择作用,可引起特殊的病变。如肉毒毒素能阻断胆碱能神经末梢释放乙酰胆碱,使眼和咽肌等麻痹,引起眼睑下垂、斜视、吞咽困难等,严重者可因呼吸麻痹而死。又如白喉毒素对外周神经末梢、心肌等有亲和性,通过抑制靶细胞蛋白质的合成,导致外周神经麻痹和心肌炎等。

2. 内毒素

（1）化学成分:内毒素是革兰阴性菌细胞壁中的脂多糖(lipopolysaccharide, LPS)组分,耐热,加热 100℃ 1 小时不被破坏;需加热至 160℃ 2～4 小时,或用强碱、强酸或强氧化剂煮沸 30 分钟才被灭活。不能用甲醛液脱毒成类毒素。

（2）毒性与致病作用:脂质 A 是内毒素的主要毒性组分。不同革兰阴性菌的脂质 A 结构基本相似。因此不同革兰阴性菌感染时,由内毒素引起的毒性作用大致相同。

1）发热反应:内毒素作用于巨噬细胞、中性粒细胞等,使之产生 IL－1、IL－6 和 TNF－α,这些细胞因子作为内源性致热原作用于下丘脑体温调节中枢,使体温升高。

2）白细胞反应:LPS 诱生的中性粒细胞释放因子刺激骨髓释放中性粒细胞进入血流,使外周血中白细胞数量显著增加。但伤寒沙门菌内毒素例外,患者血循环中的白细胞总数始终减少。

3）内毒素血症与内毒素休克:当血液中细菌或病灶内细菌释放大量内毒素入血时,可导致内毒素血症。内毒素作用于巨噬细胞、中性粒细胞等,引起 IL－1、IL－6、5－羟色胺、前列腺素、激肽等血管活性介质的释放,使小血管功能紊乱而造成微循环障碍,患者表现为低血压、组织器官毛细血管灌注不足、缺氧、酸中毒等,严重时可导致内毒素休克。

4）弥漫性血管内凝血(DIC):内毒素可直接或间接活化凝血系统,使液态蛋白纤维蛋白原变成固态纤维蛋白,形成 DIC。内毒素还能直接活化并促进纤溶系统,使血管内的凝血又被溶解。由于血管内凝血过程造成凝血因子的消耗和减少,可引起皮肤的出血和渗血,严重者可致死亡。

细菌外毒素与内毒素的主要区别见表 10－1。

表 10－1　外毒素与内毒素的主要区别

区别要点	外毒素	内毒素
来源	革兰阳性菌与部分革兰阴性菌	革兰阴性菌
存在部分	由活菌分泌,少数由细菌崩解后释出	细胞壁组分,细菌裂解后释出
化学成分	蛋白质	脂多糖
稳定性	60～80℃,30 分钟被破坏	160℃,2～4 小时才被破坏
毒性作用	强,对组织器官有选择性毒害效应,引起特殊临床表现	较弱,各菌的毒性效应大致相同,引起发热、白细胞增多、微循环障碍、休克、DIC 等
抗原性	强,刺激机体产生抗毒素;甲醛液处理脱毒形成类毒素	弱,刺激机体产生的中和抗体作用弱,甲醛液处理不能形成类毒素

二、细菌的侵入数量

具有毒力的病原菌侵入机体后,需要足够的数量才能引起感染。菌量的多少一方面与致病菌毒力强弱有关,另一方面取决于宿主免疫力的高低。一般细菌毒力愈强,引起感染所需的菌量愈小;反之则菌量愈大。

三、细菌的侵入途径

病原菌引起特定的感染,除了要具有一定的毒力和足够的数量外,还必须通过适当的途径才能致病。这与病原菌生长繁殖需要特定的微环境有关。如破伤风梭菌的芽孢侵入深部创伤组织,在厌氧环境中才能发芽、繁殖,引起破伤风,经口食入则不能致病。伤寒沙门菌须经消化道侵入才能致病。但有的病原菌可通过多种途径侵入引起感染,如结核分枝杆菌可经呼吸道、消化道、皮肤创伤等途径感染机体。

知识链接

开启消毒灭菌的时代

19世纪以后,人们逐步认识了微生物,英国外科医师约瑟夫·李斯特首先阐明了细菌与感染之间的关系,并提出了消毒的概念。法国微生物学家路易·巴斯德在显微镜下发现了空气中的微生物,并采用加热消毒等方法来减少它们的数量。不久后无菌技术、高压蒸汽消毒技术相继诞生,自此开启了消毒灭菌的时代。

第二节　细菌的感染

一、细菌感染的来源

(一)外源性感染

外源性感染(exogenous infection)是来源于机体外的病原体引起的感染,感染源一般来自患者、带菌者、带菌的动物。

(二)内源性感染

内源性感染(endogenous infection)是来源于机体自身体内或体表的病原体引起的感染。这类细菌在发生感染前已经存在于体表或体内,多数为正常菌群中的条件致病菌,少数是以潜伏状态存在的病原体。内源性感染是医院感染的一种常见类型,并有逐年增多的趋势。

二、细菌感染的传播方式与途径

(一)呼吸道感染

患者或带菌者通过将痰液、唾液等散布到周围空气中,健康人吸入污染的空气而引起感染。常见的呼吸道感染的疾病有肺结核、白喉、百日咳、军团病等。

(二)消化道感染

通过摄入粪便污染的饮食引起感染,如伤寒、菌痢、霍乱、食物中毒等胃肠道传染病。

(三)泌尿生殖道感染

通过性接触传播的病原体有淋病奈瑟菌、沙眼衣原体、梅毒螺旋体等。此外,大肠埃希菌、变形杆菌等也可引起尿路感染。

（四）皮肤黏膜损伤

完好的皮肤黏膜是机体抗感染的第一道防线，只有出现损伤细菌才有机会侵入，引起化脓性感染，如致病性葡萄球菌、链球菌感染。泥土、人类和动物粪便中有破伤风梭菌、产气荚膜梭菌等芽孢的存在。这些芽孢若进入深部伤口，微环境适宜时就会发芽、繁殖、产生外毒素而致病。此外，还有细菌可通过节肢动物叮咬引起感染，如鼠疫耶尔森菌。有些病原菌可经呼吸道、消化道、皮肤创伤等多途径传播，如结核分枝杆菌、炭疽芽孢杆菌、布鲁氏菌等。

三、细菌感染的类型

感染的发生、发展和结局是病原菌与机体相互作用的复杂过程，根据两者力量对比，可出现不感染、隐性感染、潜伏感染、显性感染和带菌状态等类型。

（一）不感染

机体免疫力强，或入侵的病原菌毒力弱或者数量不足，或侵入的部位不适宜，病原菌可被机体的免疫系统消灭，不发生感染。

（二）隐性感染

机体的抗感染免疫力强，或侵入的病原菌毒力弱、数量少，感染后对机体损害较轻，不出现或仅出现轻微的症状，称为隐性感染或亚临床感染（subclinical infection）。隐性感染后，机体可获得足够的特异性免疫力，以抵御相同致病菌的再次感染。

（三）潜伏感染

潜伏感染是指当宿主与致病菌在相互作用过程中暂时处于平衡状态时，病菌潜伏在病灶内或某些特殊组织中，一般不出现在血液、分泌物或排泄物中。当机体免疫力下降时，潜伏的致病菌大量繁殖而引发感染。例如结核分枝杆菌就存在潜伏感染。

（四）显性感染

当机体免疫力较弱，或入侵的病菌毒力强、数量多时，机体组织细胞受到较严重损害，生理功能发生障碍而出现一系列临床症状，称为显性感染。由于每个宿主的抗病能力和病菌的毒力等存在着差异，因此显性感染又有轻、重、缓、急等不同模式。

1. 按病情缓急不同分类

（1）急性感染（acute infection）：发作突然，病程较短，一般是数日至数周。病愈后，致病菌从宿主体内消失。常见致病菌有脑膜炎奈瑟菌、霍乱弧菌、肠产毒性大肠埃希菌等。

（2）慢性感染（chronic infection）：病程缓慢，常持续数月至数年，胞内菌往往引起慢性感染，如结核分枝杆菌、麻风分枝杆菌。

2. 按感染的部位不同分类

（1）局部感染（local infection）：指致病原菌侵入宿主体内后，局限在一定部位生长繁殖，引起病变，如化脓性球菌所致的疖、痈等。

（2）全身感染（systemic infection）：指感染发生后，致病菌或其毒性代谢产物向全身播散引起全身性症状。临床上常见下列几种情况。

1）菌血症（bacteremia）：病原菌由局部侵入血流，但未在血流中繁殖，故无明显中毒症状。如伤寒早期的菌血症。

2）败血症（septicemia）：病原菌侵入血流，并在血中大量生长繁殖，产生毒性代谢产物，引起高热、皮肤和黏膜瘀斑，肝、脾肿大等全身中毒症状。金黄色葡萄球菌、鼠疫耶尔森菌等可引起败血症。

3）脓毒血症（pyemia）：化脓性细菌侵入血流后大量繁殖，并通过血流扩散到其他组织或器官，产生新的化脓性病灶。如金黄色葡萄球菌引起的脓毒血症常导致多发性肝脓肿、肾脓肿和皮下脓肿等。

4）毒血症（toxemia）：病原菌在局部生长繁殖，不侵入血流，但其产生的外毒素可进入血流，经血液循环到达易感组织和细胞，引起特殊的中毒症状，如白喉、破伤风等。

5）内毒素血症（endotoxemia）：革兰阴性菌侵入血流，并大量繁殖，崩解后释放出大量内毒素引起中毒症状。严重革兰阴性菌感染时，常发生内毒素血症。

（五）带菌状态

有些致病菌在显性感染或隐性感染后并未立即消失，在体内继续留存一定时间，与机体免疫力处于相对平衡的状态，称为带菌状态。该宿主称为带菌者（carrier）。如伤寒患者病后常出现带菌状态。带菌者没有临床症状，但会经常或间歇排出病原菌，成为重要的传染源。

第三节　医院内感染

医院环境中，人员密集、病原体种类繁多且耐药性强，由于患者的免疫功能存在不同程度的下降或缺陷，增加了医院感染的机会。医院感染的发生严重影响患者的安全，制约医疗护理质量的提升，所以应提高医务人员对医院感染的认识，健全医院感染管理制度，加强对医院感染的控制和监测。

一、医院感染的概念与分类

（一）医院感染的概念

医院感染又称医院获得性感染、医院内感染，指住院患者在医院内获得的感染，包括在住院期间发生的感染和在医院内获得、出院后发生的感染，但不包括入院前已开始或入院时已处于潜伏期的感染。医院工作人员在医院内获得的感染也属医院感染。在医疗机构或其科室的患者中，短时间内发生3例以上同种同源感染病例的现象称为医院感染暴发。

医院感染的诊断标准：①无明确潜伏期，入院48小时后发生的感染；②有明确潜伏期，住院日超过平均潜伏期后发生的感染；③本次感染与上次住院有直接关系；④在原有感染基础上出现其他部位新的感染（慢性感染的迁徙病灶除外），或在已知病原体的基础上又分离出新的病原体（排除污染和原来的混合感染）；⑤新生儿在分娩过程中和产后获得的感染；⑥由于诊疗操作激活的潜在性感染，如疱疹病毒、结核杆菌等的感染；⑦医务人员在医院工作期间获得的感染。

排除医院感染的标准：①皮肤黏膜开放性伤口只有细菌定植而无炎症表现；②由于创伤或非生物性因子刺激而产生炎症表现；③新生儿经胎盘获得（出生后48小时内发病）的感染，如单纯疱疹、弓形体病、水痘等；④患者原有的慢性感染在医院内急性发作。

（二）医院感染的分类

1. 根据病原体的来源分类　可分为内源性医院感染和外源性医院感染。

（1）内源性医院感染：也称自身医院感染，指在医院内由于各种原因引起患者遭受自身固有病原体侵袭而发生的感染。病原体来自患者自身，为患者体表或体内的常居菌或暂居菌，正常情况下不致病，只有当个体的免疫功能受损、健康状况不佳或抵抗力下降时才会成为条件致病菌而致患者感染。

（2）外源性医院感染：也称交叉感染，是指在医院内由于各种原因引起患者遭受非自身固有病原体侵袭而发生的感染。病原体来自患者体外，通过直接或间接途径导致感染。

2. 根据病原体的种类分类　可分为细菌感染、真菌感染、病毒感染、支原体感染、衣原体感染及原虫感染等，其中以细菌感染最常见。每一类感染又可根据病原体的具体名称分类，如铜绿假单胞菌感染、耐甲氧西林的金黄色葡萄球菌感染、白假丝酵母菌感染、柯萨奇病毒感染、肺炎支原体感染、沙眼衣原体感染、阿米巴原虫感染等。

3.根据感染发生的部位分类　见表 10-2。

表 10-2　医院感染分类（按发生的部位）

发生部位	举例
呼吸系统	上呼吸道感染、下呼吸道感染、胸腔感染
泌尿系统	肾盂肾炎、膀胱炎、尿道炎
运动系统	骨髓炎、关节感染、椎间盘感染、感染性肌炎
神经系统	颅内感染、椎管内脓肿
循环系统	心内膜炎、心包炎、心肌炎
血液系统	血管相关性感染、输血相关性肝炎
生殖系统	急性盆腔炎、外阴切口感染、前列腺炎
腹部与消化系统	感染性腹泻、肝炎、腹腔感染
皮肤与软组织	压疮感染、疖、坏死性筋膜炎、乳腺炎、脐炎
手术部位	浅表切口感染、深部切口感染、腔隙感染
眼、耳、鼻、喉、口腔	结膜炎、中耳炎、副鼻窦炎、口腔感染
全身多个部位	多系统感染、多部位感染

二、医院感染发生的原因

（一）机体内在因素

机体内在因素包括生理因素、病理因素及心理因素，这些因素可使个体抵抗力下降、免疫功能受损，从而导致医院感染的发生。

1.生理因素　包括年龄、性别等。婴幼儿和老年人医院感染的发生率高，主要原因为婴幼儿尤其是低体重儿、早产儿等自身免疫系统发育不完善、防御功能低下；老年人脏器功能衰退、抵抗力下降。医院感染是否因性别不同而存在差异，目前尚无定论。但在女性特殊生理时期，如月经期、妊娠期、哺乳期，个体敏感性增加、抵抗力下降，是发生医院感染的高危时期。某些部位的感染存在性别差异，如泌尿系感染女性多于男性。

2.病理因素　由于疾病使患者对病原微生物的抵抗力降低，如恶性肿瘤、血液病、糖尿病、肝脏疾病等造成个体自身抵抗力下降；放疗、化疗、激素的应用等会对个体的免疫系统功能产生抑制甚至是破坏作用；皮肤或黏膜的损伤，局部缺血，伤口内有坏死组织、异物、血肿、渗出液积聚等均有利于病原微生物的生长繁殖，易诱发感染。个体的意识状态也会产生影响，如昏迷或半昏迷患者易发生误吸而引起吸入性肺炎。

3.心理因素　个体的情绪、主观能动性、暗示作用等在一定程度上可影响其免疫功能和抵抗力。如情绪乐观、心情愉快、充分调动自己的主观能动性可以提高个体的免疫功能，从而减少医院感染的机会。

（二）机体外在因素

机体外在因素主要包括诊疗活动、医院环境和医院管理体制等，这些因素可为医院感染的发生创造条件。

1.诊疗活动　现代诊疗技术和先进的药物应用对医学的发展具有强大的推动作用，在造福人类健康的同时,也增加了医院感染的危险性。

(1)侵入性诊疗机会增加:现代诊疗技术尤其是各种侵入性诊疗机会(如器官移植、中心静脉插管、气管插管、血液净化、机械通气等)的增加,破坏了机体皮肤和黏膜的屏障功能,损害了机体的防御系统,把致病微生物带入机体或为致病微生物侵入机体创造了条件,从而导致医院感染。

(2)抗菌药物使用不合理:治疗过程中使用抗菌药物不当,如无适应证的预防性用药、术前用药时间过早、术后停药过晚、用药剂量过大或联合用药过多等,均易破坏体内正常菌群,导致耐药菌株增加、菌群失调和二重感染。由于抗菌药物滥用引起的医院感染,其病原体多以条件致病微生物、机会致病微生物和多重耐药细菌为主。

2. 医院环境　医院是各类患者聚集的场所,其环境易受各种病原微生物的污染,从而增加了医院感染的机会。如某些建筑布局不合理、卫生情况不良、污物处理不当等导致医院空气中病原微生物浓度升高,使医院的设备、器械等受到污染,而且居留愈久的病原体,其耐药、变异、毒力和侵袭性愈强,常成为医院感染的共同来源或持续存在的流行病原体。

3. 医院管理机制　医院感染管理制度不健全,或者虽然建立了医院感染管理组织,但只是流于形式;医院感染管理资源不足,投入缺乏;医院工作人员缺乏医院感染的相关知识,对医院感染的严重性认识不足、重视不够等都会导致医院感染的发生。

三、医院感染发生的条件

医院感染的发生包括三个环节,即感染源、传播途径和易感宿主。三者同时存在并相互联系,构成感染链,缺少或切断任一环节,将不会发生医院感染。

(一)感染源

感染源又称病原微生物贮源,是指病原体自然生存、繁殖并排出的宿主(人或动物)或场所。内源性医院感染的感染源是患者自身,外源性医院感染的感染源主要有以下几种。

1. 已感染的患者及病原携带者　病原微生物侵入人体所引起的局部组织和全身性炎症反应称为感染。感染后可表现为有临床症状的患者或无症状的病原携带者。已感染的患者是最重要的感染源,一方面患者不断排出大量病原微生物,另一方面排出的病原微生物致病力强,常具有耐药性,并且容易在另一易感宿主体内定植。病原携带者(包括携带病原体的患者、医务人员、探陪人员)是医院感染中另一重要感染源,其临床意义重大,携带者本身因无自觉症状而常常被忽视。

2. 环境贮源　医院的空气、水源、设备、器械、药品、食品及垃圾等容易受各种病原微生物的污染而成为感染源,如铜绿假单胞菌、沙门菌等兼有腐生特性的革兰阴性杆菌可在潮湿的环境或液体中存活并繁殖达数月以上。

3. 动物感染源　各种动物,如鼠、蚊、蝇、螳螂、蜱、螨等都可能感染或携带病原微生物而成为动物感染源,其中以鼠类的意义最大。鼠类不仅是沙门菌的重要宿主,而且是鼠疫、流行性出血热等传染病的感染源。

(二)传播途径

传播途径是指病原体从感染源传播到易感宿主的途径。内源性医院感染主要通过病原体在机体的易位而实现,属于自身直接接触感染;外源性医院感染的发生可有一种或多种传播途径,具体如下。

1. 接触传播　指病原体通过手、媒介物直接或间接接触导致的传播,是医院感染中最常见也是最重要的传播方式之一。

(1)直接接触传播:在没有任何外界因素参与下,传染源与易感者直接接触而引起疾病传播的方式。

(2)间接接触传播:感染源排出的病原微生物通过媒介传递给易感宿主。①最常见的传播媒介是

笔记

医务人员的手;②通过各种医疗设备(如侵入性诊疗器械和病室内物品)传播,如呼吸机相关性肺炎、导管相关血流感染;③医院水源或食物被病原微生物污染,病原体通过饮水源、食物进行传播,常导致医院感染暴发;④通过动物或昆虫作为中间宿主传播,又称为生物媒介传播。病原体在动物或昆虫体内繁殖,再通过接触、叮咬、刺蜇、注毒、食入等方式使易感宿主致病。如通过蚊叮咬传播的病原体有疟原虫、乙型脑炎病毒、登革热病毒等。

2. 空气传播　指带有病原微生物的微粒子,如飞沫、菌尘,通过空气流动导致疾病的传播。如含出血热病毒的啮齿类动物、家禽通过排泄物污染尘埃后形成气溶胶颗粒传播流行性出血热;开放性肺结核患者排出结核杆菌通过空气传播给易感人群。

3. 飞沫传播　指带有病原微生物的飞沫核在空气中短距离(1m 内)移动到易感人群的口、鼻黏膜或眼结膜等导致的传播。个体在咳嗽、打喷嚏、谈笑时可从口、鼻腔喷出许多小液滴;医务人员进行某些诊疗操作(如吸痰)时也可产生许多液体微粒,这些液滴或液体微粒都称为飞沫。飞沫含有呼吸道黏膜的分泌物及病原体,液滴较大,在空气中悬浮时间不长,只能近距离传播给周围的密切接触者。猩红热、白喉、麻疹、流行性脑脊髓膜炎、肺鼠疫等主要通过飞沫传播。

(三)易感宿主

易感宿主指对某种疾病或传染病缺乏免疫力的人。如将易感者作为一个总体,则称为易感人群。医院是易感人群相对集中的地方。

病原体传播到宿主后是否引起感染主要取决于病原体的毒力和宿主的易感性。病原体的毒力取决于其种类和数量;而宿主的易感性取决于病原体的定植部位和宿主的防御功能。影响宿主防御能力的因素包括:①年龄、性别、种族及遗传因素;②防御机制(包括良好的生理、心理状态)是否健全;③疾病与治疗情况;④营养状态;⑤生活形态;⑥精神面貌;⑦持续压力等。

由此可见,医院感染常见的易感人群主要有婴幼儿及老年人,机体免疫功能严重受损者,营养不良者,接受各种免疫抑制剂治疗者,不合理使用抗生素者,接受各种侵入性诊疗操作者,手术时间及住院时间长、精神状态差、缺乏主观能动性者。

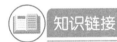

手卫生的起源

早在 1846 年,维也纳妇产科医生塞姆尔韦斯尔发现第一产房产妇的死亡率明显高于第二产房,第一产房产妇由医生接生,而第二产房是由助产士接生。他观察后发现,医生是在解剖室完成尸体解剖后就直接为产妇接生的,故推测医务人员的手在其中起了决定性作用,于是他要求医生在为产妇接生之前用"漂白水"清洗双手,之后几年中第一产房产妇死亡率明显下降。塞姆尔韦斯尔因此也被公认为手卫生的"鼻祖"。

1867 年,英国外科医师约瑟夫·李斯特用石炭酸溶液消毒医务人员的手,使截肢手术的病死率从 45.7% 降到 15%。

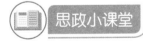

一场与微生物的战斗

1958 年,钢铁工人邱财康全身大面积烧伤,在上海广慈医院(今上海交通大学医学院附属瑞金医院)抢救。当时,邱财康右侧大腿发生了严重的铜绿假单胞菌感染,在使用了各种抗生素后仍未见好转,病情不断恶化,不少医生提出立即截肢保命的方案。余濱教授则提出,每一种细菌在自然界都有自己的天敌——噬菌体,如能找到这种噬菌体,就能控制感染。为了挽救邱财康的生命,余㵑教授带领师生经过仔细寻找,终于发现了对铜绿假单胞菌特异的噬菌体。经治疗后,仅一夜时间感染就得到了有效控制,为植皮创造了条件。对这一创造性的理论取得的成果,医学界给予了高度评价。

 本章小结

细菌的致病性由细菌的毒力、感染的数量和侵入途径三部分组成。其中细菌的毒力是由细菌的侵袭力、毒素(内毒素、外毒素)两部分组成。细菌外毒素大多由革兰阳性菌产生,主要成分为蛋白质,内毒素毒性强且有明显的组织选择性;外毒素抗原性强,能经甲醛脱毒转变成类毒素。内毒素大多由革兰阴性菌产生,主要成分为脂多糖;毒性相对较弱,不同细菌产生的内毒素作用基本一致,主要为发热、白细胞反应、内毒素血症与内毒素休克、DIC 等。

感染的来源包括外源性感染和内源性感染。病原体可经呼吸道、消化道、泌尿生殖道、皮肤黏膜损伤、节肢动物叮咬、创伤等多途径感染机体。细菌感染的类型分为不感染、隐性感染、潜伏感染、显性感染、带菌状态五类。

医院感染的发生包括三个环节,即感染源、传播途径和易感宿主。

(孙小华)

目标检测

参考答案

一、选择题

1.以下常呈隐性感染的病原菌是(   )。
A.伤寒杆菌　　　　　　B.痢疾杆菌　　　　　　C.破伤风杆菌
D.葡萄球菌　　　　　　E.霍乱弧菌

2.病原菌在局部生长繁殖进入血流,不在血中繁殖,称为(   )。
A.毒血症　　　　　　　B.菌血症　　　　　　　C.脓毒血症
D.败血症　　　　　　　E.坏血症

3.细菌致病性强弱主要取决于细菌的(   )。
A.基本结构　　　　　　B.特殊结构　　　　　　C.侵入机体的途径
D.侵袭力和毒素　　　　E.侵入数量

4.细菌内毒素成分为(   )。
A.脂蛋白　　　　　　　B.肽聚糖　　　　　　　C.脂多糖
D.DNA　　　　　　　　E.磷壁酸

5.关于内毒素血症,以下说法正确的是(   )。
A.革兰阳性菌侵入血流
B.细菌没有在血流内生长繁殖
C.可引起败血症
D.细菌崩解后释放大量内毒素引起全身症状
E.可引起脓毒血症

6.关于外毒素,以下说法正确的是(   )。
A.只由革兰阳性菌产生　　B.性质稳定　　　　　C.毒性作用强,抗原性弱
D.是细菌的代谢产物　　　E.不同细菌引起的毒性作用大致相同

7.关于毒素,以下说法错误的是(   )。
A.内毒素的主要成分是脂多糖
B.内毒素只由革兰阴性菌产生
C.类毒素是由内毒素经甲醛脱毒而成

114

D.外毒素可刺激机体产生抗毒素

E.类毒素无毒,外毒素有毒

8.破伤风可引起( )。

A.毒血症   B.菌血症   C.脓毒血症

D.败血症   E.内毒素血症

9.关于外毒素,以下描述不正确的是( )。

A.多数外毒素由 A、B 两个亚单位组成

B.A 亚单位是毒性部位,B 亚单位是与宿主细胞结合的部位

C.B 亚单位是毒性部位,A 亚单位是与宿主细胞结合的部位

D.其作用大多对组织细胞有选择性

E.可经人工处理制成类毒素

10.关于病原菌致病性的构成因素,以下叙述最全面的是( )。

A.毒力 + 侵入部位 + 细菌数量

B.毒素 + 侵袭力 + 侵入部位

C.侵袭力 + 侵入部位 + 细菌数量

D.侵袭酶类 + 毒素 + 细菌数量

E.侵入部位 + 毒素 + 细菌表面结构

11.细菌大量入血并繁殖,称为( )。

A.败血症   B.毒血症   C.内毒素血症

D.脓毒血症   E.菌血症

12.化脓性细菌入血大量繁殖并引起严重症状,称为( )。

A.败血症   B.毒血症   C.内毒素血症

D.脓毒血症   E.菌血症

二、问答题

1.构成细菌毒力的物质基础有哪些?

2.试列表比较细菌内毒素和外毒素的区别。

笔记

第十一章　病原性球菌

课件

学习目标

素质目标:理论联系实践、内化职业规范,提升职业素养。
知识目标:掌握葡萄球菌、链球菌、奈瑟菌的致病性和所致疾病。熟悉葡萄球菌、链球菌、奈瑟菌引起感染的疾病特征,以及凝固酶阴性葡萄球菌、甲型链球菌的致病性。
能力目标:能通过化脓性球菌致病特征辨析金黄色葡萄球菌或链球菌病原体。

案例导学

　　某单位发生了症状以呕吐为主、腹泻为次的集体食物中毒事件,当地疾病控制中心对该单位食堂的用具、食品等进行了仔细检查,未培养出肠道致病菌。但在对食堂工作人员的检查中发现,某炊事员手上存在化脓性感染的病灶。
　　请问:
　　1.致病菌可能是什么?
　　2.致病物质是什么? 该致病菌是怎样传播的?

第一节　葡萄球菌属

　　球菌(coccus)是细菌中的一大类,广泛分布于自然界和正常人体体表及与外界相通的腔道中,大多为非致病菌,少数对人类有致病性,称为病原性球菌,主要引起化脓性炎症,故又称为化脓性球菌(pyogenic coccus)。根据革兰染色性不同分为革兰阳性球菌和革兰阴性菌球两类,革兰阳性球菌包括葡萄球菌、链球菌、肺炎链球菌、四联球菌和八叠球菌等,革兰阴性球菌包括脑膜炎奈瑟菌和淋病奈瑟菌等。

　　葡萄球菌属(*Staphylococcus*)是一群革兰阳性球菌,广泛分布于自然界和人、动物体表及与外界相通的腔道中,多数不致病。致病性葡萄球菌在正常人体鼻咽部带菌率较高,医务人员的带菌率可高达70%,是医院内交叉感染的重要传染源。葡萄球菌是最常见的化脓性球菌,80%以上的化脓性感染由它引起。

一、生物学性状

(一)形态与染色

　　菌体呈球形,直径1μm左右,呈葡萄串状排列(图11-1)。无鞭毛,无芽孢,幼龄菌可见荚膜。革兰染色阳性,当衰老、死亡或被中性粒细胞吞噬后革兰染色可为阴性。

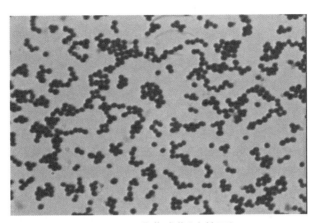

图 11 –1 葡萄球菌(光镜下)

(二)培养特性与生化反应

对营养要求不高,在普通培养基上生长良好,可形成圆形、凸起、表面光滑、湿润、边缘整齐、不透明的菌落。需氧或兼性厌氧,最适 pH 值为 7.4,最适温度为 37℃。在血琼脂培养基上,多数致病性菌株的菌落周围可形成明显的透明溶血环。因菌种不同而出现金黄色、白色或柠檬色等脂溶性色素。在肉汤培养基中呈均匀混浊生长。多数菌株能分解葡萄糖、麦芽糖及蔗糖,产酸不产气。致病菌株能分解甘露醇。

(三)抗原构造

主要有 A 蛋白、磷壁酸和荚膜多糖等抗原。葡萄球菌 A 蛋白(staphyloccal protein A,SPA)是存在于细胞壁表面的一种蛋白,90% 以上的金黄色葡萄球菌有此抗原。SPA 可与人和多种哺乳动物血清中 IgG 的 Fc 段发生非特异性结合,而 IgG 的 Fab 段仍能与相应抗原发生特异性结合。因此,SPA 可作为一种试剂用于协同凝集试验,广泛应用于多种细菌抗原的检测;SPA 能竞争性结合 IgG 的 Fc 段,具有抗吞噬作用。

(四)分类

根据色素和生化反应的不同,可将葡萄球菌分为金黄色葡萄球菌、表皮葡萄球菌和腐生葡萄球菌三种,各种主要性状见表 11 –1。

表 11 –1　三种葡萄球菌的主要性状

性状	金黄色葡萄球菌	表皮葡萄球菌	腐生葡萄球菌
菌落色素	金黄色	白色	白色或柠檬色
血浆凝固酶	+	–	–
α 溶血素	+	–	–
A 蛋白	+	–	–
分解甘露醇	+	–	–
耐热核酸酶	+	–	–
致病性	强	弱或无	无

(五)抵抗力

葡萄球菌在无芽孢菌中抵抗力最强。耐干燥,较耐热,加热 80℃ 30 分钟才被杀死。在 5% 苯酚、0.1% 升汞中 10 ~ 15 分钟死亡。对碱性染料敏感,1∶100000 的甲紫溶液能抑制其生长,故常用 2% ~ 4% 的甲紫治疗皮肤黏膜的葡萄球菌感染。对青霉素、庆大霉素、红霉素等抗生素敏感,但易产生耐药

笔记

性。目前金黄色葡萄球菌对青霉素 G 的耐药株高达 90% 以上。近年来,由于广泛应用抗生素,耐药菌株迅速增多,尤其是耐甲氧西林金黄色葡萄球菌已成为医院内感染最常见的致病菌。

二、致病性与免疫性

(一)致病物质

金黄色葡萄球菌的产生多种毒素和侵袭性酶类,致病性强。

1. 血浆凝固酶(coagulase) 是使人或家兔血浆发生凝固的酶类物质。绝大多数致病菌株能产生此酶,可作为鉴别葡萄球菌有无致病性的重要指标。血浆凝固酶有两种,一种是分泌至菌体外的,称游离凝固酶,该酶使血浆中的纤维蛋白原转变为纤维蛋白,使血浆凝固;另一种是结合于菌体表面的结合凝固酶,能与纤维蛋白原结合,使纤维蛋白原变成纤维蛋白而引起细菌凝聚。两种均能阻止吞噬细胞对细菌的吞噬和杀灭,也能使细菌免受血清中杀菌物质的作用。因含此酶,葡萄球菌引起的感染病灶多局限化且脓汁黏稠。

2. 溶血素(staphylolysin) 致病性葡萄球菌可产生 α、β、γ、δ、ε 五型溶血素,对人有致病作用的主要是 α 溶血素,它能溶解多种哺乳动物的红细胞,并对粒细胞、血小板及其他一些组织细胞有破坏作用。α 溶血素是一种外毒素,抗原性强,经甲醛处理后可制成类毒素。

3. 杀白细胞素(leukocidin) 多数致病性葡萄球菌能产生杀白细胞素,主要破坏中性粒细胞和巨噬细胞,在抵抗宿主吞噬细胞、增强病原菌侵袭力方面有重要意义。

4. 肠毒素(enterotoxin) 是由某些金黄色葡萄球菌产生的一种可溶性蛋白质,为外毒素,按其抗原不同分为 A~H 8 个血清型。除肠毒素 F 型外,均能引起急性胃肠炎,其中以 A、D 两型最多见。肠毒素耐热,100℃ 30 分钟不被破坏,也不受胰蛋白酶的影响。本菌污染食物后,在 20~22℃ 经 8~10 小时即可产生大量的肠毒素,食入后能引起食物中毒。

5. 表皮剥脱毒素(exfoliative toxin) 又称表皮溶解毒素,由金黄色葡萄球菌的某些菌株产生。它能分离皮肤表皮层细胞,使表皮与真皮脱离,引起剥脱性皮炎,又称烫伤样皮肤综合征,多见于婴幼儿和免疫功能低下的成人。

6. 毒性休克综合征毒素 -1(toxic shock syndrome toxin -1,TSST-1) 曾称肠毒素 F 和致热性外毒素 C。它是金黄色葡萄球菌分泌的一种外毒素。此毒素可增加宿主对内毒素的敏感性,使毛细血管通透性增加,引起心血管功能紊乱,从而导致毒性休克综合征。

(二)所致疾病

葡萄球菌所致疾病主要有侵袭性疾病和毒素性疾病两种。

1. 侵袭性疾病 葡萄球菌可通过多种途径侵入机体,导致皮肤或组织器官的化脓性炎症,甚至败血症。

(1)局部感染:主要为金黄色葡萄球菌引起的皮肤及软组织感染。细菌经伤口或毛囊汗腺侵入机体,引起化脓性炎症,如伤口化脓、毛囊炎、疖、痈、脓疱疮、睑腺炎、蜂窝组织炎等。此外,还可引起气管炎、肺炎、胸膜炎及脓胸、中耳炎、脑膜炎、心内膜炎等内脏器官感染。其特点是化脓灶多为局限性且与周围组织界限明显,脓汁黄而黏稠。

(2)全身感染:由于外力挤压疖、痈,或过早切开未成熟脓肿,细菌经淋巴或血流向全身扩散,在机体免疫力低下时可引起败血症。细菌随血流转移到肝、肾、肺等器官引起脓毒血症。

2. 毒素性疾病 由葡萄球菌产生的外毒素引起的疾病包括以下几种。

(1)食物中毒:进食含肠毒素的食物而引起。一般起病较急,常发生于进食 1~6 小时后,先出现恶心、呕吐、中上腹痛,继而腹泻,严重者可虚脱或休克。多数患者 1~2 天内恢复,预后良好。

(2)假膜性肠炎:由于某些患者在长期大量使用广谱抗生素后导致菌群失调,肠道正常菌群被抑制或杀死,耐药性葡萄球菌大量繁殖,产生肠毒素而引起。临床症状以腹泻为主。病理特点是肠黏膜被一层炎性假膜所覆盖,该假膜系由炎症渗出物、肠黏膜坏死块和细菌组成。

(3)烫伤样皮肤综合征:由表皮剥脱毒素引起。起病时皮肤出现红斑,1~2天内表皮起皱,继而出现水疱,最后表皮上层大片脱落。受损部位的炎症反应轻微。

(4)毒性休克综合征:由 TSST-1 引起,病死率高。多见于女性。其特点是起病急,有高热、红斑皮疹伴脱屑、心脏及肾功能衰竭、低血压或休克表现。

(三)免疫性

人类对葡萄球菌感染具有一定的天然免疫力。只有当皮肤黏膜受损伤或患有慢性消耗性疾病(如糖尿病、结核、肿瘤等)或存在其他病原体感染使机体免疫力下降时,才易引起葡萄球菌感染。病后机体能产生调理素和抗毒素而获得一定的免疫力,但维持时间短,故难以防止再感染。

三、实验室检查

1.标本采集 根据疾病类型采集不同的标本。如取化脓性炎症者的脓汁、渗出液,败血症者的血液,脑膜炎者的脑脊液,食物中毒者的呕吐物、粪便及可疑食物等。

2.直接涂片镜检 取标本直接涂片,革兰染色后镜检。根据细菌形态、排列及染色性可作出初步诊断。

3.分离培养和鉴定 脓汁标本可直接接种于血琼脂培养基;血液标本需先经肉汤培养基增菌后再接种于血琼脂培养基,37℃培养18~24小时,根据菌落特征、有无色素产生、溶血状况、菌落涂片染色镜检和血浆凝固酶试验等进行鉴定。致病性葡萄球菌鉴定的主要依据:①菌落一般呈金黄色;②菌落周围有透明溶血环;③血浆凝固酶试验阳性;④产生耐热核酸酶;⑤能发酵甘露醇。

4.葡萄球菌肠毒素检查 常用于葡萄球菌性食物中毒的诊断。近年来,多利用免疫学方法检测葡萄球菌肠毒素,常用方法有 ELISA、间接血凝、琼脂扩散,以 ELISA 最为适用、简便、快速、敏感。目前也可用特异的 DNA 基因探针杂交技术检测产肠毒素菌株。

四、防治原则

加强卫生宣传教育,注意个人卫生,对皮肤创伤及时消毒处理。加强医院管理,严格无菌操作,防止医源性感染。加强对食堂和餐饮行业的卫生监督。皮肤有化脓性感染者,尤其是手部感染治愈前不宜从事食品制作或饮食服务行业,防止污染食物。

目前由于抗生素的广泛使用,葡萄球菌耐药菌株日益增多,因此治疗疾病时,应根据药物敏感试验结果选用敏感抗菌药物。对反复发作的疖病者,可试用自身菌苗疗法,或用葡萄球菌外毒素制成的类毒素治疗,有一定疗效。

第二节 链球菌属

一、链球菌

链球菌属(*Streptococcus*)细菌是化脓性球菌中的另一大类常见菌。广泛分布于自然界和人体的鼻咽部、胃肠道。大多数为正常菌群,少数能引起人体疾病。

(一)生物学性状

1.形态与染色 细菌呈球形,直径0.6~1.0μm,链状排列,长短不一(图11-2)。无鞭毛,无芽孢,有菌毛样结构。多数菌株在培养早期(2~4小时)形成透明质酸荚膜,随时间延长而逐渐消失。

革兰染色阳性,老龄菌或被吞噬细胞吞噬后可呈革兰阴性。

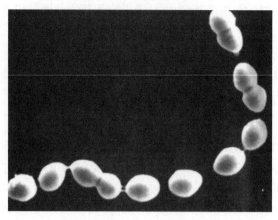

图11-2 链球菌

2. 培养特性与生化反应 对营养要求较高,在含有血液、血清、葡萄糖的培养基中生长良好。最适温度为37℃,最适 pH 值为7.4~7.6,需氧或兼性厌氧。在血清肉汤培养基中易形成长链而呈絮状沉淀于管底。在血琼脂培养基上形成灰白色、表面光滑、透明或半透明的细小菌落。不同的菌株有不同的溶血现象。

3. 抵抗力 抵抗力不强,60℃ 30分钟可被杀灭,对常用消毒剂敏感,在干燥尘埃中能生存数月。对青霉素、红霉素、磺胺类等多种抗菌药物敏感。青霉素是治疗链球菌感染的首选药物,但目前已经出现耐青霉素的菌株。

4. 抗原构造与分类 链球菌抗原构造复杂,主要有以下三种。

(1)核蛋白抗原:又称 P 抗原,无特异性,各类链球菌均相同。

(2)多糖抗原:又称 C 抗原,存在于细胞壁,有群特异性。可将链球菌分为20个血清型(A~H,K~V)。

(3)蛋白质抗原:又称表面抗原,位于 C 抗原外层,具有型特异性,分 M、T、R、S 四种,其中 M 蛋白抗原与致病性有关。

5. 链球菌的分类 常用以下两种方法。

(1)根据溶血现象分类:根据链球菌在血琼脂培养基上的溶血现象分为三类。①甲型溶血性链球菌,菌落周围有狭窄的草绿色溶血环,又称草绿色链球菌,溶血环中红细胞溶解不完全,称 α 溶血。该型多为条件致病菌。②乙型溶血性链球菌,菌落周围有完全透明的溶血环,称 β 溶血。该型致病性强,能引起人类多种疾病。③丙型链球菌,不产生溶血素,菌落周围无溶血环,又称不溶血性链球菌。无致病性,常存在于乳类和粪便中,有时偶尔引起感染。

(2)根据抗原结构分类:根据多糖抗原不同,将链球菌分成 A、B、C、D 等20个群,对人有致病作用的菌株90%属 A 群。

(二)致病性与免疫性

1. 致病物质 A 群链球菌有较强的侵袭力,可产生多种外毒素和胞外酶,致病性最强。

(1)致热外毒素:又称红疹毒素或猩红热毒素。该毒素可引起易感者全身红疹和发热,是猩红热的主要毒性物质。

(2)M 蛋白:为链球菌胞壁中的蛋白质组分,位于菌体表面,具有抗吞噬作用。M 蛋白与心肌、肾小球基底膜有共同抗原,可刺激机体产生特异性抗体,损害人类心血管等组织。但在某些条件下,M 蛋白与相应抗体形成的免疫复合物可引起急性肾小球肾炎等超敏反应。

(3)链球菌溶血素:由乙型溶血性链球菌产生,能溶解红细胞,破坏白细胞和血小板。根据对氧的稳定性分为两种:①链球菌溶血素 O(streptolysin O,SLO),由绝大多数 A 群及部分 C、G 群链球菌产生。SLO 是含有—SH 基的蛋白质,对氧敏感。遇氧时—SH 基被氧化为—S—S—而失去溶血活性。SLO 免疫原性强,85% ~90% 链球菌感染患者于感染 2 ~3 周到痊愈后数月至一年内可检出 SLO 抗体,风湿热尤其是活动期的患者该抗体显著升高。因此,临床上测定 SLO 抗体含量,可作为链球菌新近感染和辅助诊断风湿热及其活动性的指标之一。②链球菌溶血素 S(streptolysin S,SLS),为小分子多肽,无免疫原性,对氧不敏感。β 溶血环就是 SLS 所致。

(4)侵袭性酶类:为胞外酶,它们以不同作用方式帮助细菌扩散。主要包括:①透明质酸酶,又称扩散因子。能分解细胞间质的透明质酸,使细菌在组织中扩散。②链激酶,亦称链球菌纤维蛋白溶酶。能使血液中的纤维蛋白酶原转变成纤维蛋白酶,溶解血块或阻止血浆凝固,利于细菌扩散。③链道酶,亦称链球菌 DNA 酶。能分解脓汁中高度黏稠的 DNA,使脓汁变稀薄,有利于病菌扩散。

2.所致疾病　链球菌所致疾病中约有 90% 由 A 群链球菌引起。

(1)化脓性炎症:如淋巴管炎、淋巴结炎、蜂窝组织炎、痈、脓疱疮等皮肤和皮下组织感染,化脓灶可沿淋巴和血液扩散引起败血症。还可引起扁桃体炎、咽峡炎、鼻窦炎、中耳炎、脑膜炎、产褥热等其他系统感染。其特点是化脓性炎症病灶与周围组织界限不清,脓汁稀薄且带血性,有明显扩散倾向。

(2)中毒性疾病:猩红热,由产生致热外毒素的 A 群链球菌引起。多发于小儿,通过呼吸道飞沫传播,临床表现为发热、咽炎、全身弥散性鲜红皮疹,皮疹消退后出现明显脱屑。少数患者可因超敏反应出现心、肾损害。

(3)超敏反应性疾病:主要为急性肾小球肾炎和风湿热。多由 A 群链球菌引起。急性肾小球肾炎的发生机制为链球菌 M 蛋白与相应抗体形成免疫复合物,沉积于肾小球基底膜,活化补体引发炎症,属Ⅲ型超敏反应。此外,链球菌某些菌株与肾小球基底膜存在共同抗原,引起Ⅱ型超敏反应,造成肾小球基底膜损伤而发病。风湿热发病机制为 A 群链球菌与心脏及关节某些成分有共同抗原或 M 蛋白与相应抗体形成免疫复合物沉积于心瓣膜及关节滑膜上,引起Ⅱ型或Ⅲ型超敏反应。临床表现以心脏损害和关节炎为主。

(4)甲型溶血性链球菌感染:甲型链球菌为条件致病菌。当拔牙或摘除扁桃体时,口咽部甲型溶血性链球菌乘机侵入血流,若心脏有先天缺陷或心瓣膜损伤,细菌可在该处繁殖,引起亚急性细菌性心内膜炎。

3.免疫性　A 群链球菌感染后,机体可获得一定的免疫力,主要是抗 M 蛋白抗体,其有增强吞噬细胞的吞噬作用。但因型别多,各型之间无交叉免疫力,故可反复感染。猩红热患者可产生同型致热外毒素抗体,对同型菌有较牢固的免疫力。

(三)实验室检查

1.标本采集　根据不同疾病采集不同标本,如化脓性炎症取脓汁、渗出液,败血症取血液,咽喉炎取咽拭子,风湿热取血清等。

2.直接涂片镜检　脓汁标本可直接涂片后进行革兰染色镜检,发现典型链状排列的革兰阳性球菌即可初步诊断。

3.分离培养与鉴定　将标本接种于血琼脂培养基培养,根据菌落特点、溶血情况、菌体形态和染色性、生化反应等作出最终鉴定。

4.免疫检查　抗链球菌溶血素 O 试验简称抗 O 试验,是一种外毒素与抗毒素的中和试验,采用 SLO 检测血清中的抗 O 抗体。风湿热患者血清中抗 O 抗体比正常人显著增高,活动性风湿热患者一般超过 400U。

(四)防治原则

对伤口进行消毒。链球菌感染主要经飞沫传播,对患者和带菌者应进行积极治疗,以减少传染源。对急性咽峡炎和扁桃体炎患者,尤其是儿童应早期彻底治疗,以防止并发症的发生。对于 A 群链球菌感染者,首选青霉素 G。

二、肺炎链球菌

肺炎链球菌(*S. pneumoniae*),也称肺炎双球菌。常寄居于正常人鼻咽腔。多数不致病,少数引起大叶性肺炎等。

（一）生物学性状

1.形态与染色　革兰染色阳性双球菌,菌体呈矛头状,多成双排列,宽端相对,尖端相背(图 11 - 3)。无芽孢、无鞭毛。有毒菌株在体内形成荚膜,人工培养后荚膜消失。

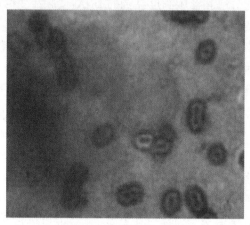

图 11 - 3　肺炎链球菌

2.营养特性及生化反应　对营养要求较高,需在含血液或血清的培养基上才能生长。在血琼脂培养基上菌落周围有草绿色溶血环。本菌能产生自溶酶,培养超过 48 小时,菌体发生自溶,使菌落中央下陷呈脐状。自溶酶可被胆汁或胆盐激活而加速细菌的溶解。菊糖发酵试验阳性。故其与甲型溶血性链球菌可靠的鉴别法是菊糖发酵和胆汁溶菌试验。

3.抗原构造与分型　该菌有 2 种主要抗原:①荚膜多糖抗原,根据其抗原性不同将肺炎链球菌分为 84 个血清型,分别以 1、2、3……表示。其中第 3 型毒力最强。②C 多糖,存在于胞壁中,在钙离子存在时,可与血清中 C 反应蛋白结合而使补体活化,增强吞噬细胞对细菌的吞噬作用。C 反应蛋白不是抗体,正常人血清中含量甚微,当存在急性炎症时其含量剧增。临床常用肺炎链球菌 C 多糖测定血清中 C 反应蛋白含量,对急性炎症疾病及活动性风湿热的诊断有一定意义。

4.抵抗能力　本菌对理化因素抵抗力较弱,56℃ 20 分钟即可死亡。有荚膜菌株对干燥抵抗力较强,在干痰中可存活 1 ~ 2 个月。对一般消毒剂敏感。对青霉素、红霉素、克林霉素等敏感。

（二）致病性与免疫性

本菌的致病物质主要是荚膜。荚膜具有抗吞噬作用,使细菌侵入人体后能迅速繁殖而致病。细菌一旦失去荚膜,就失去致病力。此外,本菌产生的溶血素 O、膜磷壁酸的黏附素及神经氨酸酶等物质,也可能与致病有关,但意义尚未明了。该菌常寄生于人体上呼吸道,当机体抵抗力降低时,主要引起大叶性肺炎,并可继发胸膜炎、脓胸,也能引起中耳炎、败血症、脑膜炎等。

病后机体可获得较牢固的型特异性免疫,主要是产生荚膜多糖抗体,增强吞噬细胞的吞噬作用。

（三）实验室检查

取痰液、脓汁或脑脊液沉淀物等标本做涂片染色后镜检,根据形态排列及染色性等初步诊断。将标本接种于血琼脂培养基培养,如发现有草绿色溶血环的可疑菌落,再进行胆汁溶菌试验和菊糖发酵试验,与甲型溶血性链球菌相鉴别。

（四）防治原则

用荚膜多糖疫苗进行特异性预防,有一定的效果。人群感染的肺炎链球菌菌型在不断变迁,且肺炎链球菌耐药菌株日益增多,因此要加强肺炎链球菌菌型的监测,并在治疗前做药敏试验。

第三节　奈瑟菌属

奈瑟菌属(*Neisseria*)是一群革兰阴性双球菌,无鞭毛,无芽孢,有菌毛,专性需氧。有 23 个种和亚种,对人致病的主要有脑膜炎奈瑟菌和淋病奈瑟菌两种,其余均为鼻、咽喉和口腔黏膜的正常菌群。

一、脑膜炎奈瑟菌

脑膜炎奈瑟菌(*N. meningitidis*)俗称脑膜炎球菌(meningococcus),是引起流行性脑脊髓膜炎(流脑)的病原菌。

（一）生物学性状

1. 形态与染色　革兰染色阴性,菌体呈肾形或豆形,成双排列,凹面相对(图 11 - 4)。无鞭毛,无芽孢。人工培育后常呈卵圆形或球形,排列不规则。在患者脑脊液中多位于中性粒细胞内,形态典型,新分离的菌株多有荚膜和菌毛。

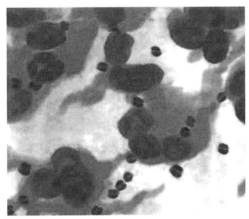

图 11 - 4　脑膜炎奈瑟菌

2. 培养特性及生化反应　对营养要求较高,需在含有血清、血液的培养基中才能生长。最常用的是巧克力血琼脂培养基。专性需氧,初次分离须在 5% ~ 10% CO_2 条件下生长,在巧克力血琼脂培养基上经 24 小时孵育后,形成直径 1.0 ~ 1.5mm 无色、圆形、凸起、光滑、透明似露滴状的菌落。在血清肉汤中呈浑浊生长。因能产生自溶酶,人工培养物如不及时接种,超过 48 小时菌体将裂解死亡。该菌能分解葡萄糖和麦芽糖,产酸不产气。

3. 抗原构造及分类　多数脑膜炎球菌有荚膜多糖群特异性抗原、外膜蛋白型特异性抗原、脂多糖抗原和核蛋白抗原。根据荚膜多糖抗原性的不同,脑膜炎球菌至少可分为 13 个血清型,以 C 群致病力最强。对人致病的多属 A、B、C、Y 和 W 群,我国以 A 群为主。

4. 抵抗力　对理化因素的抵抗力很弱。对干燥、热、冷、紫外线及消毒剂十分敏感,在室温中 3 小时即死亡,55℃ 5 分钟内被破坏。75% 乙醇、0.1% 苯扎溴铵、1% 苯酚均能迅速将其杀死。对磺胺类、青霉素、链霉素等敏感,但对磺胺易产生耐药性。

（二）致病性与免疫性

1. 致病物质　有荚膜、菌毛和内毒素。主要致病物质是内毒素,可引起机体发热、白细胞升高,小血管和毛细血管损伤、出血、坏死，严重时可导致 DIC 和中毒性休克。

2. 所致疾病　传染源是流脑患者或带菌者。本菌常寄居于正常人鼻咽部，主要通过呼吸道飞沫传播。在流行期间人群中带菌率可高达 50%，只有极个别发病。病菌在易感者鼻咽部繁殖，潜伏期 2~4 天，当机体抵抗力降低时病菌大量繁殖并侵入血流引起菌血症或败血症。患者表现为畏寒、高热、恶心、呕吐、皮肤黏膜出现出血点或瘀斑。少数患者可因细菌突破血 - 脑屏障到达脑脊髓膜，引起流行性脑脊髓膜炎，出现剧烈头痛、喷射状呕吐、颈项强直等脑膜刺激征，严重者发生 DIC 和中毒性休克，危及生命。

3. 免疫性　机体对脑膜炎球菌的免疫以特异性体液免疫为主。抗体可通过调理作用促进白细胞的吞噬，活化补体引起溶菌。母体 IgG 可通过胎盘传给胎儿，故 6 个月内婴儿极少患流脑。3 岁以下儿童因血 - 脑屏障发育未成熟，故发病率一般较成人高。

（三）实验室检查

1. 标本采集　取患者脑脊液、血液或瘀斑渗出物，带菌者取鼻咽拭子。脑膜炎奈瑟菌对低温和干燥极敏感，故标本应注意保暖保湿并立即送检，最好是床边接种。

2. 直接涂片镜检　脑脊液经离心取沉淀物涂片，革兰染色后镜检。在中性粒细胞内外发现革兰阴性双球菌即可作出初步诊断。取瘀斑标本前应消毒皮肤，用无菌针头挑破，挤出少量血液或组织液，制成印片，染色镜检，此法检出率较高。

3. 分离培养与鉴定　血液或脑脊液标本先接种于血清肉汤培养基增菌，再接种于巧克力血琼脂培养基上划线分离，并置于 37℃、含 5%~10% CO_2 的环境中培养 24 小时，挑取可疑菌落涂片染色镜检，最后做生化反应和血清学试验进行鉴定。

4. 快速诊断法　因脑膜炎球菌易发生自溶，可用已知群抗体快速检测相应抗原。

（四）防治原则

流行期间成年人可口服磺胺类药物预防。儿童应接种流脑群特异性荚膜多糖疫苗进行特异性预防。对可疑患者应早诊断、早隔离、早治疗。治疗首选青霉素 G，对青霉素 G 过敏者可选用氯霉素。

二、淋病奈瑟菌

淋病奈瑟菌（*N. gonorrhoeae*）俗称淋球菌，是人类淋病的病原体，主要引起人类泌尿生殖系统黏膜急性或慢性化脓性感染。淋病是我国目前发病率最高的性传播疾病。

（一）生物学性状

1. 形态与染色　形态与脑膜炎奈瑟菌相似。常成双排列，凹面相对似一对咖啡豆（图 11 - 5）。无鞭毛、无芽孢，有菌毛和荚膜。革兰染色阴性。在淋病急性期脓汁标本中，细菌大多位于中性粒细胞内，而慢性期则位于细胞外。

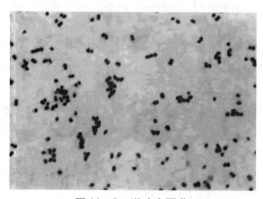

图 11 - 5　淋病奈瑟菌

2. **培养特性与生化反应**　专性需氧,对营养要求高。初次分离培养时须提供 5%～10% CO_2,常用巧克力血琼脂培养基培养。最适温度为 35～36℃,最适 pH 值为 7.5。菌落圆形凸起,呈灰白色,表面光滑。该菌只分解葡萄糖,产酸不产气,不分解其他糖类。

3. **抗原构造**　主要有菌毛蛋白抗原、脂多糖抗原、外膜蛋白抗原。

4. **抵抗力**　淋病奈瑟菌抵抗力较弱,对热、冷、干燥和消毒剂极敏感。

(二)致病性与免疫性

1. **致病物质**　致病物质主要是表面结构,如菌毛、荚膜、脂多糖和外膜蛋白等。

2. **所致疾病**　人类是淋球菌的唯一宿主。主要通过性接触传播,也可通过接触被污染的衣物、浴盆、毛巾等传播。淋球菌侵入尿道或生殖道,引起泌尿生殖道化脓性炎症。成人感染初期一般引起男、女性尿道炎及女性子宫颈炎。如未治疗,则引起两性生殖系统炎症,严重者可导致女性不孕。母体患有淋菌性阴道炎或子宫颈炎时,婴儿出生时可引起淋球菌性结膜炎。

3. **免疫性**　人类对淋球菌感染无天然抵抗力。患病后血清中可出现特异性抗体,但免疫力不持久,仍可再感染。

(三)实验室检查

取泌尿生殖道脓性分泌物涂片,革兰染色后镜检。若在中性粒细胞内发现革兰阴性双球菌则有诊断价值,也可将标本接种于巧克力血琼脂培养基进行分离培养,做生化反应等进行鉴定。

(四)防治原则

淋病是一种常见性病,预防的重要措施是开展卫生宣传教育,防止不正当两性关系。对患者要及时、正确诊断,彻底治疗。治疗首选青霉素 G。新生儿出生后,不论产妇有无淋病,均对新生儿立即用 1% 硝酸银滴眼,以预防新生儿淋球菌性结膜炎的发生。目前无有效的疫苗供特异性预防。

 知识链接

耐甲氧西林金黄色葡萄球菌

　　耐甲氧西林金黄色葡萄球菌(MRSA)是临床上常见的毒性较强的细菌,自从青霉素问世后,金黄色葡萄球菌引起的感染性疾病得到了有效控制。但随着青霉素的广泛使用,有些金黄色葡萄球菌可产生青霉素酶,能水解 β-内酰胺环而对青霉素耐药。甲氧西林耐药的定义为苯唑西林最低抑菌浓度≥4mg/mL。苯唑西林和甲氧西林是同类抗生素,在 20 世纪 90 年代早期被用于金黄色葡萄球菌的药物敏感性检测,直到今天,甲氧西林仍被用于描述金黄色葡萄球菌的耐药性。

 思政小课堂

肺炎链球菌的发现

　　在抗生素发明之前,肺炎链球菌一直是人类的主要杀手。奥斯瓦尔德·西奥多·埃弗里和他的同事,在格里菲斯实验的基础上进行研究,历经十年,终于在《实验医学杂志》上发表了《诱导肺炎球菌类型转化的物质的化学本质》一文。没有格里菲斯的实验,埃弗里也许不会成功。通过这个实验背后的故事,我们应该认识到在追求真理的过程中,要不畏困难、团结协作、勇往直前,学会从前人的经验中总结并创新。

病原生物学与免疫学

 本章小结

　　本章主要介绍了各种病原性球菌的主要生物学特征、致病物质、所致疾病及标本采送原则。重点内容包括：①致病性葡萄球菌和 A 群链球菌是引起化脓性感染常见的病原菌，其形态、排列具有鉴别意义。前者所致化脓性感染的特点为脓汁黏稠和病灶局限化，还可导致毒素性疾病；后者所致的局部化脓性脓灶，脓汁稀薄、带血性、与周围正常组织界限不清。血浆凝固酶、耐热核酸酶试验，可用于区别致病性或非致病性葡萄球菌。②脑膜炎奈瑟菌和淋病奈瑟菌分别是引起人类流行性脑脊髓膜炎(流脑)和人类淋病的病原体，两者在形态、排列、染色性及培养特性上均相似，但所致疾病不同。前者由呼吸道传播，可用流脑疫苗进行特异性预防；后者由性接触传播，防止不正当两性关系是预防的根本措施。
　　本章难点：致病性葡萄球菌和链球菌引起的化脓性感染的不同特点及其原因。

(孙小华)

 目标检测

参考答案

一、选择题

1. 有关葡萄球菌属细菌的叙述正确的是(　　)。
   A. 形态学上与链球菌及肺炎链球菌无鉴别意义
   B. 大多数葡萄球菌都具有鞭毛结构,有动力
   C. 凝固酶阴性葡萄球菌多为人体的正常菌群
   D. 只有致病性葡萄球菌能够产生脂溶性色素
   E. 培养营养要求高

2. 对金黄色葡萄球菌的致病性具有鉴定意义的是(　　)。
   A. 测定血浆凝固酶　　　　B. 革兰染色镜检　　　　C. 菌落特点
   D. 检测 SPA　　　　E. 发酵葡萄糖

3. 化脓性炎症,其脓汁黏稠、病灶局限,这是由于病原菌产生(　　)。
   A. 透明质酸酶　　　　B. 血浆凝固酶　　　　C. 耐热核酸酶
   D. 链道酶　　　　E. 葡激酶

4. 下列无芽孢的细菌中,抵抗力最强的是(　　)。
   A. 金黄色葡萄球菌　　　　B. 乙型溶血性链球菌　　　　C. 百日咳杆菌
   D. 大肠埃希菌　　　　E. 肺炎链球菌

5. 最常见的对青霉素产生耐药性的细菌是(　　)。
   A. 金黄色葡萄球菌　　　　B. 乙型溶血性链球菌　　　　C. 脑膜炎奈瑟菌
   D. 淋病奈瑟菌　　　　E. 肺炎链球菌

6. 能够产生透明质酸酶的细菌是(　　)。
   A. A 群链球菌　　　　B. 霍乱弧菌　　　　C. 鼠伤寒沙门菌
   D. 淋病奈瑟菌　　　　E. 鼠疫耶尔森菌

7. 引起新生儿败血症的主要病原菌是(　　)。
   A. 金黄色葡萄球菌　　　　B. B 群链球菌　　　　C. 白喉棒状杆菌
   D. 甲型溶血性链球菌　　　　E. 流感嗜血杆菌

8. 风湿热与下列哪种细菌有关(　　)。
   A. 链球菌　　　　B. 金黄色葡萄球菌　　　　C. 脑膜炎球菌
   D. 淋球菌　　　　E. 白喉杆菌

9. 各型链球菌中,致病力最强的是(　　)。

A. 甲型溶血性链球菌   B. 乙型溶血性链球菌   C. D 群链球菌

D. 丙型链球菌   E. B 群链球菌

10. 金黄色葡萄球菌一般不引起(　　)。

A. 败血症   B. 心内膜炎   C. 食物中毒

D. 假膜性肠炎   E. 风湿热

11. 脑膜炎球菌的主要致病物质是(　　)。

A. 外毒素   B. 内毒素   C. 自溶酶

D. 溶血毒素   E. 微荚膜

12. 下列病原菌与其传播途径组合错误的是(　　)。

A. 淋球菌—性传播   B. 伤寒杆菌—消化道传播   C. 肺炎链球菌—呼吸道传播

D. 脑膜炎球菌—呼吸道传播   E. 引起猩红热的乙型链球菌—血液传播

13. 一男青年 3 日前开始头痛,当日意识不清,昏迷,体温 41℃,入院查体:血压 70/30mmHg,躯干皮肤出现红色斑点。用药后血压仍继续下降,于第 3 日死亡。血培养发现革兰阴性茅尖状双球菌生长。请问导致感染的病原菌可能是(　　)。

A. 溶血性链球菌   B. 脑膜炎球菌   C. 肠侵袭性大肠埃希菌

D. 肺炎链球菌   E. 金黄色葡萄球菌

14. 患者,男,24 岁,有不洁性接触史,因近 2 日尿急、尿频、排尿刺痛而来院就诊。查体:尿道口有白色脓性分泌物。分泌物涂片染色,镜下见到革兰阴性成双排列的球菌。该患者可能感染的是(　　)。

A. 肺炎球菌   B. 淋球菌   C. 葡萄球菌

D. 链球菌   E. 脑膜炎球菌

二、问答题

简述葡萄球菌的致病物质和所致疾病。

第十二章 肠道杆菌与弧菌

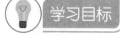学习目标

课件

素质目标:具备严谨认真的工作态度和关爱生命的职业素养。

知识目标:掌握大肠埃希菌、志贺菌属、沙门菌属、霍乱弧菌的主要生物学特点和致病性,以及肥达反应的原理及应用。熟悉肠道致病菌的微生物学检查方法及防治原则。了解大肠埃希菌与水、食品等卫生细菌学检查的关系。

能力目标:具有运用肠道杆菌与弧菌知识,解决与护理专业相关的疾病预防、标本采集、协助治疗问题的能力。

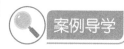案例导学

患者,男,24 岁。因高热,食欲不振,腹部不适,乏力 1 周入院。7 天前出现发热,体温高达 40 ~41℃,伴腹痛、腹胀、便秘,无恶心呕吐。曾按感冒治疗,用药不详。查体:体温40.5℃,前胸皮肤有多个淡红色皮疹,压之褪色,心、肺检查未见异常。腹部柔软,肝肋缘下 1.5cm 可触及,质软有轻度触痛。脾肋缘下 2cm 可触及,质软。入院时血液细菌培养阴性。肥达试验结果为 TO 1:160,TH 1:80;入院第 7 天复查肥达试验结果为 TO 1:640,TH 1:640。

请问:

1. 该患者可能患何种疾病?

2. 为进一步确诊可采取哪些病原学检查方法?

第一节 埃希菌属

埃希菌属(*Escherichia*)代表菌是大肠埃希菌(*E. coli*),是人体肠道内重要的正常菌群。一般不致病,在一定条件下可引起肠道外感染。某些血清型菌株的致病性强,能引起腹泻,统称致病性大肠埃希菌。在环境卫生学和食品卫生学中,大肠埃希菌常被用作粪便污染的卫生学检测指标。

一、生物学性状

大肠埃希菌大小为$(0.5 \sim 1.0)\mu m \times (1 \sim 3)\mu m$,无芽孢,多数菌株有鞭毛,有菌毛和荚膜,革兰染色阴性(图 12 -1)。兼性厌氧,对营养要求不高,在普通培养基上形成灰白色光滑型菌落。在血琼脂培养基上,有些菌株可产生 β 型溶血。吲哚、甲基红、二乙酰、枸橼酸盐(IMViC)试验为"＋＋－－"。抗原主要有 O、K、H 三种,是血清学分型的依据。

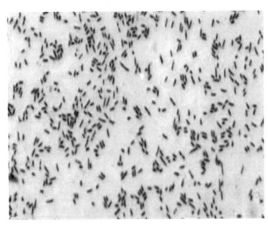

图 12 - 1　大肠埃希菌

二、致病性

(一)致病物质

1.黏附素　又称定植因子,即大肠埃希菌的菌毛。致病性大肠埃希菌通过菌毛黏附于宿主泌尿道或肠壁,以免因排尿和肠道蠕动作用而被清除。

2.外毒素　包括肠毒素、志贺样毒素等。

(1)肠毒素:是肠产毒性大肠埃希菌在生长繁殖过程中释放的外毒素,分为耐热和不耐热两种。不耐热肠毒素对热不稳定,65℃ 30 分钟即被灭活,可致小肠液体过度分泌出现腹泻。耐热肠毒素对热稳定,100℃ 20 分钟仍不被破坏,其免疫原性弱,可使肠腔积液而引起腹泻。

(2)志贺样毒素:由肠出血性大肠埃希菌生产,分Ⅰ型和Ⅱ型,可致出血性腹泻。

3.其他致病物质　如 K 抗原、内毒素、溶血素等。大肠埃希菌 K 抗原有抗吞噬作用。内毒素能引起发热、休克和 DIC 等。

(二)所致疾病

1.肠道外感染　多为内源性感染,以泌尿系统感染多见,如尿道炎、膀胱炎、肾盂肾炎,也可引起腹膜炎、胆囊炎、阑尾炎等。对于婴儿、年老体弱者、大面积烧伤患者及免疫力低下者,易引起败血症。早产儿易患大肠埃希菌性脑膜炎。

2.肠道感染　某些大肠埃希菌能引起人类腹泻,称致病性大肠埃希菌,主要有五种类型(表 12 - 1)。

(1)肠产毒性大肠埃希菌(ETEC):引起婴幼儿和旅游者腹泻,患者表现为轻度水样腹泻,也可出现严重的霍乱样症状。

(2)肠侵袭性大肠埃希菌(EIEC):不产生肠毒素,具有侵袭力,能侵入肠黏膜上皮细胞生长繁殖,形成炎症和溃疡。生化反应和抗原结构均近似志贺菌,应注意鉴别。

(3)肠致病性大肠埃希菌(EPEC):不产肠毒素,多有黏附因子。是婴儿腹泻的主要病原菌,有高度传染性,严重者可致死。

(4)肠出血性大肠埃希菌(EHEC):能产生志贺样毒素,引起散发性或暴发性出血性结肠炎,可并发溶血性尿毒综合征。污染的食品是 EHEC 的重要传染源,如未煮熟的肉类、水、消毒不完全的牛奶、果汁和生的蔬菜、水果。

(5)肠聚集性大肠埃希菌(EAEC):能产生损伤细胞的志贺样毒素,引起小儿顽固性腹泻。

笔记

表12-1　致病性大肠埃希菌

菌株	感染部位	腹泻类型	致病机制	流行病学
ETEC	小肠	水样便	定居因子、肠毒素	婴幼儿及旅游者腹泻
EIEC	小肠	痢疾样腹泻	侵袭结肠黏膜细胞，临床表现与菌痢相似	常见于较大儿童和成人
EPEC	小肠	水样便	破坏黏膜上皮细胞结构，干扰液体吸收	婴儿腹泻
EHEC	大肠	出血性腹泻、剧烈疼痛，溶血性尿毒综合征	产生志贺样毒素	散发或地方小流行可见于任何年龄
EAEC	小肠	持续性水样便	产生肠聚集耐热毒素，大量液体分泌	婴儿腹泻

三、病原学检测

1. 标本采集　肠外感染者可采集其尿液、血液、脓液、脑脊液等标本。腹泻患者可采集其粪便标本。

2. 分离培养与鉴定　脓液、脑脊液等标本可直接涂片，革兰染色后镜检。尿液经离心沉淀后去沉淀物涂片进行革兰染色镜检；血液标本需经肉汤增菌，再移植至血琼脂培养基上，挑取无色半透明的可疑菌落，染色显示为革兰阴性杆菌，再用一系列生化反应进行鉴定。

 知识链接

生活饮用水卫生标准规定

1. 细菌总数　是评价水质清洁和净化效果的一项指标。饮用水的标准为细菌总数不超100cfu/mL，细菌总数增多，说明水已被污染的可能性大。

2. 大肠菌群　卫生学上把大肠菌群作为粪便污染的指示菌。我国《生活饮用水卫生标准》（GB5749—85）中规定，每升水中不得超过3个。

四、防治原则

加强饮食卫生和水源管理，防止肠道感染。对腹泻患者应进行隔离治疗，及时纠正水和电解质紊乱，采取措施减少医院感染。对头孢菌素类、氨曲南及青霉素类药物耐药者，应在药敏试验指导下选择合适药物。如磺胺类、诺氟沙星、庆大霉素等。

第二节　志贺菌属

志贺菌属（Shigella）又称痢疾杆菌，是导致人类细菌性痢疾最为常见的病原菌。

一、生物学性状

志贺菌大小为(0.5~0.7)μm×(2~3)μm，革兰阴性短小杆菌，无芽孢，无荚膜，无鞭毛。多数有菌毛。其为兼性厌氧菌，能在普通培养基上生长，形成中等大小，半透明的光滑型菌落。在肠道杆菌选择性培养基上形成无色菌落。能发酵葡萄糖，产酸不产气。IMViC试验结果为"－＋－－"。宋内志贺菌能迟缓发酵乳糖(37℃ 3~4 天)。

志贺菌有 O 抗原和 K 抗原。O 抗原分为群特异性抗原和型特异性抗原,根据 O 抗原构造不同,将志贺菌属分为 A 群(痢疾志贺菌)、B 群(福氏志贺菌)、C 群(鲍氏志贺菌)、D 群(宋内志贺菌),我国流行的是主要是福氏志贺菌和宋内志贺菌。

本菌对理化因素的抵抗力较其他肠道杆菌为弱。一般经 56~60℃ 10 分钟即被杀死。对酸和化学消毒剂敏感。在粪便中,由于其他肠道菌产酸,使本菌在数小时内死亡,因此粪便标本应迅速送检。在适宜的温度下,志贺菌可在水和食品中繁殖,引起暴发流行。由于磺胺类药物和抗生素的广泛应用,志贺菌易出现耐药性。

 知识链接

志贺菌的耐药机制

近年来,志贺菌耐药菌株频繁出现,其对氨基糖苷类抗生素的耐药机制以产生 AAC(3)Ⅱ酶修饰氨基糖苷类药物为主。青霉素结合蛋白的改变可使志贺菌对亚胺培南产生耐药性。此外,细胞外膜通透性的降低在志贺菌对亚胺培南的耐药中起重要作用。志贺菌基因突变与其对喹诺酮类抗菌药物的耐药性相关,质粒介导的耐药性对染色体突变所致喹诺酮耐药起补充作用。主动外排机制在志贺菌多重耐药中起重要作用。Ⅱ类整合子集中存在于志贺菌,基因盒 dfrA1 + sat1 + aadA1 与甲氧苄啶及链霉素的耐药性相关。细菌多重耐药性是多基因、多蛋白参与的复杂过程,志贺菌耐药模式仍需进一步研究。

二、致病性与免疫性

1. 致病物质

(1)侵袭力:志贺菌菌毛黏附在回肠末端和结肠黏膜表面,侵入上皮细胞内生长,引起局部炎症反应。

(2)内毒素:志贺菌属能产生强烈的内毒素。内毒素作用于肠黏膜,使其通透性增加,促进对内毒素的吸收,引起发热、微循环障碍、中毒性休克及 DIC 等表现。内毒素可破坏肠黏膜,形成炎症和溃疡,患者出现典型的黏液脓血便。内毒素还作用于肠壁自主神经系统,使肠功能紊乱、肠蠕动失调和痉挛。

(3)外毒素:A 型志贺菌Ⅰ型和Ⅱ型能产生外毒素。该毒素同时具备细胞毒素、神经毒素、肠毒素三种毒性,可引起细胞损伤、神经麻痹、水样腹泻。

2. 所致疾病 细菌性痢疾(简称菌痢)是常见的消化道传染疾病,以夏秋季节多见。主要通过粪-口途径传播,传染源为患者和带菌者。潜伏期为 1~3 天。人类对志贺菌普遍易感,少量志贺菌即可引起痢疾。细菌性痢疾分急性细菌性痢疾、慢性细菌性痢疾和急性中毒性菌痢三种。

(1)急性细菌性痢疾:发病急,常有发热、腹痛、腹泻,腹泻次数由十几次增至数十次,并由水样腹泻转变为黏液脓血便,伴里急后重、下腹部疼痛等症状。多数患者预后良好,但儿童、老人及免疫力低下者易脱水、电解质紊乱,甚至死亡。

(2)慢性细菌性痢疾:急性细菌性痢疾治疗不彻底、机体免疫力低下、营养不良或伴有其他慢性病时,易转为慢性。病程多在 2 个月以上,迁延不愈或时愈时发。

(3)急性中毒性菌痢:多见于小儿,各型志贺菌都可引起。常无明显消化道症状而出现严重的全身中毒症状,表现为高热、休克、中毒性脑病,可引起呼吸和循环衰竭,死亡率高。

志贺菌感染局限于肠黏膜,一般不入血。感染恢复后多产生循环抗体,但持续时间短,不能防止再次感染。抗感染免疫主要依靠肠黏膜表面 sIgA 的作用。

三、病原学和血清学检测

1. **标本采集** 在用药前取粪便的脓血或黏液部分,标本不能混有尿液。如不能及时送检,应将标本保存于30%甘油缓冲盐水或增菌培养液中。对中毒性菌痢患者可取肛门拭子检查。

2. **分离培养与鉴定** 接种于肠道杆菌选择性培养基,37℃孵育18~24小时,挑取无色半透明的可疑菌落,做生化反应和血清学凝集试验,确定菌群和菌型。

3. **快速诊断法** 可通过免疫荧光菌球法、协同凝集试验、乳胶凝集试验、分子生物学方法对菌痢进行快速诊断。

四、防治原则

加强水、食物的卫生学检测,以及垃圾处理和防蝇、灭蝇;对患者要早诊断、早治疗。治疗可用磺胺类药物、氨苄西林、氯霉素、黄连素等。特异性预防主要采用口服减毒活菌苗,有一定的保护作用。

第三节　沙门菌属

沙门菌属(*Salmonella*)是一群寄生于人类和动物肠道内,生化反应和抗原构造相似的革兰阴性杆菌。目前发现的血清型已达到2000多种。与人类关系密切的沙门菌有伤寒沙门菌、甲型副伤寒沙门菌、肖氏沙门菌、希氏沙门菌,猪霍乱沙门菌、鼠伤寒沙门菌和肠炎沙门菌等。

一、生物学性状

沙门菌为革兰阴性杆菌,大小为(0.6~1.0)μm×(2~4)μm,无芽孢,一般有鞭毛,无荚膜,多数有菌毛(图12-2)。对营养要求不高,兼性厌氧,在普通琼脂培养基上形成中等大小、半透明的S型菌落。在肠道杆菌选择性培养基上形成无色菌落。不发酵乳糖或蔗糖,能发酵葡萄糖、麦芽糖和甘露糖,除伤寒沙门菌产酸不产气外,其他沙门菌均产酸产气,大多产生硫化氢,动力阳性,尿素酶试验阴性。

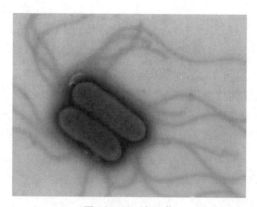

图12-2　沙门菌

沙门菌抗原构造比较复杂,主要有O抗原和H抗原,少数菌株还有Vi抗原。

1. **O抗原** 为细菌细胞壁脂多糖中的特异性多糖部分,能耐受高温不被破坏,沙门菌O抗原有50多种,是沙门菌分型的依据。每个沙门菌的血清型可具有一种或多种O抗原,将具有共同抗原的血清型归为一个群,共有58个群,引起人类疾病的沙门菌大多在A~E群。

2. **H抗原** 鞭毛H抗原为不耐热的蛋白质,可分为第1相和第2相。第1相为特异相,特异性高,以 a、b、c……表示。第 2 项为非特异相,特异性低,以 1、2、3……表示。一个菌株具有第 1 相和第 2 相 H 抗原,称为双相菌,只具有一相 H 抗原的称为单相菌。

3. Vi 抗原 表面 Vi 抗原常存在于伤寒沙门菌、副伤寒沙门菌种,为不稳定抗原,加热 60℃、苯酚处理或传代培养后即消失。Vi 抗原可阻止 O 抗原与其相应抗体的凝集反应,与毒力有关。

沙门菌对理化因素抵抗力较差,湿热 65℃ 15～30 分钟可被杀死。对一般化学消毒剂敏感,但对胆盐、煌绿等的耐受性比其他肠道细菌强。在水中能存活 2～3 周,在粪便中可存活 1～2 个月。

二、致病性与免疫性

1. 致病物质

(1)侵袭力:有毒菌株通过菌毛黏附,有利于细菌侵入小肠黏膜上皮细胞,细菌常被吞噬细胞吞噬,但因 Vi 抗原的抗吞噬作用,使得细菌未被杀灭,并阻挡抗体、补体等杀伤作用。

(2)内毒素:沙门菌裂解后释放出内毒素,能引起发热、白细胞减少,大量内毒素被释放可导致中毒性休克,甚至 DIC。

(3)肠毒素:某些沙门菌(如鼠伤寒沙门菌)可产生肠毒素,其作用、性质与 ETEC 产生的肠毒素类似,能导致急性胃肠炎。

2. 所致疾病

(1)伤寒或副伤寒:又称肠热症,包括伤寒(由伤寒沙门菌引起)和副伤寒(甲型副伤寒沙门菌、肖氏伤寒沙门菌、希氏沙门菌引起)。伤寒和副伤寒的致病机制及临床症状相似,只是副伤寒病情较轻,病程较短。

沙门菌随着污染的水或食物进入消化道,穿过肠黏膜上皮细胞侵入肠壁淋巴组织,经淋巴管至肠系膜淋巴结及其他淋巴组织并在其中繁殖,经胸导管进入血流,引起第一次菌血症。此时处于病程的第 1 周,称前驱期。患者有发热、全身不适、乏力等症状。细菌随血流至骨髓、肝、脾、肾、胆囊、皮肤等处并在其中繁殖,繁殖后的细菌再次进入血流,释放大量内毒素,引起第二次菌血症,此期症状明显,相当于病程的第 2～3 周,患者出现持续高热,相对缓脉,肝、脾肿大及全身中毒症状,部分病例出现皮肤玫瑰疹。存于胆囊中的细菌随胆汁排至肠道,一部分随粪便排出体外。部分细菌可再次侵入肠壁淋巴组织,引起超敏反应,导致局部坏死和溃疡,严重者发生肠出血和肠穿孔。肾脏中的细菌可随尿排出。第 4 周进入恢复期,患者逐渐康复。

典型伤寒的病程为 3～4 周。部分患者病愈后可自粪便或尿液继续排菌达 1 年甚至更久,称恢复期带菌者。

(2)胃肠炎(食物中毒):是最常见的沙门菌感染类型。多由鼠伤寒沙门菌、猪霍乱沙门菌或肠炎沙门菌引起。患者系因食入未煮熟的病畜、病禽的肉类、蛋类而发病。潜伏期短,一般 6～24 小时,起病急,主要症状为发热、恶心、呕吐、腹痛、水样腹泻,偶有黏液或脓性腹泻。常为集体性食物中毒。细菌通常不侵入血流,病程较短,一般 2～4 天内可完全恢复。

(3)败血症:多见于儿童和免疫力低下者,主要由猪霍乱沙门菌、希氏沙门菌和鼠伤寒沙门菌等引起。病菌进入肠道后,迅速侵入血流大量繁殖,患者出现高热、寒战、厌食等症状。部分细菌可随血液扩散到组织器官,引起脑膜炎、骨髓炎、胆囊炎、肾盂肾炎、心内膜炎等。

(4)无症状带菌者:1%～5% 的肠热症患者在症状消失 1 年甚至更长时间后,在其粪便中依然可检出沙门菌,成为无症状的带菌者,是重要的传染源。细菌一般停留在胆囊中。

肠热症后患者可获得牢固免疫力,以细胞免疫为主。体液免疫发挥辅助杀菌作用,肠黏膜局部 sIgA 可防止细菌黏附于肠黏膜表面。

三、病原学和血清学检测

1. **标本采集** 肠热症随病程进展,细菌出现的主要部位不同,应根据不同病程采集不同标本。第1周取外周血,第2周起取粪便,第3周还可取尿液,全程均可采集骨髓。副伤寒病程较短,采集标本时间可相对提前。胃肠炎者采集其粪便、呕吐物和可疑食物。败血症者取其血液。

2. **分离培养与鉴定** 血液应先接种于胆汁肉汤增菌;粪便和经离心的尿沉渣可直接接种于肠道杆菌选择性培养基。经37℃18~24小时培养后,挑选无色半透明的不发酵乳糖的菌落涂片、染色、镜检,并接种于双糖含铁或三糖含铁培养基。

3. **血清学试验** 肥达试验是用已知伤寒沙门菌O、H抗原和甲型副伤寒沙门菌、肖氏沙门菌、希氏沙门菌H抗原的诊断菌液与患者血清做定量凝集试验,以测定其血清中相应抗体的含量,协助诊断伤寒或副伤寒。

本试验在肠热症患者病程第1周末时可出现阳性结果。判定结果时必须考虑下述情况。正常人因隐性感染或预防接种后,血清中可含有一定量的抗体,一般说来,当O抗体效价≥1:80、H凝集效价≥1:160(副伤寒H凝集效价≥1:80)时才有诊断价值。有时单次效价增高,不能定论,可在病程中逐周复查。若效价逐渐递增或恢复期效价上升4倍以上时,才有诊断价值。此外,O抗体与H抗体在体内的消长情况不同。IgM型O抗体出现较早,持续时间约半年,消失后不易受非伤寒沙门菌等病原体的非特异性抗原刺激而再次升高。IgG型H抗体出现较晚,维持时间可长达数年,消失后易受非特异性抗原刺激而短暂重新升高。因此临床上,若H、O凝集效价均超过正常值,则肠热症可能性大;反之,肠热症可能性小。如O凝集效价高而H不高,可能是感染早期;如O凝集效价不高而H高,可能是预防接种或非特异性回忆反应。

4. **防治原则** 加强饮用水、食品卫生管理,发现患者和带菌者时及早隔离治疗。对伤寒与副伤寒的特异性预防,目前使用的Vi荚膜多糖疫苗效果较好。治疗伤寒可选用氯霉素、环丙沙星、氨苄西林等。

第四节 弧菌属

弧菌属细菌是一类菌体短小,弯曲成弧形的革兰阴性菌。在自然界中分布广泛,以水中最多。该属有70余种,其中20种与人类感染有关,常见致病菌为霍乱弧菌和副溶血性弧菌。

一、霍乱弧菌

霍乱弧菌是引起烈性消化道传染病霍乱的病原菌。霍乱发病急,传染性强,死亡率高。曾在世界上引起多次大流行,为我国法定甲类传染病。

1. **生物学性状** 革兰阴性菌,大小为$(0.5~0.8)\mu m \times (1.5~3.0)\mu m$,菌体弯曲呈弧状或逗点状,有单根鞭毛,有菌毛,无荚膜,无芽孢。经人工培养后,易失去弧形而呈杆状。取霍乱患者米泔水样粪便做活菌悬滴观察,可见细菌运动极为活泼,呈流星穿梭运动(图12-3)。粪便涂片可见弧菌呈鱼群状排列。对营养要求不高,兼性厌氧,在pH值为8.8~9.0的碱性蛋白胨水或碱性琼脂平板中生长良好,菌落直径圆形、光滑、半透明。

霍乱弧菌有O抗原和H抗原。H抗原不耐热,无特异性,是霍乱弧菌的共同抗原。O抗原耐热,根据O抗原不同,将弧菌分为155个血清型,其中O1群、O139群可引起霍乱,且两群之间无抗原性交叉。

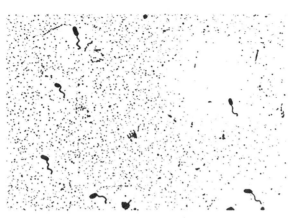

图 12 - 3　霍乱弧菌

古典生物型霍乱弧菌抵抗力较弱,埃尔托(El Tor)生物型弧菌抵抗力较强。对热、一般化学消毒剂和酸类均敏感,耐低温,耐碱。加热 100℃ 1~2 分钟死亡,在正常胃酸中仅生存 4 分钟,但在水中能存活 1~3 周。

2. 致病性与免疫性

(1)致病物质:主要有霍乱肠毒素和侵袭力。霍乱肠毒素是目前致泻毒素中最强烈的毒素。该毒素为蛋白质,不耐热,56℃ 30 分钟,可破坏其活性。对蛋白酶敏感而对胰蛋白酶抵抗。该毒素属外毒素,具有很强的抗原性,由 1 个 A 单位和 5 个相同的 B 单位组成。A 单位是毒性单位,B 单位是结合单位。B 亚单位和小肠黏膜上皮细胞的 GM1 神经节苷脂受体结合,介导 A 亚单位进入细胞,A 亚单位在蛋白酶作用下裂解为 A1 和 A2 两条多肽。A1 激活机动型 G 蛋白 Gs,继而激活腺苷酸环化酶,使细胞内的 ATP 转化为 cAMP,从而导致细胞内的 cAMP 浓度升高,主动分泌 Na^+、K^+、Cl^-、HCO_3^- 等离子和水,引起严重的腹泻与呕吐。

霍乱弧菌活泼的鞭毛运动有助于其穿过肠黏膜表面的黏液层到达肠壁上皮细胞,再借助普通菌毛的黏附作用定植于小肠黏膜。

(2)所致疾病:人类在自然情况下是霍乱弧菌的唯一易感者,主要通过污染的水源或食物经口传染。霍乱弧菌对酸敏感,但某些因素使胃酸浓度降低时,部分霍乱弧菌可由胃到达小肠,黏附于肠黏膜表面迅速繁殖,不侵入肠上皮细胞和肠腺,产生霍乱肠毒素而致病。典型病例一般在摄入细菌 2~3 天后突发剧烈腹泻和呕吐,排出米泔水样便。由于大量水和电解质丧失,患者迅速发展为严重脱水、肌肉痉挛、低钾血症、代谢性酸中毒、低血容量性休克、肾衰竭、意识障碍等。未经治疗,死亡率高达 60%。一些患者可短期带菌,一般不超过 2 周,少数 El Tor 生物型带菌者可带菌长达数月或数年,成为传染源,病原菌主要存在于胆囊中。

(3)免疫性:霍乱弧菌感染后机体可获得牢固免疫力,主要是体液免疫。

3. 病原学和血清学检测　霍乱是甲类传染病,对首例患者的病原学诊断应快速、准确,并及时作出疫情报告。根据国家相关规定,霍乱弧菌属于病原微生物实验室生物安全危害程度二类微生物,标本处理、活菌培养和鉴定需注意实验室生物安全。

(1)标本采集:采集患者米泔水样便、肛拭子、呕吐物等标本,接种于碱性蛋白胨水增菌,不能及时接种时应放入 Cary - Blair 保存液中保存和运输。

(2)快速诊断:悬滴法观察细菌呈穿梭运动有助于诊断。用霍乱弧菌多价诊断血清制剂试验、抗 O1 群和 O139 群的单克隆抗体凝集试验可进行快速诊断。

(3)分离培养与鉴定:将标本接种至碱性蛋白胨水增菌,37℃ 6~8 小时后直接镜检并做分离培养。常用的选择性培养基为 TCBS 培养基,37℃ 培养 24 小时可形成黄色菌落。挑选可疑菌落进行生

笔记

化反应,与 O1 群和 O139 群多价和单价抗血清做玻璃凝集反应,并与其他弧菌进行鉴别。

4.防治原则 改善环境卫生,加强水源管理,培养良好的个人卫生习惯,注意食品卫生安全,是预防霍乱弧菌传播的关键因素。口服霍乱疫苗可增强易感人群对霍乱的特异性免疫力。隔离治疗患者,严格消毒其排泄物,及时补充液体和电解质,是预防酸中毒和低血容量性休克的关键。常用抗生素有红霉素、多西霉素、喹诺酮类、复方新诺明等。

📖 思政小课堂

传染病报告制度

根据《中华人民共和国传染病防治法》和《突发公共卫生事件应急条例》相关规定,在出现重大公共卫生事件时应严格按照程序进行处置并及时逐级上报,保护人民生命财产安全,我国传染病防治实行预防为主的方针,防治结合、分类管理、依靠科学、依靠群众。

突发事件监测机构、医疗卫生机构和有关单位发现发生或者发现不明原因的群体性疾病的或者发现发生或者可能发生传染病暴发、流行等情形的,应当在 2 小时内向所在地县级人民政府卫生行政主管部门报告;接到报告的卫生行政主管部门应当在 2 小时内向本级人民政府报告,并同时向上级人民政府卫生行政主管部门报告。省、自治区、直辖市人民政府应当在接到报告 1 小时内,向国务院卫生行政主管部门报告。

作为医务工作者,应当对相关法律、法规有所认识,在医疗实践中充分利用并维护法规,认真履行各自职责,积极参与公共卫生事件尤其是传染病的处置,提高广大群众身心健康水平。

二、副溶血性弧菌

副溶血性弧菌是我国沿海地区食物中毒最常见的病原菌,是一种嗜盐性弧菌。主要分布在海水、海产品及盐腌渍食品中。人常因食入未煮熟的海产品或污染本菌的盐腌渍食品而感染,引起食物中毒。该菌为革兰阴性、微弯杆菌,单鞭毛,运动活泼。对营养要求不高,在无盐培养基中不生长,在 TCBS 培养基上形成绿色菌落,可与霍乱弧菌区别。

副溶血性弧菌感染潜伏期为 5～72 小时,平均 24 小时,主要症状是腹痛、腹泻、呕吐、脱水和发热,粪便多为水样或糊状,少数为黏液血便。病程 1～7 天,一般恢复较快。病后免疫力不强,可重复感染。

第五节　其他菌属

一、克雷伯菌属

克雷伯菌属(*Klebsiella*)中最常见的条件致病菌是肺炎克雷伯菌,以医院感染多见。肺炎克雷伯菌为革兰阴性杆菌,显微镜下呈单独、成双或短链状排列,大小为 $(0.5～0.8)\mu m×(1～2)\mu m$,无芽孢,无鞭毛,有较厚的荚膜,多数有菌毛。对营养要求不高,在血平板上形成灰白色,较大的黏液型菌落,以接种环挑起,易拉成丝。在肠道选择培养基中生长能分解乳糖,形成较大的、黏稠的红色菌落。

本菌主要存在于人体肠道、呼吸道中。机体免疫力降低或长期应用抗生素导致菌群失调时,可引起支气管炎、肺炎、肠炎、泌尿道和创伤感染,甚至败血症、脑膜炎、腹膜炎等。肺部感染时患者表现为高热、咳嗽、咳痰、胸痛,痰多且黏稠、带血呈胶冻状,可出现气急、发绀、心悸等症状。

肺炎克雷伯菌产超广谱 β - 内酰胺酶的比例不断增高,产酶株对青霉素类、第一、二、三代头孢菌素及单环 β - 内酰胺类抗菌药物均产生耐药,而仅对头霉素类、碳青霉烯类及酶抑制剂敏感,临床应根据药物敏感试验结果合理使用抗菌药物。

二、变形杆菌属

变形杆菌属(*Proteus*)广泛存在于水、土壤及人和动物的肠道中,为条件致病菌。革兰染色阴性,大小为$(0.4 \sim 0.6)\mu m \times (1 \sim 3)\mu m$,呈明显的多形性,有周身鞭毛和菌毛,运动活泼。在普通培养基上细菌形成以接种部位为中心的波纹状薄膜生长,称为迁徙生长现象。本菌属的一个重要生化特征是产生尿素酶,能迅速分解尿素,产生 H_2S。与人类关系密切的菌种是普通变形杆菌和奇异变形杆菌。变形杆菌属与某些立克次体有共同抗原,可代替立克次体作为抗原与患者血清进行凝集反应,该试验称为外斐反应(Weil - Felix reaction),用以辅助诊断立克次体病引起的斑疹伤寒和恙虫病。

本菌属的细菌是泌尿道感染的常见病原菌(仅次于大肠埃希菌),还可引起创伤感染、脑膜炎、败血症、婴儿腹泻、食物中毒等。此外,该菌感染与膀胱结石、肾结石的形成有关。

三、肠杆菌属

肠杆菌属(*Enterobacter*)细菌广泛存在于污水、土壤和蔬菜中,是人类肠道的正常菌群,能引起多部位条件致病性感染。包括阴沟肠杆菌、产气肠杆菌、聚团肠杆菌等 14 个菌种。

革兰阴性短粗杆菌,有周身鞭毛,部分菌株有荚膜,无芽孢。兼性厌氧,对营养要求不高,在普通培养基上生长良好,形成大而湿润的黏液型菌落;在血琼脂培养基上不溶血;在肠道选择培养基上形成发酵乳糖的有色菌落。大多数菌株发酵乳糖,鸟氨酸脱羧酶阳性,枸橼酸盐利用试验阳性,DNA 酶阴性。

肠杆菌属细菌广泛分布于自然界,可寄居于人的肠道中,但不是肠道的常居菌群。肠杆菌为条件致病菌,是医院感染的常见病原菌。临床分离的肠杆菌属细菌中最常见的是产气肠杆菌和阴沟肠杆菌,可引起呼吸道、泌尿生殖道、伤口感染,亦可引起败血症和新生儿脑膜炎。坂崎肠杆菌可引起新生儿脑膜炎和菌血症,病死率较高。

近年来,肠杆菌属耐药性不断增高,常分离出产头孢菌素酶菌株(产 AmpC 酶菌株),尤以阴沟肠杆菌多见。AmpC 酶属于 β - 内酰胺酶类,导致阴沟肠杆菌对第一、二、三代头孢菌素、单环 β - 内酰胺类、头霉素类及含酶抑制剂的复合制剂耐药。针对产 AmpC 酶菌株,临床首选第四代头孢菌素(头孢吡肟)和碳青霉烯类抗菌药物。

四、螺杆菌属

螺杆菌属(*Helicobacter*)中幽门螺杆菌(Helicobacter pylori, Hp)是慢性胃炎、胃溃疡和十二指肠溃疡的主要病因,并与胃癌和胃黏膜相关淋巴组织瘤的发生密切相关。菌体呈螺旋状或弧形弯曲,革兰染色阴性,运动活泼。幽门螺杆菌是微需氧菌,对营养要求高,在含血液或血清的培养基上才能生长,37℃培养 2～6 天呈现针尖状无色透明的菌落。Hp 能产生丰富的尿素酶,可迅速分解尿素,释放氨,测定尿素酶活性已作为该菌的快速诊断方法之一。

Hp 主要引起慢性胃炎、消化性溃疡,通过口 - 口途径或粪 - 口途径在人与人之间传播,该菌致病性与其黏附物质、尿素酶、蛋白酶和细胞毒素等多种致病因子的协同作用有关。

微生物学检测时,可用胃镜采集胃、十二指肠黏膜组织标本,进行革兰染色镜检,镜下查到形态典型的弯曲状或螺旋形细菌即可初步诊断。也可采取快速尿素酶试验、分离培养、^{13}C 呼气试验、血清学检测、粪便抗原检测、核酸检测等方法。治疗 Hp 感染主要用胶体铋制剂或质子泵抑制剂结合抗生素(如阿莫西林、克拉霉素或甲硝唑等)的联合疗法。

本章小结

　　肠道杆菌为中等大小的革兰阴性杆菌；大多有菌毛、鞭毛、荚膜，无芽孢；生化反应活泼，乳糖发酵试验可初步鉴别致病性和非致病性肠道杆菌；其抗原结构复杂，主要有菌体抗原、鞭毛抗原、荚膜或包膜抗原等。

　　大肠埃希菌菌株可作为条件致病菌，引起肠道以外组织的感染；主要致病类型为 ETEC、EPEC、EIEC、EHEC、EAEC；其致病物质主要是黏附素和外毒素；在环境卫生学和食品卫生学中，大肠埃希菌常被用作粪便污染的检测指标。

　　志贺菌无鞭毛；致病物质主要有侵袭力、内毒素、外毒素；其引起的细菌性痢疾分为急性细菌性痢疾、中毒性菌痢和慢性细菌性痢疾三种临床类型。

　　沙门菌致病物质有菌毛、Vi 抗原、内毒素和肠毒素，所致疾病主要有肠热症、食物中毒和败血症；微生物学检查常采用病原菌的分离培养与鉴定及肥达反应；肥达反应结果应结合临床表现、病程、病史、地区流行病学资料进行综合分析。

　　弧菌是有鞭毛的革兰阴性菌，呈弧状或杆状；通常经消化道传播，引起腹泻、呕吐等症状。对人致病的主要有霍乱弧菌和副溶血性弧菌。

（李　阳）

 目标检测

参考答案

一、选择题

1.临床上导致泌尿道感染的常见细菌是(　　)。
　　A.大肠埃希菌　　　　　　　　B.沙门菌　　　　　　　　C.变形杆菌
　　D.霍乱弧菌　　　　　　　　　E.克雷伯菌

2.辅助诊断伤寒常用的血清学试验是 (　　)。
　　A.外斐反应　　　　　　　　　B.OT 试验　　　　　　　C.抗 O 试验
　　D.肥达试验　　　　　　　　　E.乳胶凝集抑制试验

3.急性细菌性痢疾的病原体是(　　)。
　　A.沙门菌　　　　　　　　　　B.志贺菌　　　　　　　　C.金黄色葡萄球菌
　　D.大肠埃希菌　　　　　　　　E.霍乱弧菌

4.我国沿海地区导致食物中毒最常见的病原菌是(　　)。
　　A.金黄色葡萄球菌　　　　　　B.副溶血性弧菌　　　　　C.变形杆菌
　　D.沙门菌　　　　　　　　　　E.幽门螺杆菌

5.以下细菌中可在血琼脂平板上呈现迁徙生长的是(　　)。
　　A.伤寒沙门菌　　　　　　　　B.普通变形杆菌　　　　　C.肺炎克雷伯菌
　　D.大肠埃希菌　　　　　　　　E.志贺菌

6.肥达反应有诊断价值的抗体效价是(　　)。
　　A.O 凝集效价≥1∶80,H 凝集效价≥1∶160
　　B.O 凝集效价≥1∶160,H 凝集效价≥1∶80
　　C.O 凝集效价≥1∶80,H 凝集效价≥1∶80
　　D.O 凝集效价≥1∶40,H 凝集效价≥1∶160
　　E.O 凝集效价≥1∶40,H 凝集效价≥1∶40

7.霍乱患者大便的特征之一是(　　)。
　　A.水样便　　　　　　　　　　B.蛋花汤样便　　　　　　C.脓血黏液便
　　D.米泔水样便　　　　　　　　E.血便

8. 下列细菌中动力试验阴性的是(　　)。

　　A. 大肠埃希菌　　　　　　　　B. 伤寒杆菌　　　　　　　　C. 痢疾杆菌

　　D. 变形杆菌　　　　　　　　　E. 致病性大肠埃希菌

9. 霍乱是由(　　)引起的。

　　A. 大肠埃希菌　　　　　　　　B. 金黄色葡萄球菌　　　　　C. 伤寒沙门菌

　　D. 变形杆菌　　　　　　　　　E. 霍乱弧菌

10. 菌痢患者的粪便标本要及时送检,因为此菌(　　)。

　　A. 不耐低温　　　　　　　　　B. 对消毒剂敏感　　　　　　C. 对酸敏感

　　D. 对碱敏感　　　　　　　　　E. 对温度敏感

二、问答题

1. 简述志贺菌的主要致病物质和所致疾病。

2. 在对疑似首例霍乱患者诊断时,有哪些事项要特别注意?

课件

第十三章　厌氧性细菌

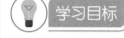

素质目标:具备严谨认真的工作态度,具有关爱生命、救死扶伤的职业素养。

知识目标:掌握破伤风梭菌的致病性及防治原则。熟悉产气荚膜梭菌的致病物质和所致疾病。了解无芽孢厌氧菌所致感染的特征。

能力目标:能够运用所学的病原学知识,制订常见病原菌感染的预防方案。

案例导学

　　患者,女,70岁。因牙关紧闭,吞咽困难2天就医。入院后出现苦笑面容、颈部僵硬、弓背、腹部僵硬等表现,呈进行性加重。患者入院前1个月有拔牙病史。

　　请问:

　　该患者可能患何种疾病?

第一节　厌氧芽孢梭菌属

　　厌氧性细菌是一大类必须在无氧条件下才能生长繁殖的细菌,根据能否产生芽孢,分为芽孢厌氧梭菌属和无芽孢厌氧菌属两大类。

　　厌氧芽孢梭菌属(*Clostridium*)的细菌为革兰阳性大杆菌,能形成芽孢,芽孢多较菌体宽,使菌体膨大呈梭形,故而得名。常存在于土壤、人及动物肠道中。梭菌属中主要病原菌包括破伤风梭菌、产气荚膜梭菌、肉毒梭菌及艰难梭菌,分别引起破伤风、气性坏疽、肉毒中毒和假膜性结肠炎等疾病。

　　无芽孢厌氧菌包括一大群专性厌氧、无芽孢的细菌,有革兰阳性和阴性的球菌和杆菌。它们是人类和动物肠道或其他部位正常菌群的成员。作为条件致病菌,这些厌氧菌可以引起多种感染性疾病。在所有临床厌氧菌感染中,以类杆菌属感染为最重要,占1/3以上。无芽孢厌氧菌种类和数量明显多于有芽孢的厌氧菌。

一、破伤风梭菌

　　破伤风梭菌(*Cl. tetani*)是引导起破伤风的病原菌,大量存在于人和动物肠道中,由粪便污染土壤,经伤口感染引起疾病。

(一)生物学性状

　　破伤风梭菌菌体细长,大小为(4~8)μm×(0.3~0.5)μm,周身鞭毛,芽孢呈圆形,位于菌体顶端,直径比菌体宽大,似鼓槌状,为本菌的典型特征(图13-1)。繁殖体为革兰阳性,带芽孢的菌体易

140

转为革兰阴性。

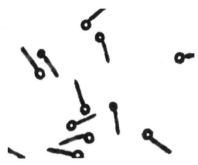

图 13-1 破伤风梭菌

破伤风梭菌为专性厌氧菌,最适生长温度为37℃,最适pH值为7.0~7.5,对营养要求不高,在普通琼脂平板上培养24~48小时后,可形成直径1mm以上不规则的菌落,中心紧密,周边疏松似羽毛状,易在培养基表面迁徙扩散。在血琼脂培养基上有明显溶血环,在疱肉培养基中能使肉汤变浑浊,肉渣部分被消化、微变黑,产生甲基硫醇(有腐败臭味)及气体。一般不发酵糖类,能液化明胶,产生硫化氢,形成吲哚,不能还原硝酸盐为亚硝酸盐。对蛋白质有微弱的消化作用。

本菌繁殖体抵抗力与其他细菌相似,但芽孢抵抗力强大。在土壤中可存活数十年,能耐煮沸40~50分钟。对青霉素敏感,磺胺类对其有抑菌作用。

(二)致病性

破伤风梭菌芽孢广泛分布于自然界中,可由伤口侵入人体,发芽、繁殖而致病,但破伤风梭菌是厌氧菌,在一般伤口中不能生长,伤口的厌氧环境是破伤风梭菌感染的重要条件。窄而深的伤口(如刺伤),混有泥土或异物污染;大面积创伤、烧伤,坏死组织多,局部组织缺血;同时有需氧菌或兼性厌氧菌混合感染,均易造成厌氧环境,有利于破伤风梭菌生长。破伤风梭菌能产生强烈的外毒素,即破伤风痉挛毒素(tetanospasmin)。

破伤风痉挛毒素是一种神经毒素(neurotoxin),是由十余种氨基酸组成的蛋白质,不耐热,可被肠道蛋白酶破坏,故口服毒素不起作用。破伤风毒素的毒性非常强烈,仅次于肉毒毒素。破伤风梭菌没有侵袭力,只在污染的局部组织中生长繁殖,一般不入血流。毒素在局部产生后,通过运动终板吸收,沿神经纤维间隙至脊髓前角神经细胞,上达脑干,也可经淋巴吸收,通过血流到达中枢神经。毒素能与神经组织中的神经节苷脂结合,封闭脊髓抑制性突触末端,阻止释放抑制性介质(甘氨酸和γ氨基丁酸),从而破坏上下神经元之间的正常抑制性冲动的传递,导致超反射反应(兴奋性异常增高)和横纹肌痉挛。

破伤风多见于战伤。平时除创伤感染外,分娩时断脐不洁,手术器械灭菌不严,均可引起感染。新生儿破伤风(俗称脐风)尤为常见。破伤风潜伏期不定,短的1~2天,长的达2个月,平均7~14天。潜伏期越短,病死率越高。发病早期患者有发热、头痛、肌肉酸痛等前驱症状,随之出现局部肌肉抽搐、张口困难、咀嚼肌痉挛、牙关紧闭、苦笑面容。继而颈部、躯干和四肢肌肉发生强直收缩,身体呈角弓反张,面部发绀,呼吸困难,最后可因窒息而死。本病病死率约50%,新生儿和老年人尤高。

(三)微生物学检查

破伤风梭菌分布广泛,如果患者无临床症状,即使伤口找到破伤风梭菌也不能作为诊断的依据。故破伤风的诊断主要根据有无创伤病史和临床症状,一般不需要做微生物检验。如必须行微生物鉴定,可取创口深部渗出物或坏死组织镜检,或加热至80℃经20分钟杀死无芽孢杂菌后,接种于血琼脂培养基或疱肉培养基中,在厌氧条件下培养24~48小时,挑选可疑菌落进行鉴定,也可取培养滤液0.1mL接种于小白鼠,做毒力和毒力保护试验。

（四）特异性防治

破伤风一旦发病，治疗困难，所以应以预防为主。

1.人工自动免疫　平时应对战士、建筑工人等易受外伤人群接种吸附精制破伤风类毒素全程基础免疫，以刺激机体自动产生抗毒素。儿童可接种百白破三联疫苗进行免疫。当受伤后有感染风险时，应加强免疫一次。

2.人工被动免疫

（1）紧急预防：如遇严重污染创伤或受伤前未经全程基础免疫者，除用类毒素加强免疫外，可再注射破伤风抗毒素（tetanus antitoxin，TAT）。即在一臂注射抗毒素，另一臂注射类毒素，6～12周后再注射一次类毒素。实践证明，同时注射抗毒素和类毒素的预防效果好，且互不干扰。

（2）特异性治疗：一旦发现患者，应要早期、足量注射破伤风抗毒素，每次可肌内注射或静脉注射6万～10万单位，注射前必须做皮肤试验，防止过敏性休克的发生。目前，人破伤风丙种球蛋白已经用于临床治疗，该药既可避免过敏反应，又可提高疗效。

大剂量的青霉素（或四环素）能有效抑制破伤风梭菌在局部病灶中繁殖，并且对混合感染的其他细菌也有作用。若已确诊为破伤风，应及时给予适当的镇静剂和肌肉解痉剂等，以减轻患者的痛苦和预防因呼吸肌痉挛导致的窒息。

二、产气荚膜梭菌

产气荚膜梭菌（*Cl. perfringens*）是气性坏疽的主要病原菌。气性坏疽是战时多见的一种严重的创伤感染，以局部水肿、产气、肌肉坏死及全身中毒为特征。病原菌有6～9种，常为混合感染，以产气荚膜梭菌为最多见（占60%～90%），其次是诺维梭菌和败毒梭菌，其他为产芽孢梭菌、溶组织梭菌和双酶酸菌等。

（一）生物学性状

产气荚膜梭菌为革兰阳性粗大梭菌，大小为（1～1.5）μm×（3～4）μm。单独或成双排列，有时也可成短链排列。芽孢呈卵圆形，芽孢宽度不比菌体大，位于中央或末次端。培养时芽孢少见，须在无糖培养基中才能生成芽孢。在脓汁、坏死组织或感染动物脏器涂片上，可见明显的荚膜。本菌无鞭毛，不能运动（图13-2）。

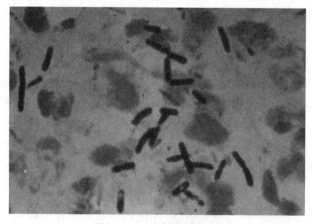

图13-2　产气荚膜梭菌

该菌不如破伤风梭菌对厌氧环境的要求高。在血琼脂培养基上菌落较大、灰白色、不透明，边缘呈锯齿状，多数菌株有双层溶血环，内环是由θ毒素引起的完全溶血，外环不完全溶血是由α毒素所致。在疱肉培养基中，肉渣不被消化，有时呈肉红色。在牛乳培养基中能分解乳糖并产酸，使酪蛋白凝固,同时生成大量气体,将凝固的酪蛋白冲成海绵状碎块。管内气体常将覆盖在液体上的凡士林层向上推挤,这种现象称为"汹涌发酵",是本菌的特点之一。产气荚膜梭菌能分解多种糖类,如葡萄糖、麦芽糖、蔗糖和乳糖,产酸产气,不发酵甘露糖或水杨苷,能液化明胶,产生硫化氢,不能消化已凝固的蛋白质和血清。

(二)致病物质和所致疾病

产气荚膜梭菌既能产生强烈的外毒素,又有多种侵袭性酶,还有荚膜,构成其强大的侵袭力。外毒素的毒性虽不如肉毒毒素和破伤风毒素强,但种类多,有 α、β、γ、δ、ε、η、θ、ι、κ、λ、μ、ν 等 12 种。多种侵袭性酶包括卵磷脂酶、纤维蛋白酶、透明质酸酶、胶原酶和 DNA 酶等。根据细菌产生外毒素的种类差别,可将产气荚膜梭菌分成 A、B、C、D、E 5 个型。对人致病的主要是 A 型,可引起气性坏疽和食物中毒。C 型则引起坏死性肠炎。在各种毒素和酶中,以 α 毒素最为重要,α 毒素是一种卵磷脂酶,能分解卵磷脂,人和动物的细胞膜是磷脂和蛋白质的复合物,可被卵磷脂酶所破坏,故 α 毒素能损伤多种细胞的细胞膜,引起溶血、组织坏死、血管内皮细胞损伤,使血管通透性增高,导致水肿。此外,θ 毒素有溶血和破坏白细胞的作用,胶原酶能分解肌肉和皮下的胶原组织,使组织崩解,透明质酸酶能分解细胞间质透明质酸,有利于病变扩散。本菌能引起人类多种疾病,如气性坏疽、食物中毒、急性坏死性肠炎,其中最重要的是气性坏疽。

1. 气性坏疽 患者表现为以局部剧痛、水肿、胀气,组织迅速坏死,分泌物恶臭,伴有全身毒血症为特征的急性感染。潜伏期较短,一般只有 8~48 小时。芽孢出芽后大量繁殖,形成荚膜能抵抗吞噬,产生多种毒素及侵袭性酶,损害肌肉组织,引起厌氧性肌炎。由于本菌分解组织中的肌糖,产生大量气体充塞组织间隙而造成气肿,挤压软组织,阻碍血液循环,进一步促使肌肉坏死。同时毒素还可引起血管壁通透性增高,浆液渗出,形成扩散性水肿,以手触压肿胀组织可发生"捻发音"。患者疼痛剧烈,病灶蔓延迅速,最后形成大块组织坏死。细菌一般不侵入血流,局部细菌繁殖产生的各种毒素以及组织坏死产生的毒性物质则被吸收入血,引起毒血症而致患者死亡。

2. 食物中毒 某些 A 型菌株能产生肠毒素,食用其污染的食物后可引起食物中毒。潜伏期短,为 8~22 小时,患者常发生腹痛、腹泻、便血等症状,较少呕吐,一般不发热,1~2 日内可自愈。中毒机制与霍乱肠毒素的作用类似。

3. 急性坏死性肠炎 由 C 型产气荚膜梭菌引起,致病物质可能为 β 毒素。潜伏期不到 24 小时,患者发病急,有剧烈痛、腹泻、粪便带血,可并发周围循环衰竭、肠梗阻、腹膜炎等,病死率高达 40%。

(三)微生物学检查

气性坏疽发病急剧,后果严重,及早诊断甚为重要。由于本菌分布广泛,所以单凭创口发现此菌还不足以诊断。尚需结合临床表现才能确诊。

1. 直接涂片镜检 从伤口深部取材涂片,革兰染色后镜检,可见革兰阳性大杆菌,有荚膜,常伴有其他杂菌,白细胞甚少,形态不规则。这是气性坏疽标本涂片的特点。

2. 分离培养与鉴定 取坏死组织制成悬液,接种于血琼脂平板上或疱肉培养基中厌氧培养。取细菌培养物涂片镜检,并进一步用生化反应鉴定。

3. 动物实验 取培养液 0.5~1mL 给小鼠或家兔静脉内注射,10 分钟后杀死动物,置尸体于 37℃ 5~8 小时。如动物躯体膨胀,即行解剖,可见脏器和肌肉内有大量气泡,尤以肝脏最为明显,称"泡沫肝"。取内脏或心血涂片镜检或分离培养,可发现革兰阳性大杆菌,并有明显荚膜。

(四)防治原则

气性坏疽病原菌种类多,大多是数种细菌混合感染,所产生的毒素型别多,抗原复杂,目前尚缺乏有效的预防制剂。预防的方法主要是早期扩创,清洁伤口,局部用双氧水冲洗以破坏厌氧环境。除早期应用多价抗毒素外,应配合手术、抗生素及支持疗法等。近年来,临床应用高压氧治疗气性坏疽,可使血液和组织中氧含量高于正常 15 倍左右,不利于厌氧细菌生长,有一定的疗效。

三、肉毒梭菌

肉毒梭菌(*Cl. botulinum*)为腐物寄生菌,广泛分布于土壤和动物粪便中。为革兰阳性粗大杆菌。单独或成双排列,有时可见短链状。有周身鞭毛,无荚膜。芽孢呈椭圆形,大于菌体,位于次极端,使菌体似网球拍状(图 13 – 3),芽孢抵抗力甚强。

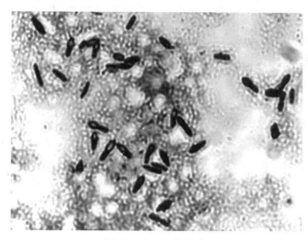

图 13 – 3　肉毒梭菌

肉毒梭菌严格厌氧,在普通琼脂培养基上形成直径 3 ~ 5mm 不规则的菌落,在血琼脂培养基上形成 β 溶血。本菌能消化肉渣,使之变黑,产生腐败恶臭;能分解葡萄糖、麦芽糖及果糖,产酸产气;可液化明胶,产生 H_2S,不形成吲哚。

肉毒梭菌的外毒素是已知毒素中最强的一种,它比氰化钾毒力还大 1 万倍,人服 0.1μg 即可致命,纯化的肉毒毒素 1mg 能杀死 2 亿只小鼠。与典型的外毒素不同,肉毒梭菌外毒素并非由生活的细菌释放,而是在细菌细胞内产生无毒的前体毒素,待细菌死亡自溶后游离出来,经肠道中的胰蛋白酶或细菌产生的蛋白激酶作用后方具有毒性,且能抵抗胃酸和消化酶的破坏。根据毒素抗原性不同,肉毒毒素可分为 A ~ G 型。其中主要引起人类食物中毒的为 A、B、E 型。各型之间抗原性不同,其毒性只能被相应的抗毒素所中和。

肉毒毒素是一种嗜神经毒素,经肠道吸收后进入血液,作用于脑神经核、神经接头处以及自主神经末梢,阻止乙酰胆碱的释放。妨碍神经冲动的传导而引起肌肉松弛性麻痹。肉毒中毒主要是由于豆类、肉类、腊肠及罐头食品等被肉毒梭菌或芽孢污染并在厌氧条件下繁殖,产生外毒素,被人食入所引起。患者表现为全身无力、视力模糊不清、吞咽及呼吸困难,严重者可因呼吸衰竭或心力衰竭而死亡。因毒素不直接刺激肠黏膜,故无明显的消化道症状。婴儿肉毒中毒是由于婴儿肠道内缺乏能拮抗肉毒梭菌的正常菌群,食用被肉毒梭菌污染的食品后,芽孢定居于盲肠繁殖并产生毒素引起的感染性中毒。患儿表现为便秘、吮乳无力、吞咽困难、眼睑下垂,全身肌张力减退。严重者因呼吸肌麻痹而猝死。本病主要见于 1 岁以下儿童。

诊断的依据主要是检测肉毒毒素,标本为食品、患者粪便或血清,用已知抗肉毒血清在小白鼠体内做中和试验,或采用反向间接血凝试验。预防的原则是加强食品卫生的管理,多价抗毒素血清可用于紧急预防和治疗。

第二节　其他厌氧菌

在细菌引起的感染中,厌氧梭状芽孢杆菌(破伤风梭菌、产气荚膜梭菌、肉毒梭菌等)所引起的感染早已被临床重视,而无芽孢厌氧菌感染却常被忽视。近年来,由于科学仪器、实验方法的进步,更多学者发现无芽孢厌氧菌引起的感染正在逐年增加,目前也已引起临床广泛重视。

无芽孢厌氧菌均为正常菌群,在下述条件下才引发内源性感染:①因手术、拔牙、肠穿孔等原因,导致屏障受损,使细菌侵入非正常寄居部位。②长期应用抗生素使正常菌群失调。③机体免疫力减退。④局部组织供血不足、组织坏死或有异物及需氧菌混合感染,形成局部组织厌氧微环境。

无芽孢厌氧菌的致病力往往不强,细菌的种类不同其致病物质也不完全相同。无芽孢厌氧菌的感染往往无特定的病型,而是引起局部的炎症、脓肿和组织坏死等,可累及全身各个部位,如中耳炎、鼻窦炎、牙周脓肿、坏死性肺炎、肺脓肿、腹膜炎、阑尾炎、盆腔脓肿、子宫内膜炎、骨髓炎、败血症、脑脓肿等。在此类感染中,往往同时存在几种厌氧菌,亦可能存在需氧或兼性厌氧菌。应结合病情和标本中出现的优势菌作出厌氧感染的判断。

具有下列特征之一时,应考虑无芽孢厌氧菌的感染:①发生在口腔、鼻窦、胸腔、腹腔、盆腔和肛门会阴附近的炎症、脓肿及其他深部脓肿。②分泌物为血性或黑色,有恶臭。③分泌物直接涂片镜检可见细菌,而在有氧环境中培养无菌生长。④血培养阴性的败血症、感染性心内膜炎、血栓性静脉炎。⑤使用氨基糖苷类抗生素长期治疗无效者。

一、消化链球菌

消化链球菌是口腔、肠道、女性生殖道、皮肤等处的正常菌群。其为革兰阳性球菌,直径0.5~1μm,单个、成对、四联或小堆排列。无鞭毛、无芽孢、专性厌氧。本菌为条件致病菌,常和其他菌混合感染,也可单独感染。在菌血症、手指感染、乳腺脓肿、前列腺炎、肺部感染、中耳炎和各种化脓性感染时均可分离到消化链球菌。在一些口腔感染性疾病(如牙髓感染)时也可分离出消化链球菌。消化链球菌而引起急性坏疽,患处化脓、恶臭,产气较少而水肿严重。本菌属中以厌氧消化链球菌最常致病。微小消化链球菌寄生于口腔牙缝中,对糖和蛋白均无反应,常由于拔牙而进入血循环,可引起亚急性细菌性心内膜炎,也常在头颈部、口咽、上呼吸道感染中出现。

二、类杆菌属

1. 脆弱类杆菌(*B. fragilis*) 为类杆菌属的代表株。革兰阴性杆菌,两端钝圆而浓染,中间有不着色部分。本菌专性厌氧、无芽孢、无动力,大小为0.5μm×(1.3~1.6)μm。氯化血红素和20%胆汁可促进其生长。牛心脑浸液血平板培养48小时,菌落1~3mm,微凸,灰白,表面光滑,边缘整齐,大多不溶血。生化反应弱,能分解糖,不还原硝酸盐。可产生苹果酸盐脱氢酶、谷氨酸脱氢酶、葡萄糖-6-磷酸脱氢酶、6-磷酸葡萄糖脱氢酶,细胞壁黏肽层含有二氨基庚二酸。依据对鼠李糖、海藻糖,甘露醇的发酵情况及吲哚试验可区别本组菌落。本菌主要分布于结肠和口腔中。

脆弱类杆菌致病因素为内毒素,由脂多糖和类脂A构成。脂多糖决定其抗原性,类脂A决定其毒性。由于其内毒素的化学结构与典型内毒素不同,所以毒性比一般内毒素低,但其在体外能抑制中性白细胞的趋化性和吞噬作用。脆弱类杆菌还能产生β-内酰胺酶,破坏青霉素,故对青霉素有耐药性。本菌还产生肝素酶,这种酶有利于形成血栓性静脉炎和迁徙性脓肿。脆弱类杆菌还分泌透明质酸酶,DNA酶,神经氨酸酶等,均与其侵袭力有关。脆弱类杆菌E抗原与其致病性有关。在无芽孢厌氧菌感染中占有重要的地位。

2. 产黑色素类杆菌(*B. melaninogenicus*) 目前有些文献将类杆菌属中中度解糖、不耐2%胆盐的类杆菌统称为普氏菌属(*Prevolla*)。产黑色素普氏菌为代表株。

本菌属为革兰阴性多形性杆菌,专性厌氧,有荚膜与菌毛,无芽孢,无动力。在血平板上可形成直径为 0.5~2mm 圆形、凸起、有光泽、表面光滑的菌落。菌落颜色为半透明、不透明、灰色、棕色或黑色,可以溶血,葡萄糖肉汤终末 pH 值为 4.5~5.2,最适生长温度为 37℃,但有些菌株的生长温度是 25℃ 或 45℃。6.5% NaCl 和 20% 的胆汁可抑制其生长,培养时需要维生素 K 和氯化血红素,能产生乙酸、琥珀酸,以及苹果酸盐脱氢酶、谷氨酸脱氢酶,但不具有葡萄糖-6-磷酸脱氢酶、6-磷酸葡萄糖脱氢酶,吲哚试验大多为阴性,不还原硝酸盐。产生胶原酶、蛋白水解酶,能水解、侵袭胶原组织,以建立厌氧病灶。其代谢过程还产生 DNA 酶、硫化氢、吲哚及大量的氨,能溶解黏膜上皮。这些有害代谢产物在厌氧感染中起着关键作用。本菌属为口腔、肠道等部位的正常菌群,常与其他细菌混合感染,可从多种检材中检出。

3. 卟啉菌属(*Porphyromonas*)　包括牙龈卟啉菌(*P. gingvalis*)、不解糖卟啉菌(*P. assacharolytica*)、牙髓卟啉菌(*P. endodontalis*)3 种。

本菌属为革兰阴性杆菌或球杆菌,专性厌氧,无芽孢,无动力。肉汤中细菌的大小为(0.5~0.8)μm×(1.0~3.5)μm,血平板上的菌落表面光滑、有光泽、凸起,直径 1~3mm。培养一定时间后菌落由边缘逐步向中心变黑,最后整个菌落变黑。产生苹果酸盐脱氢酶、谷氨酸脱氢酶,但不具有葡萄糖-6-磷酸脱氢酶、6-磷酸葡萄糖脱氢酶、吲哚试验阳性。不水解淀粉和七叶灵,不还原硝酸盐。卟啉菌与牙髓感染、牙源性脓肿和牙周炎有关。

三、韦荣球菌属

韦荣球菌为革兰阴性厌氧性微小球菌,直径 0.3~0.5μm,初期培养为革兰阳性,过夜转为阴性。成双、短链或团块排列,无荚膜,无鞭毛,无芽孢,能产生内毒素。常从软组织脓肿及血液中检出,也可见于上呼吸道及肠道感染。它缺乏酵解糖类和多元醇的能力,在动物和人的自然腔道中大量存在。一旦牙齿上有革兰阳性菌定植,韦荣球菌随之移居,使菌斑明显增多,它能消耗乳酸,故人们推测此菌可能有减少龋齿的作用。

四、梭杆菌属

该菌属是存在于人和动物口腔、上呼吸道、肠道、泌尿系统的正常菌群,以口腔居多。革兰染色阳性,两端尖细呈梭形,无鞭毛,无芽孢,无荚膜。专性厌氧,最适温度为 37℃,最适 pH 值为 7.0,对营养要求不高,可在普通培养基上生长。

梭杆菌可与螺旋体混合感染,引起急性溃疡性龈炎,急性坏死性龈炎等。在人类严重炎症性牙周病中,梭杆菌与螺旋体检出率大为增加,而疾病减轻时则减少。因此也有人将其视为牙周疾病治疗效果的观察指标之一。

五、乳杆菌属

乳杆菌属乳酸杆菌科,因发酵糖产生大量乳酸而得名。具有嗜酸性,最适 pH 值为 5.5~6.0,在 pH 值为 3.0~4.5 的条件下仍能生存,在无芽孢杆菌中其耐酸力最强。妇女青春期阴道内乳杆菌可分解分泌物中的糖并产酸,因此能抑制致病菌的生长。肠道乳杆菌可分解糖、产酸,抑制致病菌及腐败菌的繁殖。

大多数无芽孢厌氧菌对青霉素、氯霉素、克林霉素、头孢菌素敏感,而对氨基糖苷类抗生素不敏感,对四环素亦大多耐药。脆弱类杆菌能产生 β-内酰胺酶,破坏青霉素和头孢菌素,故对此类药物耐药,在治疗时须注意。由于厌氧菌常与其他需氧或兼性菌混合感染,在选用药物时应全面考虑。

知识链接

新生儿破伤风

　　本病多因分娩时剪断脐带或结扎、包裹脐断端所使用的物品被破伤风梭菌或其芽孢污染,病菌从婴儿脐部侵入所致。潜伏期一般为 7~14 天,俗称"七日风"。患儿早期仅有哭闹、吃奶困难,此时用压舌板检查口腔时愈用力,张口愈困难,故该病又称"锁口风"。随后患儿出现牙关紧闭、苦笑面容、颈项强直、角弓反张等。后期易并发肺炎和败血症。

 思政小课堂

国家计划免疫政策

　　20 世纪 70 年代中期,我国制定了《全国计划免疫工作条例》。其主要内容为"四苗防六病",即对 7 周岁及以下儿童进行卡介苗、脊髓灰质炎三价糖丸疫苗、百白破三联疫苗和麻疹疫苗的基础免疫以及加强免疫接种,使儿童结核病、脊髓灰质炎、百日咳、白喉、破伤风和麻疹的患病率大大下降。随着科技进步,计划免疫的内容还将不断扩大。作为医学生,我们要有爱国情怀,立志为国家和人民作出贡献。

 本章小结

　　三种厌氧芽孢梭菌均为革兰阳性大杆菌,专性厌氧,能产生外毒素。

　　破伤风梭菌呈鼓槌状。经创伤感染,伤口局部的厌氧微环境是致病的重要条件。破伤风痉挛毒素阻止上、下神经元间抑制性冲动的传递,引起骨骼肌强直痉挛。产气荚膜梭菌能产生多种外毒素及侵袭性酶,破坏组织细胞,造成组织坏死及崩解,引起气性坏疽,也可引起食物中毒。肉毒梭菌经口感染,肉毒毒素作用于脑神经核及外周胆碱能神经,引起肉毒食物中毒。艰难梭菌是人和动物肠道寄生菌,与假膜性肠炎有关,为医院内感染的病原菌之一。

　　破伤风类毒素可用来预防破伤风,破伤风抗毒素可用来紧急预防和治疗破伤风,可用多价抗毒素治疗气性坏疽及肉毒中毒。

　　无芽孢厌氧菌为人体正常菌群,可作为条件致病菌引起内源性感染。

（张　云）

 目标检测

一、选择题

1. 血平板上可形成双层溶血环的细菌是(　　　)。

　　A. 产气荚膜梭菌　　　　　　　　B. 肉毒梭菌　　　　　　　　　　C. 炭疽杆菌

　　D. 白喉杆菌　　　　　　　　　　E. 鼠疫杆菌

2. 关于肉毒毒素的作用机制,叙述正确的是(　　　)。

　　A. 使脑神经和外周神经兴奋性增加

　　B. 使自主神经兴奋性增加

　　C. 使自主神经兴奋性麻痹

　　D. 阻碍乙酰胆碱的释放

参考答案

E. 释放抑制性神经介质

3. 产气荚膜梭菌可分为多个血清型,对人致病的主要为(　　)。

    A. E 型　　　　　　　　　　B. D 型　　　　　　　　　　C. C 型

    D. B 型　　　　　　　　　　E. A 型

4. 关于破伤风痉挛毒素的特性,叙述正确的是(　　)。

    A. 属神经毒素　　　　　　　B. 属肠毒素　　　　　　　　C. 属细胞毒素

    D. 仅作用于外周神经　　　　E. 毒性不强

5. 能引起食物中毒,但很少有消化道症状的细菌是(　　)。

    A. 金黄色葡萄球菌　　　　　B. 副溶血性弧菌　　　　　　C. 沙门菌

    D. 肉毒梭菌　　　　　　　　E. 霍乱弧菌

6. 产气荚膜梭菌除引起气性坏疽外,还可引起(　　)。

    A. 食物中毒　　　　　　　　B. 肺炎　　　　　　　　　　C. 败血症

    D. 尿道炎　　　　　　　　　E. 以上都不是

7. 破伤风梭菌的致病条件为(　　)。

    A. 菌群失调　　　　　　　　B. 机体无免疫力　　　　　　C. 伤口处存在厌氧微环境

    D. 繁殖体污染伤口　　　　　E. 感染

8. 厌氧芽孢梭菌对外界因素抵抗力强是因为有(　　)。

    A. 荚膜　　　　　　　　　　B. 芽孢　　　　　　　　　　C. 鞭毛

    D. 菌毛　　　　　　　　　　E. 内毒素

9. 下列不属于无芽孢厌氧菌引起的疾病是(　　)。

    A. 局部炎症　　　　　　　　B. 脓肿　　　　　　　　　　C. 组织坏死

    D. 食物中毒　　　　　　　　E. 败血症

10. 下列不属于肉毒梭菌特点的是(　　)。

    A. 肉毒毒素是毒性最强的物质

    B. 人因食入含有肉毒毒素的食物而致病

    C. 革兰染色阳性,有芽孢,有荚膜

    D. 肉毒中毒死亡率高

    E. 肉毒毒素主要作用于胆碱能神经末梢,抑制乙酰胆碱的释放

二、问答题

1. 某患者的脚被生锈的铁钉扎伤,伤口深,应如何预防破伤风?

2. 无芽孢厌氧菌的致病条件是什么?

第十四章 其他常见致病菌

课件

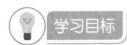

素质目标:具备严谨认真的工作态度,具有关爱生命、救死扶伤的职业素养。

知识目标:掌握结核分枝杆菌的致病物质、所致疾病及防治原则。熟悉麻风分枝杆菌的致病性与免疫性。了解动物源性细菌及其他细菌。

能力目标:具备临床免疫预防接种、疾病护理处置、控制院内感染的发生、防控耐药性细菌播散的能力。

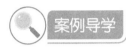

患者,男,24岁,因发热、咳嗽、咳血痰1周就诊。自述近3个月间断低热,午后体温增高,夜间盗汗,伴有咳嗽、厌食、消瘦、乏力,曾服用感冒药治疗无效。X线平片显示双肺纹理增粗,右肺尖有片状阴影。

请问:

1. 该患者可能患何种疾病?

2. 为进一步确诊,可采取哪些病原学检查方法?

3. 该病如何传播?怎样进行治疗和预防?

第一节 结核分枝杆菌

结核分枝杆菌,简称结核杆菌,是结核病的病原菌,可侵犯全身各组织器官,其中以肺部感染最为多见。结核病是一种古老的传染病,俗称"痨病"。卡介苗的普遍接种使结核病的发病率和病死率大大降低,但由于结核分枝杆菌的生物学特性,我国结核病的发病率仍居传染病之前列。

 知识链接

结核病感染现状

世界卫生组织(WHO)《2020年全球结核病报告》显示,2019年,全球估算新发结核病996万例。30个结核病高负担国家的患者数占全球结核病患者总数的86%,其中印度(26.0%)、印度尼西亚(8.5%)、中国(8.4%)、菲律宾(6.0%)、巴基斯坦(5.7%)、尼日利亚(4.4%)、孟加拉国(3.6%)、南非(3.6%)8个国家的结核病患者数占全球结核病患者总数的2/3。自2007年以来,结核病一直是单一传染病中的头号杀手。2019年,全球估算因结核病死亡的人数为141万。我国结核病死亡率约为2.2/10万,位居我国传染病死亡率的第2位,需要引起特别关注。

一、生物学性状

1. **形态与染色** 菌体大小为(1~4)μm×0.4μm,无芽孢,无鞭毛,有荚膜,为细长稍弯曲的杆菌,有时呈分枝状,具有抗酸性(图 14-1)。结核分枝杆菌细胞壁含有大量脂质,不易着色,故一般不用革兰染色,常用的是齐尼抗酸染色法,染色后,结核分枝杆菌被染成红色,其他非抗酸菌及背景被染成蓝色(图 14-2)。

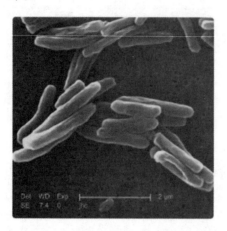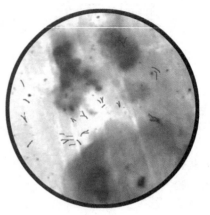

图 14-1　结核分枝杆菌(电镜)　　　　图 14-2　结核分枝杆菌(抗酸染色)

2. 培养特性　结核分枝杆菌对营养要求高,专性需氧,最适生长温度为37℃,最适 pH 值为 6.5~6.8,生长缓慢,繁殖一代约需 18 小时。对其分离培养常用罗氏固体培养基,接种后需培养 2~4 周才出现肉眼可见的菌落,典型的菌落表面干燥,呈颗粒状或菜花状,不透明,乳白色或米黄色(图 14-3)。在液体培养基中呈菌膜生长。有毒株在液体培养基中呈索状生长。

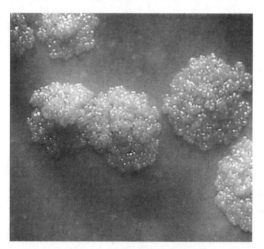

图 14-3　结核分枝杆菌菌落

3. 抵抗力　由于结核分枝杆菌细胞壁中含大量脂类,对干燥、酸、碱、染料等有较强的抵抗力,尤其对干燥的抵抗力特别强,黏附在尘埃上可保持传染性 8~10 天,在干燥的痰内可存活 6~8 个月;对酸(3%盐酸、6%硫酸)、碱(4%氢氧化钠)、染料(如 1:13000 孔雀绿、1:75000 结晶紫)等有较强的抵抗力,所以常用酸、碱处理污染的标本和消化标本中黏稠物质后,再进行分离培养。

结核分枝杆菌对湿热、乙醇、紫外线和抗结核药物等敏感,在液体中加热至 62~63℃ 15 分钟或煮沸即被杀死;对紫外线敏感,直接日光照射数小时可被杀死;在 70% 乙醇中 2 分钟即死亡。对常用抗生素不敏感。

4. 变异性　结核分枝杆菌可发生形态、菌落、毒力和耐药性等多种变异。目前用于结核病预防的卡介苗就是有毒的牛型分枝杆菌经培养传代后获得的减毒活株。结核分枝杆菌特有的细胞壁能降低药物通透性,且能产生 β-内酰胺酶等降解酶及其他药物修饰酶,所以结核分枝杆菌对常见的抗菌药物天然耐药。对利福平、异烟肼、乙胺丁醇和链霉素等药物敏感,但长期用药易导致细菌耐药。临床常联合用药治疗结核病。近年来,多重耐药结核菌已成为全球面临的挑战。

二、致病性与免疫性

结核分枝杆菌不产生内毒素、外毒素和侵袭性酶类。其致病性可能与脂质等菌体成分引起的免疫损伤、结核分枝杆菌在细胞内大量繁殖引起的炎症和代谢产物的毒性有关。

1. 致病物质

(1)脂质:结核分枝杆菌的毒力与脂质含量密切相关。有毒性的脂质包括以下四种。①索状因子:存在于有毒力的结核分枝杆菌细胞壁中,因能使细菌在液体培养基中呈索状生长而得名。索状因子具有损伤细胞线粒体膜,影响细胞呼吸的作用,且能抑制粒细胞游走和引起慢性肉芽肿。②磷脂:能促进单核细胞增生并使炎症灶中的巨噬细胞转变成类上皮细胞,从而引起结核结节与干酪样坏死。③硫酸脑苷脂:可抑制吞噬体与溶酶体融合,使结核分枝杆菌在吞噬细胞内长期存活。④蜡质 D:一种肽糖脂与分枝菌酸的复合物,具有免疫佐剂作用,可激发机体产生迟发型超敏反应。

(2)蛋白质:主要是结核菌素,具有抗原性,与蜡质 D 结合后能使机体发生迟发型超敏反应,引起组织坏死和全身中毒症状,并在结核结节的形成中起一定的作用。

(3)荚膜:主要成分为多糖,部分为脂质和蛋白质。荚膜能抑制吞噬体与溶酶体融合,能与吞噬细胞表面的补体受体结合,有助于结核分枝杆菌的黏附与侵入,能防止某些药物和有害物质进入菌体,使结核分枝杆菌获得较强的耐药性和抵抗力。

2. 所致疾病　结核分枝杆菌可通过呼吸道、消化道和破损的皮肤黏膜进入机体,侵犯多种组织器官,引起相应部位的结核病,其中以肺结核最常见。

(1)肺部感染:包括原发感染和继发感染。①原发感染:结核分枝杆菌首次进入机体引起的感染,多见于儿童。结核分枝杆菌通过呼吸道进入肺泡,被巨噬细胞吞噬后,由于细胞壁的硫酸脑苷脂抑制吞噬体与溶酶体结合,不能发挥杀菌作用,而结核分枝杆菌在细胞内大量生长繁殖,最终导致巨噬细胞崩解,释放出的结核分枝杆菌引起炎症病灶,称为原发灶。原发灶内的结核分枝杆菌可经淋巴管扩散至肺门淋巴结,引起淋巴管炎和肺门淋巴结肿大,称为原发综合征。随着特异性细胞免疫建立,原发灶处多纤维化或钙化而自愈。约5%的感染者发展为活动性肺结核,只有少数免疫力低下者,结核分枝杆菌可经淋巴管、血流播散至其他部位,引起相应的结核病。原发灶内可长期潜伏少量结核分枝杆菌,不断刺激机体产生免疫,也可作为内源性感染的来源。②继发感染:多见于成人。感染多由原发灶潜伏的结核分枝杆菌引起,也可由外源结核分枝杆菌再次侵入引起。继发感染时由于机体已有特异性细胞免疫,因此病灶局限,常发生在肺尖部位。一般不累及邻近的淋巴结,主要表现为慢性肉芽肿性炎症,形成结核结节,易出现干酪样坏死,甚至形成空洞,此时患者痰中出现大量细菌,传染性很强。

患者临床表现为低热、盗汗、乏力、纳差、咳嗽,有时咯血,伴体重降低。重症肺结核者,呼吸功能受影响,导致呼吸困难。

(2)肺外感染:部分感染患者结核分枝杆菌可进入血液循环引起肺外播散,导致肺外结核病,如脑、肾、骨、关节、生殖系统等结核。在极少数原发感染患儿或免疫力极度低下的个体(如艾滋病患者)中,严重时可形成全身粟粒性结核或播散性结核。肺结核患者也可因痰液被吞入消化道引起肠结核、结核性腹膜炎等。结核分枝杆菌还能通过伤口感染引起皮肤结核。近年来,肺外结核标本中 L 型细菌检出率较高,应引起重视。

3. 免疫性　人类结核分枝杆菌的感染率很高,但发病率却较低,表明人体免疫作用在抵抗结核分枝杆菌感染中具有重要作用。结核分枝杆菌的免疫属于带菌免疫,只有当结核分枝杆菌或卡介苗在体内存在时,机体才会对结核分枝杆菌有特异性免疫力,一旦体内结核分枝杆菌或卡介苗消失,特异性免疫力也随之消失。结核分枝杆菌是胞内寄生菌,故机体对结核分枝杆菌的免疫以细胞免疫为主。

　　机体抗结核分枝杆菌免疫特点是感染、细胞免疫、超敏反应三者相伴存在,基于这种特点,临床一般采用结核菌素试验(应用结核菌素进行皮试,测定结核分枝杆菌是否能引起超敏反应的一种试验,以判定机体对结核分枝杆菌有无免疫力)。①结核菌素试剂:纯蛋白衍生物(purifed protein derivative,PPD),由旧结核菌素经三氯醋酸沉淀纯化后制成。②试验方法与意义:取 PPD 5 个单位注入受试者前臂掌侧 1/3 中央皮内,48 ~ 72 小时观察结果,测量注射局部皮肤出现的硬结。如硬结平均直径 <5mm 或无反应者为阴性,平均直径 ≥5mm 者为阳性。5mm ≤ 平均直径 < 10mm 者为一般阳性,10mm ≤ 平均直径 <15mm 者为中度阳性;平均直径 ≥15mm 或局部出现双圈、水疱、坏死及淋巴管炎者为强阳性。③意义:一般结核菌素试验阴性表明未感染过结核分枝杆菌或未接种过卡介苗,但感染初期老年人、严重结核病患者、患有其他严重疾病(如艾滋病、肿瘤)或使用免疫抑制剂者,均可暂时呈假阴性反应;阳性反应表明曾感染过结核分枝杆菌或卡介苗接种成功,机体对结核分枝杆菌有一定的免疫力,但不一定是结核病患者;强阳性者表明机体内有活动性结核病,应做进一步检查。④实际应用:用于选择卡介苗接种对象和测定卡介苗接种后的免疫效果,结核菌素试验阴性者应接种或补种卡介苗;用于婴幼儿(尚未接种卡介苗者)结核病的辅助诊断;测定肿瘤患者的细胞免疫功能;对未接种卡介苗的人群做结核分枝杆菌感染的流行病学调查。

三、微生物学检查

　　1. 标本采集　根据感染部位不同采取不同的标本,如痰液、尿液、脑脊液、胸腔积液或腹腔积液等。为提高检出率,可将标本进行浓缩集菌,主要有沉淀法和漂浮法。沉淀法是将标本用 4% NaOH、3% HCl 或 6% H_2SO_4 处理后离心沉淀浓缩集菌。漂浮法是用饱和盐水或氨水、二甲苯做漂浮集菌。

　　2. 涂片染色镜检　标本直接涂片或集菌后涂片,用抗酸染色镜检,如发现抗酸杆菌,可结合症状作出初步诊断。亦可用金胺染色,在荧光显微镜下可见结核分枝杆菌呈现金黄色荧光。

　　3. 分离培养　将标本接种于固体培养基,37℃培养 2 ~ 4 周后观察菌落特征,并根据涂片染色结果进行鉴定。也可将标本接种于含血清的液体培养基中,37℃培养 5 ~ 7 天,取管底沉淀物涂片染色镜检,检出率较直接涂片高约 100 倍。

　　4. 快速诊断　常规的结核分枝杆菌检查需要一定量的菌体才能获得阳性结果。目前常用的检测技术有 PCR 技术、核酸探针技术等。

四、防治原则

　　对结核病患者应早发现、早诊断、早隔离、早治疗。最有效的预防方法是接种卡介苗。我国规定新生儿出生后立即接种卡介苗,7 岁时复种,农村儿童 12 岁再复种一次。1 岁以上儿童结核菌素试验阴性者需接种卡介苗。

　　彻底治疗肺结核必须遵循 5 个原则:早期、联合、适量、规律、全程。常用的抗结核药物有利福平、异烟肼、链霉素、对氨基水杨酸、乙胺丁醇等,联合使用有协同作用,可提高疗效、降低细菌耐药性的产生。药物治疗过程中应定期做结核分枝杆菌药物敏感试验,以监测耐药菌株的产生情况并指导临床用药。

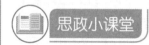
思政小课堂

卡介苗的发明

　　卡介苗是我们现在熟知的用于预防结核及提高机体细胞免疫功能的生物制剂。它的研制成功经过了漫长的过程。从 1906 年起,法国巴斯德研究所的细菌学家阿尔伯特·卡米特和卡米尔·介林就开始了实验研究。2 年之

笔记

后,他们偶然发现牛胆汁可以减弱结核杆菌的毒性。于是,经过 13 年 231 次传代培养,到 1921 年才得到一种无害且有效、稳定的疫苗,疫苗以两位科学家的名字命名,称为卡介苗。至今,卡介苗问世已逾百年,全世界人民都受惠于它。

任何成功都不会一蹴而就,任何伟大的科学发明都需要日复一日的努力和坚韧不拔的毅力,医学工作也不例外,只有坚持目标、耐心细致,才能获得成功。

第二节 麻风分枝杆菌

麻风分枝杆菌俗称麻风杆菌,是引发麻风病的病原体。麻风是一种慢性传染性疾病,流行广泛,多见于偏僻山区、草原牧区及贫困落后地区。目前,在全球 60 个多国家或地区,麻风仍然是一个公共卫生问题。

一、生物学性状

麻风分枝杆菌的体外人工培养至今未获得成功。其形态及染色性与其他分枝杆菌相似,菌体细长、略带弯曲,大小为 $(1 \sim 8)\mu m \times (0.3 \sim 0.5)\mu m$,呈束状排列,抗酸染色阳性且着色均匀,活菌为棒状,死菌为颗粒状,数量多时排列成束状或集聚成团,无荚膜和鞭毛,不形成芽孢(图 14-4)。麻风分枝杆菌是典型的胞内寄生菌,渗出物标本可见大量麻风杆菌存在于细胞内。这种细胞的胞质呈泡沫状,称为麻风细胞。此为与结核杆菌区别的重要特征。

麻风分枝杆菌对干燥和低温有抵抗力,但对紫外线和湿热比较敏感,一般应用煮沸、高压蒸汽、紫外线照射等方法可将其杀死。

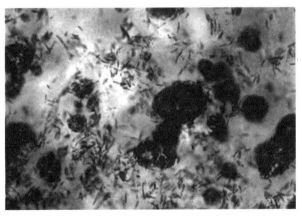

图 14-4 麻风分枝杆菌(抗酸染色)

二、致病性与免疫性

麻风病潜伏期长、发病缓慢、病程长,主要表现为皮肤、黏膜和神经末梢的损害,晚期可侵犯深部组织和器官,形成肉芽肿。早期人们普遍认为麻风分枝杆菌是通过破损的皮肤黏膜侵入机体。后来发现,未经治疗的瘤型麻风病患者早期呼吸道黏膜分泌物含大量细菌,表明呼吸道也是麻风分枝杆菌的重要感染途径。麻风分枝杆菌还能随患者痰液、汗液、乳汁、精液与阴道分泌物排出,通过直接接触传播。麻风分枝杆菌感染几乎都不是显性感染,只有部分人发病,潜伏期多为 6 个月至 5 年,有时可达 20 年,具有发病缓慢、病程长、迁延不愈等特点。细菌缓慢沿末梢神经、淋巴、血行扩散至全身。根据临床表现、免疫状态和病理变化等可将麻风分为结核样型、瘤型、界线类和未定类 4 种类型。后两型可向前两型转化。

1. 结核样型　占 60%～70%。该型患者细胞免疫力强,巨噬细胞可以将大量麻风杆菌杀灭,麻风菌素试验呈阳性,细胞内很少见麻风分枝杆菌。该型传染性小,因此也称为闭锁性麻风。病变发生于皮肤和外周神经,不侵犯内脏。周围神经由于细胞浸润而变粗、变硬,导致感觉功能障碍。本型未及时治疗和处理,可致严重畸形。

2. 瘤型　占 20%～30%。瘤型麻风患者细胞免疫缺损,巨噬细胞功能低下,但体液免疫正常。患者血清中含有大量免疫复合物,沉淀在皮肤和黏膜下,形成红斑和结节,称为麻风结节。患者面部结节融合,呈狮面状。该型麻风分枝杆菌主要侵犯皮肤、黏膜。鼻黏膜涂片可见大量抗酸杆菌。本型传染性强,为开放性麻风。若不及时治疗,病情将逐渐恶化并累及神经系统。

3. 界线类　兼有结核样型和瘤型特点,但程度不同。大多数患者麻风菌素试验阴性,少数呈阳性。病变部位可找到麻风细胞。

4. 未定类　属麻风的前期病变,病变组织中很少能找到麻风分枝杆菌。患者麻风菌素试验多为阳性,大多数病例最后转化为结核样型。

三、防治原则

麻风目前尚无特异性预防方法。该病的防治重点是对密切接触者做定期检查。早发现、早隔离、早治疗。治疗药物主要有砜类、利福平等,应多种药物联合应用,以防止耐药性产生。

第三节　动物源性细菌

动物源性细菌是以动物作为传染源,能引起人和动物发生某些传染病的病原菌,该类传染病被称为人畜(兽)共患病。动物源性细菌通常以家畜或野生动物作为储存宿主,人类因通过接触病畜或其污染物及媒介昆虫叮咬等途径感染而引发疾病。动物源性细菌主要包括布鲁氏菌属、炭疽芽孢杆菌和鼠疫耶尔森菌属等。

1. 布鲁氏菌属　现已知有 6 个生物种(牛布鲁氏菌、羊布鲁氏菌、猪布鲁氏菌、犬布鲁氏菌、绵羊附睾布鲁氏菌和沙林鼠布鲁氏菌)、19 个生物型。对人致病的是前 4 个生物种,在我国流行的主要是羊布鲁氏菌病,其次为牛布鲁氏菌病。

该菌属为革兰阴性小杆菌,无芽孢和鞭毛,光滑型菌株可有微荚膜。专性需氧菌,初分离时需 5%～10% CO_2。对营养要求较高。在普通培养基上生长缓慢,加入血清或肝浸液可促进其生长。最适温度为 35～37℃,最适 pH 值为 6.6～6.8。该菌对外界环境的抵抗力较强。在土壤、乳制品、病畜的毛皮、脏器及分泌物中可存活数周至数月。对湿热、日光、常用消毒剂及常用广谱抗生素均较敏感。

布鲁氏菌的主要致病物质是内毒素。荚膜与侵袭性酶(透明质酸酶、过氧化氢酶等)可增强其侵袭力,使细菌突破完整皮肤、黏膜进入机体,并在机体脏器内大量繁殖、快速扩散入血。布鲁氏菌感染家畜可致母畜流产,病畜表现为睾丸炎、附睾炎、乳腺炎和子宫炎等。病畜(牛、羊、猪等)是人类布鲁氏菌病的主要传染源。人类除通过皮肤接触感染外,也可经消化道、呼吸道等途径感染。布鲁氏菌是胞内寄生菌,当其侵入血流反复出现菌血症时,患者的热型呈波浪式,称为"波浪热"。机体感染布鲁氏菌后产生的免疫力以细胞免疫为主。

控制和消灭家畜布鲁氏菌病,切断传播途径和免疫接种是主要的预防措施。免疫接种以畜群为主,对疫区人群可接种减毒活疫苗。急性期治疗的一线药物为多西环素联合利福平或链霉素;慢性期治疗多采用四环素类、利福霉素类;合并心内膜炎、血管炎以及组织脓肿的患者,在上述药物基础上联合应用第三代头孢菌素。

2. 炭疽芽孢杆菌　炭疽是由炭疽芽孢杆菌引起的人畜共患病,主要使食草动物患病。其感染主要通过密切接触感染动物,或从事动物皮毛、骨及其他动物产品生产时加工不当而导致。

笔记

炭疽芽孢杆菌是目前发现的致病菌中最大的革兰阳性粗大杆菌,两端截平,无鞭毛,常为单个或链状、竹节状排列。芽孢位于菌体中央,呈椭圆形(图14-5)。对营养要求不高,需氧或兼性厌氧,最适温度为30~35℃,毒力菌株产生荚膜,黏液型菌落,无毒株则形成粗糙型菌落。

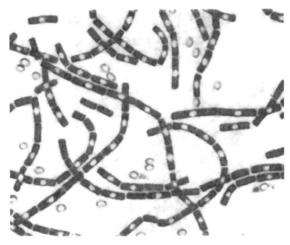

图14-5 炭疽芽孢杆菌

芽孢抵抗力强,煮沸10分钟或干热140℃需3小时才能被杀灭。芽孢在干燥土壤或皮革中能存活数年至20余年,牧场一旦被污染,传染性可持续数十年。芽孢对化学消毒剂的抵抗力也很强,如5%苯酚需5天才能将其杀灭。但对碘及氧化剂较敏感,1:2500碘液10分钟、3%过氧化氢1小时、0.5%过氧乙酸10分钟可将其杀死。常规高压蒸汽灭菌法121℃15分钟可将其杀灭。该菌对青霉素、氯霉素、红霉素等抗生素敏感。

主要致病物质为荚膜和炭疽毒素。荚膜有抗吞噬作用。炭疽毒素为外毒素,是造成感染者致病和死亡的主要原因,毒素直接损伤微血管内皮细胞,增加血管通透性而形成水肿,引起患者微循环障碍和弥散性血管内凝血(DIC),甚至死亡。炭疽杆菌主要感染食草动物(牛、羊、马等),人因接触病畜或进食病畜肉后,细菌经皮肤、呼吸道或消化道侵入机体,引起炭疽病。临床类型包括皮肤炭疽、肠炭疽和肺炭疽,这三型均可并发败血症。炭疽病愈后可获得持久性免疫力,很少发生再感染。

防治重点是控制家畜感染及牧场污染。病畜应严格隔离或处死深埋,杜绝在无防护条件下现场剖检取材,死畜严禁剥皮或煮食,必须焚毁或深埋。对易感家畜应进行预防接种。人的特异性预防多采用炭疽减毒活疫苗,皮上划痕接种,免疫力可持续1年。治疗首选青霉素G,可与庆大霉素或链霉素联用;也可选用其他广谱抗生素,如环丙沙星、红霉素等。

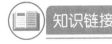知识链接

炭疽芽孢杆菌的发现

德国科学家罗伯特·科赫于1870年分离出导致炭疽病的细菌——炭疽芽孢杆菌,这项杰出的成果首度证明了微生物具有造成疾病的能力。之后,在一系列开创性的实验中,他发现了炭疽杆菌的生活史和传播途径,不仅增进了人们对炭疽的认识,更阐明了微生物在疾病中所扮演的重要角色。

3.鼠疫耶尔森菌 俗称鼠疫杆菌,是鼠疫的病原菌。鼠疫是一种自然疫源性的烈性传染病,历史上曾发生过三次世界性大流。数十年来,鼠疫的发病率已明显下降,但仍有局部散发流行,在我国西北等内陆地区偶有发病,因此,鼠疫仍然是我国重点监控的自然疫源性传染病。

该菌为两极浓染的卵圆形短小的革兰阴性杆菌(图14-6)。无鞭毛,无芽孢,有荚膜,为兼性厌

笔记

氧菌,最适生长温度为 27～30℃。对理化因素抵抗力较弱,湿热 70～80℃ 10 分钟或 100℃ 1 分钟可被杀灭;10g/L 苯酚 20 分钟可杀死痰中的病原菌。但在自然环境的痰液中能存活 1 个月以上,在蚤粪和土壤中能存活 1 年左右。

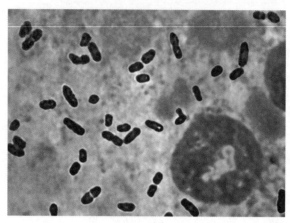

图 14-6　鼠疫耶尔森菌

鼠疫是自然疫源性传染病,致病性极强,少量细菌即可使人致病。致病物质包括 F1 抗原、V-W 抗原、外膜抗原及鼠毒素等。鼠毒素主要对鼠类致病。鼠疫耶尔森菌寄居于啮齿类动物(野鼠、家鼠、黄鼠等)体内,一般先在鼠类间流行,通过鼠蚤叮咬而传染人类,当大批病鼠死亡后,失去宿主的鼠蚤转向人群或其他动物(如绵羊等)。人患鼠疫后,又可通过人蚤或呼吸道等途径在人群间流行。临床常见有腺鼠疫、肺鼠疫和败血症型鼠疫。肺鼠疫死亡患者的皮肤常呈黑紫色,故又有"黑死病"之称。鼠疫病愈后能获得牢固的免疫力,再次感染者罕见。

灭鼠灭蚤是切断鼠疫传播途径、消灭传染源的根本措施。其他措施包括:加强国境、海关检疫;在流行地区接种鼠疫疫苗,增强人群免疫力。一旦发现患者,应尽快采取隔离措施,并立即向卫生防疫机构报告。用抗生素治疗时,必须早期、足量。氨基糖苷类抗生素、四环素、磺胺药及链霉素均有效。

📖 思政小课堂

鼠疫斗士——伍连德

伍连德是我国防疫检疫事业的奠基者。1910 年冬,东北三省发生了持续半年的鼠疫大流行,导致 6 万人失去生命。伍连德临危受命抗击疫情,他发明了用于预防肺鼠疫的"伍氏口罩",并提出用隔离、消毒、阻断交通来阻止疫情扩散,最终打赢了这场战斗。1935 年,伍连德获得诺贝尔生理学或医学奖提名。鉴于他在鼠疫防疫方面所作出的贡献,被世人称为"鼠疫斗士"。

第四节　其他细菌

其他致病性细菌主要包括通过呼吸道感染的细菌和造成医院感染的细菌。通过呼吸道感染的细菌如白喉棒状杆菌、百日咳鲍特菌、流感嗜血杆菌等。造成医院感染的主要致病菌如嗜肺军团菌、铜绿假单胞菌和鲍曼不动杆菌等。医院感染多发生于免疫功能低下的患者,对于患者健康的恢复产生严重不利影响,并且造成巨大的经济损失。

1. 白喉棒状杆菌　简称白喉杆菌,是引起人类白喉的病原菌。菌体细长微弯,一端或两端膨大成棒状,排列不规则,常呈"L""V""Y"形或呈栅栏状。革兰染色阳性,用奈瑟(Neisser)或阿氏(Albert)

染色可见异染颗粒(图14-7),是本菌的主要形态特征,对细菌鉴定有重要意义。

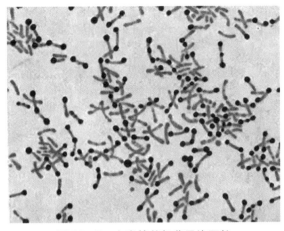

图14-7 白喉棒状杆菌异染颗粒

本菌为需氧或兼性厌氧菌,在凝固血清培养基上生长迅速,形成灰白色、圆形的菌落,异染颗粒明显,形态典型。在亚碲酸钾血平板上培养,因细菌能还原碲元素而使菌落呈黑色。白喉棒状杆菌对湿热抵抗力不强,但对干燥、日光和寒冷的抵抗力比多数无芽孢细菌强。对青霉素、红霉素及常用广谱抗生素敏感,对磺胺药不敏感。

主要致病物质是白喉外毒素,由β-棒状杆菌噬菌体的外毒素基因编码产生,只有携带该噬菌体DNA的白喉棒状杆菌才能产生白喉外毒素。白喉外毒素是具有强烈细胞毒作用的蛋白质,干扰细胞内蛋白质的合成,导致细胞变性和坏死。

白喉多在秋冬季流行,人类对白喉棒状杆菌普遍易感,尤其是儿童最易感。白喉杆菌存在于患者和带菌者鼻咽腔中,随飞沫经呼吸道侵入机体,在鼻咽部黏膜上繁殖,产生毒素,引起局部炎症及全身中毒症状。由于细菌和毒素在局部作用使局部黏膜上皮细胞坏死、血管扩张、组织水肿、炎症细胞浸润,血管渗出液中含有纤维蛋白,将炎症细胞、黏膜坏死组织和细菌凝聚在一起,形成灰白色膜状物,称为假膜(图14-8)。此假膜与组织紧密粘连不易拭去,如强行剥离可引起出血。若假膜扩展到气管、支气管黏膜,由于黏膜上具有纤毛,使假膜容易脱落引起呼吸道阻塞,导致呼吸困难或窒息。这是白喉早期致死的主要原因。白喉棒状杆菌不侵入血流,其毒素被吸收进入血液,迅速与敏感组织(如周围神经、心肌、肾上腺、肝、肾等)结合,引起各种临床表现,如心肌炎、软腭麻痹、声嘶、肾上腺功能障碍等。约有2/3患者心肌受损,多在发病后2周出现心肌中毒症状。

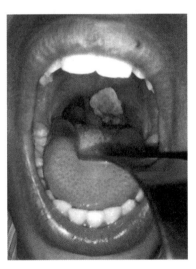

图14-8 白喉假膜

对白喉患者应及时隔离治疗。人对白喉棒状杆菌普遍易感,以体液免疫为主。病后、隐性感染或预防接种后,体内产生抗毒素抗体以中和毒素,可获得特异性免疫力。对密切接触白喉患者的易感人群可接种白喉抗毒素进行紧急预防;特异性预防措施是接种白喉类毒素(常用百白破三联疫苗)进行人工自动免疫。由于婴幼儿及学龄前儿童普遍进行预防接种,其发病率显著下降,近年来发现该病有向成年人转移的趋势。治疗本病常用的抗生素为青霉素和红霉素。

2.百日咳鲍特菌 是引起人类百日咳的病原菌。百日咳是儿童常见的急性呼吸道传染病。

百日咳鲍特菌为革兰阴性卵圆形短小杆菌,大小为(0.5~1.5)μm×(0.2~0.5)μm,光滑型(有毒力)菌株有荚膜和菌毛,无鞭毛和芽孢。对营养需求高,专性需氧,最适pH值为6.8~7.0,初次分离培养常用含甘油、马铃薯、血液的鲍－金培养基。35～37℃培养3～5天后,可形成细小、光滑、凸起、银灰色的不透明水银珠状菌落。生化反应弱,一般不分解糖类,触酶试验阳性。该菌产生的鲍特菌抵抗力弱,对干燥和一般消毒剂敏感,56℃30分钟或日光照射1小时即死亡。对多种抗生素如红霉素、氨苄西林和氯霉素敏感,但对青霉素不敏感。

致病物质主要包括荚膜、菌毛、内毒素及百日咳毒素、腺苷酸环化酶毒素和血凝素等多种生物活性物质。百日咳毒素为外毒素,是主要致病因子,不耐热,加热56℃10分钟即被破坏,经甲醛处理可成为类毒素。

早期患者和带菌者是重要的传染源,病原菌主要通过飞沫传播,经呼吸道感染。进入易感儿童体内,以菌毛黏附在呼吸道上皮细胞,产生毒素致细胞坏死,抑制上皮细胞纤毛的正常运动,使纤毛麻痹,影响黏稠分泌物的排出并刺激支气管黏膜感觉神经末梢,反射性地引起剧烈的连续性咳嗽。百日咳潜伏期为7～14天,病程分为三期。①卡他期:从发病开始至出现咳嗽,持续1～2周。此期症状类似感冒,传染性最强。②痉咳期:2～5周。出现阵发性、痉挛性咳嗽,伴有特殊的高音调鸡鸣样吼声,呼吸道中大量黏稠分泌物不易排出。③恢复期:2～3周。痉挛性咳嗽减轻,次数减少,鸡鸣样吼声消失。在整个病程中细菌不侵入血流。由于病程较长,以咳嗽症状为主,故名百日咳。若治疗不及时,少数患者可并发肺炎链球菌、金黄色葡萄球菌、溶血性链球菌等继发性感染而出现肺炎、中耳炎等。

3. 流感嗜血杆菌 简称流感杆菌,因首先从流感患者鼻咽腔分离出来而被认为是流感的病原体,直至流感病毒分离成功后,才明确流感杆菌是流感流行时引起呼吸道继发感染的细菌。流感杆菌是小儿及老人感染常见的病原体,可引起多种组织的化脓性病变,最常见的是婴幼儿脑膜炎、鼻咽炎、急性气管炎、化脓性关节炎、心包炎及某些病毒性疾病的继发感染。

流感嗜血杆菌革兰阴性小杆菌,长期培养后可呈球杆状、长杆状、丝状等多种形态。无芽孢,无鞭毛,有毒株在新鲜培养基上生长6～18小时后可见明显荚膜,陈旧培养物中,荚膜易被自溶酶溶解而消失。该菌为需氧菌,最适生长温度为37℃,最适pH值为7.6～7.8。生长需要血液中的V因子和X因子,在加热过的血琼脂平板上生长较好。培养18～24小时后呈无色透明小菌落,表面光滑,边缘整齐。48小时后转变为较大的灰白色菌落。当流感杆菌与金黄色葡萄球菌在血琼脂平板上共培养时,因后者能合成较多的V因子供流感杆菌生长,而出现靠近金黄色葡萄球菌的流感杆菌菌落较大,远离金黄色葡萄球菌的流感杆菌菌落较小,称为卫星现象,该现象有助于细菌的鉴定。本菌抵抗力较弱,50～55℃30分钟被杀死。对一般消毒剂极敏感。在干燥痰中生存时间不超过48小时。

本菌主要致病物质是内毒素,无外毒素。多糖荚膜有抗吞噬作用。可产生IgA蛋白酶,水解局部的sIgA而降低局部免疫力,使细菌发挥致病作用。

流感杆菌广泛寄居于人类上呼吸道,主要通过呼吸道途径传播。所致疾病可分为原发性外源性感染和继发性内源性感染两类。原发性感染为强毒株引起的急性化脓性感染,常见的有脑膜炎、鼻咽炎、急性气管炎、化脓性关节炎和心包炎等。继发性感染常发生在流感、麻疹、百日咳及肺结核等感染之后,如支气管肺炎和中耳炎等。

病后患者获得持久免疫力,以体液免疫为主。对18个月以上小儿接种荚膜多糖菌苗有较好的抗体反应,1年内保护率在90%以上。药物治疗可选用氨苄青霉素、氯霉素等。

4. 嗜肺军团菌 1976年,美国费城召开全美退伍军人会议期间,暴发了一种原因不明的严重肺炎,与会者有221人感染,其中34人死亡。从死亡者肺组织中分离到一种新的病原菌,命名为军团菌,其代表菌为嗜肺军团菌。

嗜肺军团菌为革兰染色阴性、两端钝圆的小杆菌,有显著多形性。无荚膜,无芽孢,有鞭毛和菌毛,能运动。革兰染色法不易着色,常用镀银染色或吉姆萨染色。该菌专性需氧,对营养要求高,生长缓慢。多数菌株在2.5%～5% CO$_2$环境中生长良好,最适生长温度为35℃。常用培养基为缓冲液－活性炭－酵母浸出液琼脂培养基。本菌生长缓慢,培养3～5天可形成直径1～2mm、圆形、凸起的灰白色、黏稠、光滑的菌落,有特殊臭味。

本菌在自然界中抵抗力很强,在自来水中可生存1年左右。常因供水系统(如蓄水池、空调的冷却塔等)污染而造成传播流行。对热和一般化学消毒剂敏感,耐酸,在pH值为2的盐酸中可耐受30分钟。

嗜肺军团菌可产生多种与致病有关的酶,主要致病物质是菌毛、外毒素和内毒素样物质,引起军团菌病。本菌通过呼吸道侵入机体,黏附于肺泡和支气管。吞噬细胞将其吞噬但不能将其杀灭,而该菌在吞噬细胞内生长繁殖导致吞噬细胞裂解死亡。军团菌病有肺炎型和流感样型两种。肺炎型为重症型,多发于夏季,以中老年人多见,临床表现较严重。患者感染后经过2~10天潜伏期,先出现轻微头痛、肌肉痛和全身不适,继而出现寒战、高热、干咳、呕吐、腹痛、腹泻和肾功能减退等表现,可因呼吸衰竭而死亡,死亡率为10%~20%。流感样型症状较轻,表现为肌肉酸痛、发热、寒战和头痛等,预后良好。

嗜肺军团菌是医院感染的主要病原菌之一,医院中央空调冷却塔污染的循环水形成气溶胶是病原菌的主要来源。加强水资源管理及人工输水管道和设施的消毒处理,是预防军团菌扩散的重要措施。嗜肺军团菌是细胞内寄生菌,主要以细胞免疫为主,病后也可获得保护性抗体,目前尚无特异性预防方法。治疗药物首选红霉素。

5.铜绿假单胞菌 俗称绿脓杆菌,广泛分布于自然界、人和动物体表及肠道中,是一种常见的条件致病菌。由于其在生长过程中产生绿色水溶性色素,使感染后的脓汁和敷料呈绿色而得名。

本菌为革兰阴性小杆菌,长短不一,常呈多形态。菌体一端有1~3根鞭毛,运动活泼。有菌毛和芽孢,需氧生长。最适生长温度为35℃,对营养要求不高,在普通平板上,菌落大小不一,形态各异,常相互融合,能使培养基变为亮绿色。在血琼脂平板上,菌落周围有透明溶血环。在肉汤培养基中培养24小时后,表面形成菌膜,液体均匀混浊,上层呈蓝绿色。本菌抵抗力强,经56℃ 1小时才被杀死。临床分离菌株对多种化学消毒剂和多重抗生素耐药。

主要致病物质为内毒素,有些菌株还产生肠毒素,导致腹泻。铜绿假单胞菌为人体正常菌群,广泛分布于皮肤与肠道。当机体免疫力低下时引起机会性感染,可造成多种组织的感染,如烧伤及创伤伤口感染、中耳炎、尿道炎、心内膜炎、脓肿、气管插管感染等。本菌引起的局部感染可导致菌血症。本菌约占医源性感染菌的10%,约占烧伤患者感染的30%,可通过多种途径在医院内传播,是引起医院感染的主要致病菌之一。

铜绿假单胞菌有多种耐药模式,临床常见多重耐药菌和泛耐药菌。根据临床药敏试验选用抗生素联合用药,如磷霉素与氨基糖苷类药物联合。防止铜绿假单胞菌在医院中暴发流行的措施包括防止湿化器、吸引器和血压计袖带污染,医护人员认真执行无菌操作,隔离患者并将其污染的辅料焚毁。

 知识链接

医院内多重耐药菌监测

目前临床上的多重耐药监测分为主动监测和被动监测。主动监测是针对院内感染高发病区(如ICU)、高危人群(如长期插管患者)进行非治疗目的的多重耐药菌监测,根据多重耐药菌的监测情况及时做好院内感染防控。被动监测多针对有感染的患者,如在进行细菌培养及药敏试验的过程中检出了多重耐药菌,根据该患者处所的环境及其排泄物等检测结果进行院内感染的评估并采取防控措施。主动监测和被动监测都是防止医院内多重耐药菌感染、暴发的重要手段。

随着抗生素的普遍使用,耐药细菌越来越常见,情况也越来越严重。我们在日常工作中,要牢固树立预防细菌耐药的意识并严格执行防范措施。

笔记

 本章小结

　　分枝杆菌属的细菌细胞壁中含有大量脂质,主要是分枝菌酸,与其染色性、生长特性、致病性、抵抗力等密切相关。结核分枝杆菌是引起结核病的病原菌,其致病性与细菌在组织细胞内大量繁殖引起的炎症、菌体成分和代谢产物的毒性,以及机体对菌体成分产生的免疫反应有关。所致疾病以肺结核最多见,广泛接种卡介苗能大大降低结核病的发病率。麻风分枝杆菌是麻风病的病原菌,通过直接接触和呼吸道传播。麻风病潜伏期长、发病慢、病程长,属于慢性传染病。

　　动物源性细菌是以动物作为传染源,能引起动物和人类发生人畜共患病的病原菌,在牧区或自然疫源地经接触病畜或其排泄物而传播。动物源性细菌主要有布鲁氏菌属、耶尔森菌属和炭疽芽孢杆菌等,可引起人类波浪热、鼠疫及炭疽病。通过控制传染源、切断传播途径、抗生素治疗等措施防治人畜共患传染病。白喉棒状杆菌是白喉的病原体,经飞沫传播。白喉毒素是主要致病物质,毒性强,抗原性高。可用百白破三联疫苗进行人工自动免疫、白喉抗毒素进行紧急预防。百日咳鲍特菌是儿童百日咳的病原体,经飞沫传播,可引起以长期咳嗽为主要症状的疾病,故名百日咳。通常用百白破三联疫苗进行人工自动免疫。流感嗜血杆菌简称流感杆菌,广泛寄居于人类上呼吸道,主要经呼吸道传播,引起急性化脓性感染,常见的有脑膜炎、鼻咽炎、急性气管炎、化脓性关节炎和心包炎。

　　常见的医院感染细菌有嗜肺军团菌、铜绿假单胞菌等,临床常见各种耐药表现,传播途径主要为接触传播。防治措施包括加强耐药性检测,实施有效的消毒隔离措施,严格无菌操作,保护易感人群。

(李　阳)

 目标检测

参考答案

一、选择题

1. 制备预防结核病的卡介苗,是利用了细菌的(　　)。

　　A. 菌落变异　　　　　　　　　B. 结构变异　　　　　　　　　C. 毒力变异

　　D. 耐药性变异　　　　　　　　E. 形态变异

2. 结核分枝杆菌不耐(　　)。

　　A. 煌绿　　　　　　　　　　　B. 干燥　　　　　　　　　　　C. 酸

　　D. 碱　　　　　　　　　　　　E. 湿热

3. 关于麻风分枝杆菌的描述,错误的是(　　)。

　　A. 体外培养容易生长　　　　　B. 可经接触传染　　　　　　　C. 胞内寄生菌

　　D. 具有抗酸性　　　　　　　　E. 具有耐药性

4. 布鲁氏菌感染时,细菌反复入血形成(　　)。

　　A. 脓毒血症　　　　　　　　　B. 败血症　　　　　　　　　　C. 毒血症

　　D. 菌血症　　　　　　　　　　E. 内毒血症

5. 炭疽杆菌的形态特征是(　　)。

　　A. G⁺鼓槌状杆菌　　　　　　　B. G⁺竹节状杆菌　　　　　　　C. G⁺网球拍状杆菌

　　D. G⁺棒状杆菌　　　　　　　　E. G⁺分枝杆菌

6. 鼠疫的传播媒介是(　　)。

　　A. 鼠虱　　　　　　　　　　　B. 鼠蚤　　　　　　　　　　　C. 恙螨

　　D. 蚊　　　　　　　　　　　　E. 白蛉

7. 白喉外毒素最易侵犯的组织器官是(　　)。

　　A. 心肌、外周神经　　　　　　B. 腮腺　　　　　　　　　　　C. 甲状腺

　　D. 中枢神经　　　　　　　　　E. 肾脏

8. 预防百日咳主要采用(　　)。

A. 注射抗毒素　　　　　　　B. 注射类毒素　　　　　　　C. 注射百白破三联疫苗

D. 注射 R 型菌株疫苗　　　　E. 注射免疫球蛋白

9. 患者,男,8 岁,不慎被开水烫伤腹部,1 周后患儿出现高热、体温达 39～40℃,外周血白细胞 20×10^9/L。烧伤创面有淡绿色脓液,取标本涂片镜检,细菌为革兰阴性杆菌,考虑为(　　)感染。

A. 金黄色葡萄球菌　　　　　B. 炭疽芽孢杆菌　　　　　　C. 溶血性链球菌

D. 铜绿假单胞菌　　　　　　E. 破伤风梭菌

10. 流感嗜血杆菌可经(　　)。

A. 水及食物传播　　　　　　B. 飞沫传播　　　　　　　　C. 性传播

D. 接触传播　　　　　　　　E. 虫媒传播

二、问答题

1. 简述结核菌素实验的原理、结果及意义。

2. 动物源性细菌及医院感染的常见病原菌各有哪些?

第十五章　其他原核细胞型微生物

课件

学习目标

素质目标:具备严谨、务实的工作作风,具有敬佑生命、甘于奉献的医者精神。
知识目标:掌握梅毒螺旋体的传播途径、致病性及防治原则。熟悉钩端螺旋体、立克次体、支原体、衣原体的传播途径、致病性及防治原则。了解钩端螺旋体、立克次体、支原体、衣原体的生物学性状及抵抗力。
能力目标:具有运用所学知识开展有关性病防治、护理和健康教育的能力。

案例导学

患者,男,35岁,两天前洗澡时发现会阴部出现无痛性溃疡,有少量分泌物。患者自述有不洁性接触史。
请问:
1. 患者可能患有什么疾病?
2. 病原体是什么,如何确诊?
3. 该疾病的防治原则是什么?

第一节　螺旋体

螺旋体(spirochete)是一类细长、柔软、弯曲呈螺旋状、运动活泼的原核细胞型微生物。其基本结构和生物学性状与细菌相似,以二分裂方式繁殖,对抗生素敏感。螺旋体在自然界和动物体内广泛存在,种类很多,对人致病的主要有密螺旋体属,疏螺旋体属和钩端螺旋体属。

一、密螺旋体属

该属螺旋体有螺旋8~14个,较为致密规则,两端尖细,其中梅毒螺旋体是人类梅毒的病原体。梅毒是性传播疾病中危害较严重的一种。

梅毒螺旋体

(一)生物学性状

梅毒螺旋体长6~15μm,宽0.1~0.2μm,螺旋致密而规则,两端尖直,运动活泼。革兰染色阴性但不易着色,经镀银染色后呈棕褐色(图15-1)。也可用暗视野显微镜直接观察标本中梅毒螺旋体的形态和运动方式(图15-2)。梅毒螺旋体不能在无生命的人工培养基上生长繁殖。其抵抗力极弱,对冷、热、干燥特别敏感,血液中的梅毒螺旋体于4℃放置3天死亡,加热50℃ 5分钟或离体后干燥1~2小时死亡。对常用化学消毒剂敏感,对青霉素、四环素、红霉素等敏感。

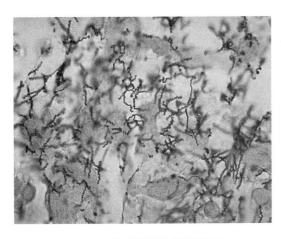 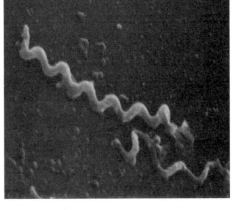

图 15-1 梅毒螺旋体(镀银染色) 图 15-2 梅毒螺旋体(暗视野)

（二）致病性与免疫性

梅毒螺旋体具有很强的侵袭力。梅毒患者是唯一的传染源。梅毒分为先天性梅毒和后天性(获得性)梅毒两类,前者经胎盘由母体传染给胎儿,因此又称为胎传梅毒。先天性梅毒还会导致流产、早产或死胎;出生后存活的新生儿常呈现锯齿形牙、间质性角膜炎、先天性耳聋等。后者通过性接触传播,或输入被梅毒螺旋体污染的血液或血制品而感染。后天性梅毒按病程分为以下三期。

1. Ⅰ期梅毒 梅毒螺旋体经皮肤黏膜感染后 2~10 周,局部出现无痛性硬下疳,多见于外生殖器,其溃疡渗出物中含有大量梅毒螺旋体,传染性极强,持续 1~2 个月,硬下疳自然愈合。进入血液中的梅毒螺旋体潜伏于体内,经 2~3 个月无症状潜伏期后进入Ⅱ期。

2. Ⅱ期梅毒 全身皮肤黏膜出现梅毒疹,全身淋巴结肿大,有时亦可累及骨、关节、眼及中枢神经系统。在梅毒疹和淋巴结中含有大量梅毒螺旋体,如不治疗,一般 3 周~3 个月后体征自行消退,多数患者发展成Ⅲ期梅毒。Ⅰ、Ⅱ期梅毒传染性强,但组织破坏性较小。

3. Ⅲ期梅毒 又称晚期梅毒,多发生于初次感染后 2 年,也可见潜伏期长达 10~15 年的患者。此期病变侵犯内脏器官或组织,呈现慢性炎性损伤,可累及皮肤、肝、脾和骨髓,导致动脉瘤、脊髓痨或全身麻痹等。此期病灶内梅毒螺旋体少,传染性小,但破坏性大,病程长,疾病损害呈进展和消退交替出现,严重时危及生命。

机体对梅毒的免疫为传染性免疫或有菌免疫,即已感染梅毒螺旋体的机体对梅毒螺旋体的再感染有抵抗力,若梅毒螺旋体被清除,免疫力也随之消失。

（三）实验室检查

1. 标本采集 最适宜的标本是下疳渗出液,其次是梅毒疹渗出液或局部淋巴结穿刺液。

2. 病原检查 暗视野显微镜下检查梅毒螺旋体。

3. 免疫检查 直接免疫荧光法或 ELISA 法检查抗体。

（四）防治原则

梅毒是性病的一种,加强卫生宣教和社会管理是降低梅毒发病率的有效措施。对患者应早期诊断、彻底治愈,并且治疗结束后要定期复查。梅毒的治疗首选青霉素。

二、疏螺旋体属

该属螺旋体有 3~10 个螺旋,稀疏且不规则。对人致病的主要有伯氏疏螺旋体和回归热螺旋体,分别引起莱姆病和回归热。

（一）伯氏疏螺旋体

伯氏疏螺旋体长 10～40μm，宽 0.1～0.3μm，两端稍尖，运动活泼。革兰染色阴性，但不易着色，镀银染色效果好。对营养要求高，需氧或微需氧，5%～10% 的 CO_2 能促进其生长。抵抗力弱，60℃加热 1～3 分钟即死亡，对青霉素、头孢菌素、红霉素等敏感。

伯氏疏螺旋体所致疾病为莱姆病。是一种自然疫源性疾病，主要通过硬蜱传染，储存宿主是哺乳动物，如鼠和鹿等。莱姆病病程可分为三期：①早期局部性感染，表现为叮咬部位慢性移行性红斑，伴有头痛、发热、肌肉和关节疼痛、局部淋巴结肿大等；②早期播散性感染，多表现为继发性红斑、面神经麻痹、脑膜炎等，未经治疗，80% 的患者可发展至晚期；③晚期持续性感染，表现为慢性关节炎、周围神经炎和慢性萎缩性肌皮炎。伯氏疏螺旋体感染后可产生特异性抗体，但抗体应答迟缓。

目前尚无伯氏疏螺旋体疫苗，预防莱姆病需避免蜱叮咬，疫区工作人员应加强个人防护。根据患者临床表现及病程采用不同抗生素治疗，治疗早期莱姆病多用阿莫西林、红霉素，口服即可；治疗晚期莱姆病一般用青霉素联合头孢曲松等静脉滴注。

（二）回归热螺旋体

回归热螺旋体长 10～30μm，宽约 0.3μm，运动活泼，革兰染色阴性。微需氧，最适生长温度为 28～30℃，在含血液、动物蛋白的液体培养基中生长较好。有类属抗原和特异性抗原，但抗原极易变异。啮齿类动物是回归热螺旋体的储存宿主，通过软蜱或虱叮咬传播给人。经 3～10 天潜伏期，患者突发高热，持续 3～5 天退热，约 1 周后又出现高热，如此反复数次。急起急退的反复周期性高热，全身肌肉酸痛，肝、脾肿大为回归热的典型临床表现，重症患者可出现黄疸和出血。病后机体可产生特异性抗体，抗体在补体的协同下可裂解回归热螺旋体，但回归热螺旋体抗原极易变异，感染后免疫力维持时间短暂。疫区人员应加强自我防护，避免虱、蜱叮咬。青霉素、四环素、红霉素治疗有效。

三、钩端螺旋体属

钩端螺旋体有 10～40 个螺旋，细密规则，因一端或两端弯曲成钩状而得名。其种类很多，其中问号钩端螺旋体对人和动物致病，引起人或动物钩端螺旋体病（简称钩体病）。此病呈世界性分布，在我国南方农村多见。

（一）生物学性状

问号钩端螺旋体螺旋细密而规则，长 6～12μm，宽 0.1～0.2μm，一端或两端常呈"S"或"C"形弯曲。革兰染色阴性，但不易着色，镀银染色后呈棕褐色。常用暗视野显微镜直接观察悬液标本中钩端螺旋体的形态和运动方式（图 15－3）。其对营养要求较高，需氧或微需氧，最适 pH 值为 7.2～7.4，最适温度为 28℃～30℃。问号钩端螺旋体抵抗力弱，0.2% 来苏、1% 石炭酸 10～30 分钟可将其杀死，加热 60℃ 1 分钟即死亡。在酸碱度为中性的潮湿土壤中可存活数月，对青霉素敏感。

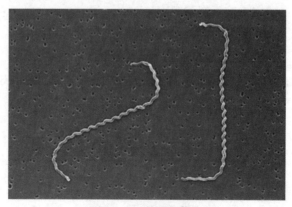

图 15－3　钩端螺旋体

(二)致病性与免疫性

1. 致病物质 钩端螺旋体的致病因素主要是内毒素样物质、溶血素、细胞毒性因子。钩端螺旋体细胞壁中含有类似革兰阴性菌的脂多糖物质,其致病机制与细菌的内毒素相似,但毒性较低;溶血素能破坏红细胞膜而致溶血;将细胞毒性因子注入小鼠体内,小鼠可出现肌肉痉挛和呼吸困难。

2. 所致疾病 钩体病是一种人畜共患病,是我国某些农村地区常见的急性传染病之一。鼠类和猪为主要储存宿主,动物感染钩端螺旋体后大多呈隐性感染,少数家畜感染后可引起流产。钩端螺旋体在感染动物的肾脏内长期繁殖,并不断从尿液排出体外污染水和土壤。人接触污染的水和土壤而被感染。钩端螺旋体还可通过胎盘垂直感染胎儿。

钩端螺旋体能穿透完整的皮肤、黏膜或其破损处侵入人体,在局部迅速繁殖,并经淋巴系统或直接进入血液循环引起钩端螺旋体血症,导致患者出现全身中毒症状,如发热、头痛、乏力、全身肌肉酸痛、眼结膜充血、浅表淋巴结肿大、腓肠肌压痛等。由于钩端螺旋体血清型别不同、毒力不同及宿主免疫水平的差异,临床表现相差很大。轻者仅出现感冒样症状及轻微的自限性发热,重者可出现黄疸、出血、休克、DIC、心及肾功能不全、脑膜炎,甚至死亡。

病后或隐性感染后,患者可获得对同型钩端螺旋体的持久免疫力,以体液免疫为主。

(三)实验室检查

根据患者的发病情况和病程不同,分别采集血液、尿液、脑脊液等标本。直接涂片镜检或进行分离培养,可确定病原,必要时进行动物试验。

(四)防治原则

防治钩体病依靠防鼠、灭鼠,做好携带钩端螺旋体家畜的管理,保护水源;对易感人群接种钩端螺旋体多价疫苗;及时发现和治疗患者。治疗可选用青霉素、庆大霉素、多西环素等药物。

第二节 立克次体

立克次体是由美国青年医生霍华德·泰勒·立克次于1906年首先发现。立克次体是一类严格细胞内寄生的原核细胞型微生物,其生物学性状与细菌类似。以节肢动物为传播媒介,能引起人或动物的多种疾病。

一、生物学性状

立克次体的大小介于病毒和细菌之间,多呈球杆状,革兰染色阴性,但不易着色,吉姆萨染色呈紫蓝色。立克次体必须在活细胞内寄生,培养立克次体的常用方法有动物接种、鸡胚接种和细胞培养。立克次体抵抗力较弱,对热敏感,加热56℃ 30分钟、0.5%石炭酸5分钟可将其杀灭。对四环素、氯霉素敏感。

立克次体细胞壁中的脂多糖与变形杆菌某些菌株的菌体O抗原有共同抗原成分,由于立克次体难以培养,而变形杆菌抗原易于制备,故可用变形杆菌菌株代替相应的立克次体进行交叉凝集试验,以检测患者血清中是否含有立克次体的抗体,用以辅助诊断立克次体病。

二、致病性与免疫性

立克次体通过人虱、蜱和鼠蚤等节肢动物感染人类,由立克次体引起的疾病统称为立克次体病。不同的立克次体所引起的疾病各不相同(表15-1)。病后患者可获得持久的免疫力,以细胞免疫为主。

表 15－1　主要立克次体所致疾病及媒介昆虫

属	种	所致疾病	媒介昆虫	储存宿主
立克次体属	普氏立克次体	流行性斑疹伤寒	人虱	人
	地方性斑疹伤寒立克次体	地方性斑疹伤寒	鼠蚤、鼠虱	啮齿类
	立氏立克次体	落基山斑点热	蜱	啮齿类
东方体属	恙虫病东方体	恙虫病	恙螨	啮齿类
埃立克体属	查菲埃立克体	人单核细胞埃立克体病	蜱	啮齿类

第三节　衣原体

一、概述

衣原体是一类球形或椭圆形、具有细胞壁、革兰染色阴性、能通过滤菌器、严格的真核细胞内寄生的微生物,具有独特的发育周期(图15－4)。衣原体有原体和始体(也称为网状体)两个发育阶段,原体有传染性,无繁殖能力;始体无传染性,但有繁殖能力,以二分裂方式繁殖。衣原体抵抗力不强,对热和常用消毒剂敏感,对多种抗生素敏感。

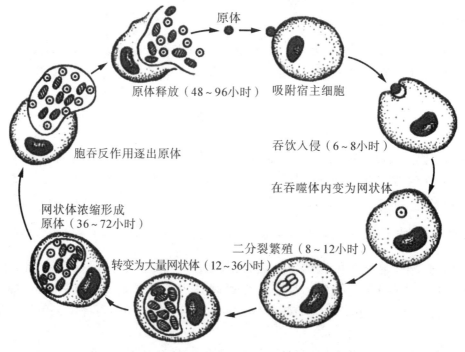

图 15－4　衣原体的发育周期

二、主要致病性衣原体

衣原体广泛寄生于人类、哺乳动物及禽类体内,仅少数致病。能引起人类疾病的衣原体主要有沙眼衣原体、肺炎衣原体及鹦鹉热衣原体。

(一)沙眼衣原体

沙眼衣原体分为沙眼生物型、生殖生物型和性病淋巴肉芽肿生物型,主要引起以下疾病。

1.沙眼 由沙眼生物型引起,主要通过眼－眼或眼－手－眼传播。患者早期表现为流泪,有黏性或脓性分泌物,结膜充血及滤泡增殖等;晚期表现为结膜瘢痕,眼睑内翻,倒睫等;也可引起角膜血管翳,影响视力或致盲。

2.包涵体结膜炎 由沙眼生物型和生殖生物型引起。婴儿经产道感染,引起急性化脓性结膜炎,不侵犯角膜,能自愈;成人经手—眼或污染的游泳池水感染,引起滤泡性眼结膜炎,病变类似沙眼,但不出现血管翳,一般经数周或数月痊愈,无后遗症。

3.泌尿生殖道感染 由生殖生物型引起,经性接触传播,男性多表现为非淋病性尿道炎,可合并附睾炎、前列腺炎等;女性表现为尿道炎、宫颈炎、输卵管炎与盆腔炎等,可致不育。

4.婴幼儿肺炎 生殖生物型可引起婴幼儿肺炎。

5.性病淋巴肉芽肿 主要由性病淋巴肉芽肿生物型引起,通过性接触传播。引起男性化脓性淋巴结炎和慢性淋巴肉芽肿,常形成瘘管;引起女性会阴—肛门—直肠组织狭窄。性病淋巴肉芽肿生物型也可引起结膜炎并伴有耳前、颌下和颈部淋巴结肿大。沙眼衣原体为细胞内寄生,机体产生的免疫以细胞免疫为主。由于沙眼衣原体型别较多,病后产生的免疫力不牢固,故仍可再次感染发病。

目前尚无特异性预防方法,主要预防措施包括注意个人卫生,避免使用公用毛巾和脸盆,避免直接或间接接触感染。治疗可选用磺胺类、四环素、利福平、氯霉素等药物。

(二)肺炎衣原体

人类是肺炎衣原体的唯一宿主。肺炎衣原体经飞沫传播,主要引起青少年尤其是儿童的急性呼吸道感染,如咽炎、鼻窦炎、支气管炎和肺炎等,部分患者伴有结膜炎。全身严重感染者少见。机体抗肺炎衣原体免疫以细胞免疫为主,体液免疫为辅,病后可获得相对牢固的特异性免疫力。

隔离患者、避免直接接触感染者,加强个人防护,对预防肺炎衣原体有一定作用。治疗主要选用四环素、大环内酯类和喹诺酮类药物。

(三)鹦鹉热衣原体

鹦鹉热为自然疫源性人畜共患病。禽类和鸟类多为隐性持续感染,衣原体通过呼吸道分泌物和粪便传染给人类和其他哺乳动物,引起猪、羊等动物的流产及腹泻;在人类主要引起呼吸道感染,患者表现为骤然发病,寒战、发热、咳嗽和胸痛,继而发展为肺炎,可产生菌血症。机体抗鹦鹉热衣原体免疫以细胞免疫为主。

严格控制传染源,对鸟类和禽类加强管理,加强进口禽类检疫是重要的防控措施。治疗可选用四环素、大环内酯类和喹诺酮类药物。

第四节 支原体

一、概述

支原体(mycoplasma)是一类无细胞壁、高度多形性、能通过滤菌器、可用人工培养基培养的最小的原核细胞型微生物。由于能形成分枝的长丝,故称为支原体。支原体主要以二分裂方式繁殖,也可通过出芽、分枝、丝状体断裂等方式繁殖。在固体培养基上形成油煎蛋样菌落(图15－5)。支原体对理化因素的抵抗力和一般细菌繁殖体相似,不耐热,对75%乙醇、来苏敏感,对作用于细胞壁的抗生素(如青霉素、万古霉素等)不敏感,对干扰蛋白质合成的抗生素(如红霉素、四环素等)敏感。

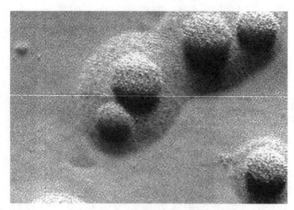

图 15 -5　支原体油煎蛋样菌落

二、主要致病性支原体

支原体广泛分布于自然界、人及动物体内,大多不致病,对人致病的支原体见表 15 - 2。

表 15 -2　主要致病性支原体

种类	传播途径	致病性
肺炎支原体	呼吸道传播	引起支原体肺炎,又称原发性非典型性肺炎。多发于夏秋季,儿童及青少年易感,临床症状一般较轻,个别严重患者表现为顽固性咳嗽、胸痛、淋巴结肿大等
溶脲脲原体	性接触传播 垂直传播	引起非淋球菌性尿道炎、前列腺炎、阴道炎、输卵管炎等,可致不孕症;可通过胎盘垂直传播,引起早产、死胎,或分娩时经产道引起新生婴儿呼吸道感染
人型支原体	性接触传播	引起附睾炎、输卵管炎、盆腔炎、产褥热等
穿透支原体	性接触传播	可能是艾滋病发病的一个辅助因素
生殖器支原体	性接触传播	引起尿道炎、宫颈炎、子宫内膜炎等,与男性不育有关

第五节　放线菌

放线菌是一类呈分枝生长的原核细胞型微生物。革兰染色阳性,以二分裂方式繁殖。对青霉素、四环素、磺胺类药物敏感。

放线菌广泛分布于自然界,主要存在于土壤中。大多不致病,对人致病的主要有放线菌属和诺卡菌属等,引起放线菌病、诺卡菌病、足分枝菌病等。放线菌属为人体正常菌群,当机体抵抗力下降、拔牙或口腔黏膜受损时,引起内源性感染,即放线菌病。患者表现为慢性或亚急性化脓性炎症,常伴有多发性瘘管形成。诺卡菌属经呼吸道或创口侵入机体,引起化脓性感染,抵抗力低下时可引起肺炎、肺脓肿。该菌通过血液播散,引起脑膜炎与脑脓肿;经皮肤创伤感染,引起慢性化脓性肉芽肿,并形成瘘管。

注意口腔卫生、及时处理皮肤创伤、提高机体免疫力等是预防放线菌病的主要措施。治疗首选青霉素,也可用磺胺类等药物治疗。对存在脓肿及瘘管者,应及时行手术清创处理,切除坏死组织。

知识链接

支原体与性传播性疾病

引起泌尿生殖道感染的支原体主要有溶脲脲原体、人型支原体和生殖器支原体。这部分支原体在人体的定植有二次上升趋势,即在分娩时由母体产道感染新生儿,之后菌体数量迅速减少;但在成年有性生活后又逐渐增多。

我国于1986年首次分离出溶脲脲原体。在非淋菌性尿道炎中,除衣原体外,溶脲脲原体是很重要的病原体。淋病患者溶脲脲原体检出率比非淋菌性尿道炎患者检出率高,可能是因为淋病奈瑟菌损伤泌尿生殖道黏膜有利于溶脲脲原体的黏附,这也是淋病治愈后有些人仍有症状遗留的原因。生殖道的支原体感染与自然流产、出生缺陷、死胎和不孕(育)均有关系。

 思政小课堂

立克次体的由来

1909年,美国医生霍华德·泰勒·立克次在研究落基山斑疹热时发现了立克次体。第二年,他不幸因感染斑疹伤寒而为科学献身。1916年,罗恰·利马从斑疹伤寒患者的体虱中找到病原体,并建议取名为普氏立克次体,以纪念从事斑疹伤寒研究而牺牲的立克次和捷克科学家普若瓦帅克。他们的事迹震动了整个科学界,人们深深地为其献身科学的精神所感动。我们作为医学生应该尊重科学、支持科学研究,以促进人类健康和社会发展为己任。同时,我们应该从中汲取经验教训,提高自身的健康意识和责任意识。

 本章小结

梅毒螺旋体可经性接触感染,也可垂直传播。梅毒病程分三期,Ⅲ期时可累及全身组织器官,甚至危及生命。钩端螺旋体病为人畜共患病,鼠类和猪为主要传染。人因接触污染的水源或土壤而感染。地方性斑疹伤寒立克次体的传播媒介是鼠蚤或鼠虱,引起地方性斑疹伤寒。普氏立克次体的传播媒介是人虱,引起流行性斑疹伤寒。沙眼衣原体通过眼－眼或眼－手－眼途径传播,引起沙眼,严重时可致盲。肺炎支原体通过呼吸道传播,引起人类原发性非典型性肺炎。

(唐玉琴)

 目标检测

一、选择题

参考答案

1.垂直感染是指病原生物通过( )感染。

　　A. 皮肤　　　　　　　　　B.节肢动物媒介　　　　　　C.消化道

　　D. 接触　　　　　　　　　E.胎盘或产道

2.下列各组微生物中,不属于原核细胞型微生物的是( )。

　　A.真菌与放线菌　　　　　B.细菌与螺旋体　　　　　　C. 支原体与衣原体

　　D.细菌与放线菌　　　　　E.螺旋体与立克次体

3.下列微生物中,不属于原核细胞型微生物的是( )。

　　A.细菌　　　　　　　　　B.病毒　　　　　　　　　　C. 支原体

　　D.立克次体　　　　　　　E.衣原体

4.衣原体与细菌的不同点是(　　)。

    A.有细胞壁,可用革兰染色　　　　　B.对多种抗生素敏感　　　　C.有独特发育周期

    D.含有 DNA、RNA 两种核酸　　　　　E.以二分裂法繁殖

5.不能通过性接触传播的病原体是(　　)。

    A.沙眼衣原体　　　　　　　　　　　B.梅毒螺旋体　　　　　　　C.溶脲脲原体

    D.淋病奈瑟菌　　　　　　　　　　　E.钩端螺旋体

6.以下对支原体的描述,错误的是(　　)。

    A.无细胞壁　　　　　　　　　　　　B.有独特发育周期　　　　　C.能通过滤菌器

    D.对抗生素敏感　　　　　　　　　　E.可引起性传播疾病

7.能在无生命培养基上独立生存的最小原核细胞型微生物是(　　)。

    A.细菌　　　　　　　　　　　　　　B.立克次体　　　　　　　　C.衣原体

    D.支原体　　　　　　　　　　　　　E.螺旋体

8.能天然寄生于节肢动物并通过节肢动物传播的原核细胞型微生物是(　　)。

    A.真菌　　　　　　　　　　　　　　B.支原体　　　　　　　　　C.放线菌

    D.立克次体　　　　　　　　　　　　E.衣原体

9.检测梅毒螺旋体最常用的染色方法是(　　)。

    A.革兰染色　　　　　　　　　　　　B.镀银染色　　　　　　　　C.抗酸染色

    D.墨汁染色　　　　　　　　　　　　E.负染法

10.斑疹伤寒的主要感染途径是(　　)。

    A.消化道　　　　　　　　　　　　　B.呼吸道　　　　　　　　　C.性接触

    D.虱或蚤叮咬　　　　　　　　　　　E.血液

二、问答题

1.L 型细菌与支原体在生物学性状方面有何异同点?

2.简述梅毒螺旋体的致病性与防治原则。

第十六章　真菌学总论

课件　　微课

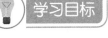

素质目标:具备严谨求实、持之以恒的科学态度,具有敬佑生命、大爱无疆的职业素养。
知识目标:掌握真菌的基本生物学性状。熟悉真菌的致病性以及真菌所致疾病的类型。了解真菌的微生物学检查方法及防治原则。
能力目标:能够运用所学知识对真菌感染疾病进行预防、护理及宣传教育。

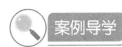

　　患者,男,40 岁。双脚脚趾间痒、疼痛、有水疱、流黄水 1 月余。查体:双脚第 3、4、5 趾间有水疱、糜烂、渗出液、浸渍呈白色,周围皮肤红肿,伴有异味。

　　请问:

　　1.该患者的初步诊断是什么?

　　2.如何进一步诊断?

　　3.该疾病应如何治疗?

第一节　真菌的生物学性状

　　真菌(fungus)是一种真核细胞型微生物,具有典型的细胞核和完整的细胞器,无根、茎、叶,不含叶绿素。大多数为多细胞结构,少数为单细胞结构。真菌在自然界中分布广泛,种类繁多,多数对人类有益,部分可食用或用于酿制、制药等,少数能引起人类和动物疾病,称病原性真菌。近年来真菌感染有明显上升趋势,主要与滥用抗生素引起菌群失调,应用激素、免疫抑制剂以及抗癌药物导致免疫力低下有关。

一、形态与结构

　　真菌比细菌大数倍至数十倍,结构复杂。其细胞壁厚,不含肽聚糖,主要由多糖和蛋白质构成,其中多糖主要是几丁质。按形态分类可分为单细胞真菌和多细胞真菌两大类。单细胞真菌呈圆形或卵圆形,常见的有酵母菌或类酵母菌,对人类致病的主要有白假丝酵母菌和新型隐球菌;多细胞真菌由菌丝和孢子组成,对人类致病的有皮肤癣菌等。

　　1.菌丝　在适宜的环境中,由真菌孢子生出芽管,逐渐延长呈丝状,称为菌丝。菌丝伸长并分支,交织成团,称为丝状菌,又称霉菌。

　　真菌菌丝按结构可分为有隔菌丝与无隔菌丝两类,大部分真菌为有隔菌丝。按功能可分为营养菌丝和气生菌丝。营养菌丝向下生长,深入被寄生的物体或培养基中,吸收并合成营养以供菌体生长;气生菌丝向空间生长,能产生孢子的气生菌丝称为生殖菌丝。真菌菌丝形态多样,有助于不同真菌的鉴别(图16-1)。

| 关节状菌丝 | 鹿角状菌丝 | 结节状菌丝 | 梳状菌丝 | 螺旋状菌丝 | 球拍状菌丝 |

图16-1 真菌菌丝形态示意图

2. 孢子 为真菌的繁殖结构,是生殖菌丝产生的一种繁殖体。

按其繁殖方式不同,真菌孢子分为有性孢子与无性孢子两类。有性孢子由两个细胞融合经减数分裂生成;无性孢子不经过两性细胞的结合,直接由菌丝上的细胞分化而成。病原性真菌多为无性孢子,根据形态可分为叶状孢子、分生孢子和孢子囊孢子,叶状孢子又分为芽生孢子、厚膜孢子和关节孢子,分生孢子又有大分生孢子与小分生孢子两种。其中,分生孢子、厚膜孢子和关节孢子在鉴别真菌时具有重要意义(图16-2)。

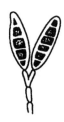 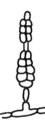 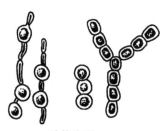 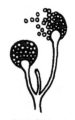

芽生孢子　　　关节孢子　　　叶状孢子　　　孢子囊孢子

图16-2 真菌的无性孢子形态示意图

二、培养特性

真菌对营养要求不高,常用沙保弱培养基进行分离培养。真菌最适pH值为4.0~6.0,最适温度为22~28℃,但深部感染真菌则在37℃条件下生长最好。多数病原性真菌生长缓慢,特别是皮肤癣菌,需培养1~4周才能形成典型菌落。酵母型真菌生长快,一般经24~48小时即形成肉眼可见的菌落。真菌在沙保弱培养基中生长,可形成以下三种菌落。

1. 酵母型菌落 是单细胞真菌的菌落形式。菌落柔软、致密、光滑、湿润,与一般细菌菌落相似,如隐球菌菌落。

2. 类酵母型菌落 菌落外观与酵母型菌落相似,是单细胞真菌的菌落形式。某些单细胞真菌在出芽繁殖后,芽管延长不与母细胞脱离形成假菌丝,假菌丝向下生长,伸入培养基中,如白假丝酵母菌菌落。

3. 丝状菌落 是多细胞真菌菌落形式,由菌丝体组成,常形成棉絮状、绒毛状或粉末状的有色(白、黄、红)菌落。丝状菌落的形态、结构和颜色是鉴别真菌的重要依据。

三、抵抗力

真菌对干燥、日光、紫外线及一般消毒剂均有较强的抵抗力。对热抵抗力不强,60℃ 1小时可被杀死。对10~30g/L的苯酚、1%~3%石炭酸及10%甲醛等比较敏感。对常用抗生素不敏感,灰黄霉素、酮康唑、克霉唑、制霉菌素等对多种真菌有抑制作用。

第二节 真菌的致病性和免疫性

一、真菌的致病性

真菌感染同细菌感染一样需要一定的致病条件,真菌通过以下几种不同方式致病。

1.病原性真菌感染 主要为外源性真菌感染。根据感染部位可分为浅部致病性和深部致病性真菌感染。浅部致病性真菌多具有较强的传染性,如皮肤癣菌,具有嗜角质性,在皮肤局部大量繁殖,引起局部炎症和病变;深部致病性真菌感染后,症状多不明显,有自愈倾向,如新型隐球菌。

2.条件致病性真菌感染 主要为内源性真菌感染,与机体抵抗力降低及菌群失调有关。如患糖尿病、肿瘤、各种营养不良及免疫缺陷,或长期使用广谱抗生素、免疫抑制剂等治疗后继发的真菌感染,这种感染治疗困难,预后较差。最常见的是白假丝酵母菌,其次是新型隐球菌及卡氏肺孢菌等。

3.超敏反应性疾病 真菌孢子、菌丝或其代谢产物等被过敏体质者吸入、食入或皮肤接触而引起各种类型的超敏反应,如过敏性鼻炎、支气管哮喘等。

4.真菌性中毒症 人食用被真菌毒素污染的霉变食物可引起急、慢性中毒,导致肝、肾、神经系统功能障碍以及造血功能损伤。

5.真菌毒素与肿瘤 某些真菌毒素具有致癌性,现已证实黄曲霉毒素能诱发肝癌。

二、真菌的免疫性

非特异性免疫在机体抗真菌感染中起到一定的作用,同时机体也可针对真菌产生特异性免疫,但免疫力不强。

1.非特异性免疫 健康的皮肤黏膜对皮肤癣菌具有一定的屏障作用。皮脂腺分泌的不饱和脂肪酸有杀真菌作用,由于儿童的皮脂腺发育不够完善,故易患头癣。单核吞噬细胞及中性粒细胞可将侵入机体的真菌吞噬,但不能完全被杀灭。真菌可在细胞内增殖引起细胞浸润形成肉芽肿,也可被吞噬细胞带到深部组织器官中增殖,引起病变。正常体液中的抗菌物质,如 IFN - γ、TNF 等细胞因子在抗真菌感染方面起到一定作用。

2.特异性免疫 真菌感染与细胞免疫密切相关,Th1 反应占优势的细胞免疫应答在抗深部真菌感染中起到重要作用;真菌感染可刺激机体产生相应抗体,抗体的抗真菌免疫作用尚存在争论。体液免疫产生的抗体可用于真菌感染的血清学诊断。

第三节 微生物学检查与防治原则

一、微生物学检查

真菌的微生物学检查与细菌的检查方法相似,由于真菌的形态结构等具有一定的特殊性,检查方法包括显微镜检查、分离培养、抗原与抗体检测、核酸检测和毒素检测等,但应根据标本种类和检查目的选择相应的检查方法。

1.标本采集 真菌感染的标本应在用药前采集,已用药者需停药一定时间后再采集标本。采集浅部感染真菌标本时,可用 70% 乙醇棉签擦拭局部后刮取病变边缘的皮屑、痂,发癣应取折断的病发。深部感染真菌标本,可根据病情采集痰、血液、脑脊液和穿刺液等。

2.直接显微镜检查　真菌因具有孢子和菌丝等结构,直接镜检对真菌鉴定较细菌更重要。毛发、指(趾)甲、皮屑等浅部真菌感染的标本需先滴加少量10%(或20%)的氢氧化钾溶液,加盖玻片在火焰上微微加热,溶解标本组织至透明,在显微镜下观察真菌的孢子、菌丝或假菌丝。观察皮肤癣菌常用湿片,不染色;怀疑为假丝酵母菌时,可经革兰染色查假菌丝;怀疑深部真菌(如新型隐球菌)感染时,经墨汁负染后镜检,观察有无菌体外荚膜。

3.分离培养　直接镜检不能诊断时应用沙保弱培养基进行鉴定,22～28℃条件下培养数天至数周,观察菌落生长情况并进行鉴定。为观察自然状态下真菌的形态结构,必要时可做玻片小培养,即在培养基边缘接种待检真菌,盖上盖玻片置22～28℃培养1周后,直接镜检或用乳酚棉蓝染色,镜下观察真菌形态、结构和排列等特征。

4.抗原与抗体检测　采用免疫学方法检测真菌抗原,常用的方法有 ELISA、胶乳凝集试验和半定量放射免疫测定法等。如用 ELISA 快速检查患者血清和脑脊液标本中的隐球菌多糖荚膜抗原,用胶乳凝集试验检查标本中的白假丝酵母菌甘露聚糖抗原,用半定量放射免疫测定法检测血清、尿液和脑脊液标本中组织胞浆菌的循环多糖抗原。检测抗体时,待测血清中的抗体效价明显高于正常效价才有诊断意义。

5.核酸检测　核酸检测操作简便、快速、特异性和敏感性高,对一些疑难、特殊或侵袭性真菌感染的早期诊断具有重要价值,是具有广阔发展前景的新技术。核酸检测主要有 PCR、PCR 限制性酶切片段长度多态性分析(PCR – RFLP)、随机扩增多态性 DNA(RAPD)和 DNA 探针等方法。以上大多仍处于实验研究阶段,目前还不能完全替代常规鉴定方法,但可作为真菌鉴定的有效补充。

6.毒素检测　有些真菌在生长繁殖过程中产生有毒的代谢产物,污染食物后可引起真菌性中毒症,有的毒素甚至与肿瘤的发生密切相关。检查真菌毒素有许多不同的方法,如薄层层析法、ELISA法等。

二、防治原则

由于真菌的表面抗原性弱,无法制备有效的预防性疫苗,所以真菌感染目前尚无特异性的预防方法。真菌为真核细胞型微生物,要找到对宿主细胞无毒的抗真菌药物十分困难。

1.真菌感染的预防　浅部感染真菌的预防主要是注意清洁卫生,避免直接或间接与患者接触。保持鞋袜干燥,防止皮肤癣菌滋生,预防足癣。深部感染真菌多为条件致病菌,预防方面主要靠提高机体抵抗力,去除诱发因素等,临床治疗时要合理选用抗生素,减少二重感染;在侵入性诊疗过程中要严格无菌操作,防止医源性感染;对应用免疫抑制剂,患有肿瘤、糖尿病及年老体弱的患者,更应该注意防止内源性感染。真菌性食物中毒的预防措施主要是加强市场管理和卫生宣传,严禁销售和食用发霉的食品。

2.真菌感染的治疗　随着抗菌药物的不断应用及免疫缺陷患者的增加,真菌感染的发生率急剧上升。真菌易出现耐药,因此真菌感染的治疗应根据患者的基础状况、感染部位、真菌种类来选择用药。临床常用的抗真菌药物根据作用机制可分为:①作用于细胞壁的药物,如卡泊芬净、普拉米星及尼可霉素等。②作用于细胞膜的药物,如两性霉素 B、制霉菌素、氟康唑、酮康唑、克霉唑及伊曲康唑等。③干扰 DNA 合成的药物,如5 - 氟胞嘧啶等。④其他,如大蒜新素及冰醋酸等。氟康唑和伊曲康唑等抗真菌药物对皮肤癣菌和深部感染真菌均有疗效。此外,有研究发现灰黄霉素对小鼠具有致癌作用,使用时应注意。

知识链接

足癣

足癣俗名脚气,是常见的由真菌引起的皮肤病,可通过直接或间接接触传染。症状为脚趾间起水疱、脱皮或皮肤发白、湿软,也可出现糜烂或皮肤增厚、粗糙、开裂,并蔓延至足底及边缘,痒感剧烈,如果抓破可引起继发感染。

消毒与灭菌是控制、预防真菌感染的重要手段。对于足癣这类浅部真菌感染应注意保持皮肤、鞋袜卫生干燥,勿用公用拖鞋。感染者鞋袜可用 60~70℃热水浸泡 1 小时以上灭菌,平时坚持正确用药。

 思政小课堂

青霉素的发现

1928 年夏,英国细菌学家亚历山大·弗莱明发现未盖好盖子的金黄色葡萄球菌培养皿中长出了一团青绿色霉菌,其周围出现了一圈清澈的环状带。用显微镜观察这只培养皿时,发现霉菌周围的葡萄球菌菌落已被溶解。这说明霉菌的某种分泌物能抑制葡萄球菌。经鉴定,该霉菌为青霉菌,将过滤所得的含有这种霉菌分泌物的液体稀释数倍后依然具有杀菌作用。弗莱明立即把这一极具应用价值的发现写成科学论文,发表在 1929 年的《英国实验病理学》杂志上,在文章中他将这种滤液称为"盘尼西林",也就是今天被广泛应用的青霉素。澳大利亚病理学家霍华德·弗洛里和德国生物化学家厄恩斯特·鲍里斯·钱恩提取了青霉素晶体。三人同获 1945 年诺贝尔生理学或医学奖。弗莱明等人发现青霉素的故事,充分展现了医学科学精神的重要性。它激励着人们驱除愚昧、求实创新,不断推动社会的进步。

 本章小结

真菌是一类具有典型细胞核和完善细胞器,不含叶绿素,无根、茎、叶分化的真核细胞型微生物。分为单细胞真菌和多细胞真菌两类。单细胞真菌可形成酵母型菌落或类酵母型菌落,多细胞真菌形成丝状菌落。真菌的致病方式主要包括致病性真菌感染、条件致病性真菌感染、超敏反应性疾病、真菌性中毒症等,真菌毒素还与某些肿瘤的发生密切相关。真菌的形态结构有一定的特征,一般可通过直接镜检和培养进行鉴定。真菌感染尚无特异性预防方法,预防措施主要是提高机体抵抗力,避免滥用抗生素、激素和免疫抑制剂。

(唐玉琴)

 目标检测

一、选择题

参考答案

1. 培养真菌最适宜的温度是(　　)。

    A. 4~9℃　　　　　　　　　B. 10~15℃　　　　　　　　C. 16~21℃

    D. 22~28℃　　　　　　　　E. 29~37℃

2. 下列属于真菌的是(　　)。

    A. 衣原体　　　　　　　　　B. 藻类　　　　　　　　　　C. 朊病毒

    D. 灵芝　　　　　　　　　　E. 支原体

3. 浅部真菌最适 pH 值是(　　)。

    A. 1~3　　　　　　　　　　B. 4~6　　　　　　　　　　C. 6~7

D. 7 ~ 8   E. 8 ~ 9

4. 培养真菌采用(　　)。

    A. 巧克力培养基   B. 伊红 – 亚甲蓝培养基   C. 亚碲酸钾培养基

    D. 沙保弱培养基   E. 疱肉培养基

5. 真菌不能引起(　　)。

    A. 外源性感染   B. 内源性感染   C. 潜伏感染

    D. 变态反应   E. 毒素中毒

6. 真菌细胞中没有(　　)。

    A. 细胞膜   B. 细胞壁   C. 质粒

    D. 线粒体   E. 细胞核

7. 原核细胞和真核细胞的本质区别是(　　)。

    A. 细胞体积的大小不同   B. 细胞的形态不同   C. 有无以核膜为界限的细胞核

    D. 有无染色体   E. 有无细胞壁

8. 真菌对(　　)不敏感。

    A. 抗生素   B. 两性霉素 B   C. 酮康唑

    D. 咪康唑   E. 伊曲康唑

9. 真菌孢子的主要作用是(　　)。

    A. 抵抗不良环境的影响   B. 抗吞噬   C. 进行繁殖

    D. 引起炎症反应   E. 引起变态反应

10. 大多数真菌形成菌落所需要的时间是(　　)。

    A. 24 小时   B. 48 小时   C. 72 小时

    D. 1 周   E. 1 ~ 4 周

二、问答题

1. 简述真菌的形态特点。

2. 真菌致病的方式主要有哪些?

第十七章　主要致病性真菌

课件　　微课

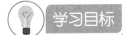

素质目标: 具备严谨求实、精益求精的科学态度,具有关爱生命、救死扶伤的职业素养。

知识目标: 掌握白假丝酵母菌和新型隐球菌的致病性。熟悉浅部感染真菌的种类和致病性,以及真菌所致疾病的类型。了解浅部感染真菌的微生物学检查方法,以及曲霉的致病性。

能力目标: 能够运用所学知识对致病性真菌感染的疾病进行预防、护理及宣传教育。

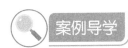

　　患者,女,患有阴道炎,曾因治疗其他疾病长期使用过激素类药物。取泌尿生殖道分泌物标本革兰染色后镜检,可见有假菌丝的酵母型菌;玉米粉培养基培养,观察到厚膜孢子。

　　请问:

　　1. 引起该患者阴道炎的病原体是什么?

　　2. 应该怎样治疗?

第一节　浅部感染真菌

　　浅部感染真菌可分为皮肤感染真菌和皮下组织感染真菌。皮肤感染真菌可分为皮肤癣菌和角层癣菌两类,主要侵犯表皮、毛发和指(趾)甲等角质层组织,引起花斑癣、体癣、足癣、甲癣和股癣等。皮下组织感染真菌主要为孢子丝菌和着色真菌,可经外伤感染侵入皮下,感染一般多限于局部,亦可经淋巴管或血行等途径扩散。

一、皮肤感染真菌

　　1. 皮肤癣菌　又称皮肤丝状菌,包括表皮癣菌属、毛癣菌属和小孢子癣菌属。多引起慢性感染,以直接或间接接触传播,是引起浅部真菌感染最常见的病原体。皮肤癣菌具有嗜角质蛋白的特性,主要侵犯皮肤、毛发、指(趾)甲等角化组织,在局部增殖,引起各种癣病,如头癣、体癣、甲癣(俗称"灰指甲")、足癣等,病变是由真菌增殖及其代谢产物的刺激而引起。表皮癣菌属中只有絮状表皮癣菌对人致病,是人类体癣、股癣、足癣和甲癣的主要病原菌,不侵犯毛发。毛癣菌属可引起皮肤、毛发和指甲感染。小孢子癣菌属主要侵犯毛发和皮肤,引起头癣与体癣,如头癣中的白癣主要由铁锈色小孢子癣菌引起。

　　2. 角层癣菌　是腐生于皮肤角质层浅表及毛干表面的浅部真菌,引起角质层型和毛发型病变。角层癣菌包括马拉色菌属、阿德毛结节菌及白吉利毛孢子菌三类。马拉色菌属可引起皮肤表面黄褐色花斑癣(俗称汗斑),不影响健康,但妨碍美观;阿德毛结节菌可引起毛发感染,形成硬的黑色结节,呈沙粒状;白吉利毛孢子菌也可引起毛发感染,在其周围形成白色小结节。

二、皮下组织感染真菌

皮下组织感染真菌主要有孢子丝菌和着色真菌,可通过外伤感染,在局部皮下组织繁殖,可经淋巴、血液缓慢向周围扩散。

1. 孢子丝菌　广泛分布于土壤和植物表面,主要为具有致病性的申克孢子丝菌,它是一种二相性真菌,可经皮肤微小伤口侵入,沿淋巴管扩散,引起慢性肉芽肿,使淋巴管形成链状硬结,有的出现溃疡和坏死,称孢子丝菌下疳。该真菌也可通过口或呼吸道感染,经血液播散至其他器官,引起其他脏器或全身性感染。

2. 着色真菌　广泛存在于自然界中,好生于潮湿地带的腐烂植物和土壤中。常见的有卡氏枝孢霉、裴氏着色芽生菌、疣状瓶霉、紧密着色芽生菌等,我国以卡氏枝孢霉最常见,其次为裴氏着色芽生菌和疣状瓶霉。着色真菌主要经伤口感染,多侵犯四肢皮肤,一般人与人之间不直接传播。潜伏期约1个月,有的达数月乃至1年,病程可长达几十年。早期患者皮肤发生丘疹,丘疹逐渐增大形成结节,结节融合成菜花状或疣状,呈红色或暗红色。随着病情发展,原病灶结疤愈合,新病灶又在四周产生,日久瘢痕广泛,影响淋巴回流,形成肢体象皮肿。免疫功能低下者可经血液播散累及脏器,甚至侵犯中枢神经系统。

第二节　深部感染真菌

深部真菌指的是能侵袭机体深部组织、内脏及全身的真菌,包括致病性真菌和条件致病性真菌。

一、白假丝酵母菌

(一)生物学性状

白假丝酵母菌又称白色念珠菌,革兰染色阳性。菌体呈圆形或卵圆形,直径 $3 \sim 6\mu m$。以出芽方式繁殖。在组织内易形成芽生孢子和假菌丝。培养后在假菌丝中间或顶端形成较大、壁薄的圆形或梨形细胞,称厚膜孢子,是本菌特征之一。在普通琼脂、血琼脂及沙保弱培养基上生长良好,37℃培养 $2 \sim 3$ 天形成有酵母气味的灰白色类酵母型菌落。

(二)致病性与免疫性

白假丝酵母菌为人体的口腔、上呼吸道、肠道及阴道黏膜等处的正常菌群,当机体免疫力低下时引起内源性感染。也可出现外源性感染,如经性接触或经产道感染。

1. 皮肤黏膜感染　好发于皮肤潮湿、皱褶处,如腋窝、肛门周围、腹股沟等,形成湿疹样皮炎。最常见的黏膜感染有新生儿口角炎、鹅口疮及阴道炎。

2. 内脏感染　可引起肺炎、支气管炎、肾盂肾炎、膀胱炎及肠炎等,偶尔也可引起败血症。

3. 中枢神经系统感染　可引起脑膜脑炎、脑膜炎及脑脓肿等,常由原发病灶转移而来,预后不良。

人对白假丝酵母菌的免疫主要靠天然免疫。治疗白假丝酵母菌感染常用氟康唑,效果较好。

二、新型隐球菌

1. 生物学性状　新型隐球菌为圆形或卵圆形酵母型真菌,直径 $4 \sim 12\mu m$,致病菌株外周有宽厚的荚膜,折光性强。常用墨汁负染色法染色,镜检时可见背景呈黑色,菌体发亮并可见宽厚透明的荚膜,荚膜比菌体大 $1 \sim 3$ 倍(图 17 - 1)。新型隐球菌多以单向芽生方式繁殖,无假菌丝。在沙保弱培养基上,经37℃培养 $3 \sim 5$ 天形成乳白色酵母型菌落。

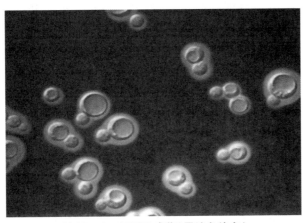

图 17 – 1 新型隐球菌(墨汁负染色)

2. 致病性与免疫性 新型隐球菌的重要致病物质是荚膜,荚膜具有抑制吞噬细胞吞噬和抑制机体免疫应答等作用。鸽子是主要的传染源,该菌大量存在于干燥的鸽子粪便中。人因吸入鸽粪污染的空气而感染,引起隐球菌病。

新型隐球菌为人体正常菌群,当机体免疫力低下时,可引起内源性感染或外源性感染,但一般是外源性感染。在临床上,艾滋病、血液系统恶性肿瘤患者以及用糖皮质激素治疗的患者,对新型隐球菌高度易感。新型隐球菌进入人体后,首先感染肺部,大多数感染症状不明显,有的患者发生支气管炎、轻度肺炎。严重者出现肺大片浸润,呈暴发感染,甚至导致死亡。部分患者的感染可从肺播散至全身其他部位,如皮肤、骨、心脏等,最易侵犯的部位是中枢神经系统,引起慢性隐球菌性脑膜炎,预后不良。患者表现为头痛、颈项强直等脑膜刺激症状,病程进展缓慢,最后导致瘫痪。

近年来,抗生素、激素和免疫抑制剂的广泛使用是新型隐球菌感染病例逐渐增多的主要原因。因此,要注意控制传染源,保护易感者,避免易感者接触鸽子、鸽粪,减少感染的机会。

酮康唑、伊曲康唑对治疗隐球菌肺部或皮肤感染有效,治疗中枢神经系统隐球菌感染可选用两性霉素 B 或伊曲康唑。

三、曲霉

曲霉(Aspergillus)是广泛分布在自然界中的腐生菌,种类繁多,对人有致病性的主要是黄曲霉、烟曲霉、黑曲霉和土曲霉,其中以烟曲霉最为常见。曲霉可产生丰富的分生孢子,孢子飘散在空气中,人吸入空气中的孢子而感染。随着抗生素的广泛应用,曲霉病的发病率逐年上升。

曲霉为条件致病菌,只有在机体免疫力降低时,曲霉孢子经呼吸道侵入机体引起曲霉病,常见的曲霉病有以下几种。

(一)呼吸系统曲霉病

1. 真菌球型肺曲霉病 感染多发生于空洞型肺结核、支气管扩张等已产生空腔的基础疾病之后。在这类疾病中曲霉通常不扩散、不侵犯肺组织,故又称为局限性肺曲霉病。

2. 肺炎型曲霉病 曲霉孢子进入肺组织生长并扩散,引起坏死性肺炎,甚至可播散到脑、心肌、肾等器官。

3. 过敏性支气管肺曲霉病 是一种典型的曲霉引起的超敏反应性疾病。

(二)全身性曲霉病

原发病灶在肺部,亦可见于消化道。曲霉侵入血液并繁殖引起全身感染,愈后较差。

(三)曲霉毒素中毒与致癌

黄曲霉、杂色曲霉、寄生曲霉、烟曲霉、赭曲霉可分别产生黄曲霉毒素、杂色曲霉毒素、寄生曲霉毒

笔记

素、烟曲霉毒素、赭曲霉毒素,这些毒素具有肝、肾和神经毒性,引起人和动物的急、慢性中毒,其中已确认黄曲霉毒素,具有强烈的致肝癌作用。

目前,曲霉病的治疗包括抗真菌药物治疗、外科局部病灶切除,以及免疫调节辅助治疗。伊曲康唑、伏立康唑等唑类药物,两性霉素 B 等多烯类药物,卡泊芬净、米卡芬净等棘白菌素类药物均具有抗曲霉活性的作用。

 知识链接

黄曲霉与肝癌

黄曲霉是一种重要的植物病原真菌,能造成玉米、花生、棉花等多种农作物的减产和粮食的霉变,导致重大的经济损失。黄曲霉菌也是一种重要的人和动物致病菌,可引起严重的曲霉病。黄曲霉产生的次级代谢产物黄曲霉毒素是一种剧毒的真菌毒素,具有强烈的致癌和致畸作用。被黄曲霉污染的农产品中通常有大量的黄曲霉毒素残留,被人和动物误食会导致严重的中毒事件,长期摄入会诱发肝癌,严重威胁人和动物的健康。因此,对黄曲霉进行快速、灵敏地检测对于预防黄曲霉引起的动植物病害以及监测黄曲霉毒素的污染具有重要的意义。

 思政小课堂

中国真菌学创始人——戴芳澜

戴芳澜是我国植物病理学和真菌学的奠基人,也是我国真菌学的创始人之一。他研究真菌的最初目的是解决植物病害问题。除植物病研究外,戴芳澜还致力于将现代真菌学扎根在中国。他立志要发展我国的植物病理学,使它既能为农业生产服务,又能把学科水平提高到国际水平。1930 年,他发表了《三角枫上白粉菌之一新种》,这是首个由中国人在中国研究机构发现的寄生于植物的真菌新种,成为中国真菌学创立的标志。1935 年,担任清华大学植物病理学教授的戴芳澜,带领着学生们在昆明一处简陋的实验室中开展了植物病害和真菌学的多方位研究,为我国真菌的分类工作开辟了道路,奠定了基础。那段艰苦时期,在教学之余还要完成这些工作,如果没有惊人的毅力和决心是难以做到的。戴芳澜一生对科学研究的严谨态度和学海无涯、永求真理的信念是他前进的动力,也是我们医学生学习的榜样和为医学事业奋斗的精神灯塔。

 本章小结

主要病原性真菌包括浅部真菌和深部真菌。皮肤癣菌是引起浅部真菌病最常见的病原体。深部真菌为条件致病菌,常见的有白假丝酵母菌和新型隐球菌,引起念珠菌病和隐球菌病。对人有致病性的曲霉主要是黄曲霉、烟曲霉、黑曲霉和土曲霉,其中以烟曲霉最为常见。

(唐玉琴 郝 蕊)

 目标检测

参考答案

一、选择题

1.具有多种繁殖方式的微生物是(   )。

A.病毒   B.螺旋体   C.真菌

D.细菌   E.立克次体

2.能引起鹅口疮的病原体是( )。

    A. 黄曲霉菌　　　　　　　　　　B. 表皮癣菌　　　　　　　　　C. 小孢子癣菌

    D. 新型隐球菌　　　　　　　　　E. 白假丝酵母菌

3.皮肤癣菌易侵犯表皮、毛发和指甲等,与( )有关。

    A. 这些组织有其受体　　　　　　B. 嗜角质蛋白　　　　　　　　C. 嗜干燥

    D. 嗜油脂　　　　　　　　　　　E. 这些部位易通过接触传染

4.关于皮肤癣菌的描述,错误的是( )。

    A. 侵犯部位仅限于角化的表皮、毛发和指(趾)甲

    B. 病变是由其增殖及代谢产物的刺激而引起

    C. 一种皮肤癣菌只引起一种癣病

    D. 在沙保弱培养基上形成丝状菌落

    E. 可根据菌落产生的特征、菌丝和孢子的特点鉴定皮肤癣菌的种类

5.关于新型隐球菌的特点,错误的是( )。

    A. 多为外源性感染　　　　　　　B. 主要经呼吸道传播　　　　　C. 菌体外有肥厚的荚膜

    D. 鸽子可能是其自然宿主　　　　E. 不易侵犯中枢神经系统

6.关于新型隐球菌的致病性,描述错误的是( )。

    A. 鸽子是主要的传染源　　　　　B. 主要经消化道传播　　　　　C. 可引起机会性感染

    D. 荚膜是重要的致病因素　　　　E. 主要临床表现为慢性脑膜炎

7.着色真菌的感染途径是( )。

    A. 呼吸道　　　　　　　　　　　B. 消化道　　　　　　　　　　C. 粪－口

    D. 伤口　　　　　　　　　　　　E. 以上都不是

8.新型隐球菌引起的主要疾病是( )。

    A. 慢性脑膜炎　　　　　　　　　B. 流行性脑脊髓膜炎　　　　　C. 流行性乙型脑炎

    D. 鹅口疮　　　　　　　　　　　E. 原发性非典型肺炎

9.不属于条件致病性真菌的是( )。

    A. 白假丝酵母菌　　　　　　　　B. 曲霉菌　　　　　　　　　　C. 毛霉菌

    D. 皮肤癣菌　　　　　　　　　　E. 新型隐球菌

10.关于新型隐球菌的描述,错误的是( )。

    A. 酵母型菌落

    B. 标本可直接用墨汁负染色后镜检

    C. 常引起慢性脑膜炎

    D. 在营养丰富的培养基上形成假菌丝

    E. 菌体单细胞,外包厚荚膜

二、问答题

1.简述白假丝酵母菌的致病性。

2.简述新型隐球菌的致病性及微生物学检查方法。

第十八章 病毒学概论

课件

 学习目标

素质目标:具备严谨认真的工作态度,具有关爱生命、救死扶伤的职业素养。
知识目标:掌握病毒、干扰现象等概念,以及病毒的结构、功能、增殖方式、感染类型和预防方法。熟悉病毒的生物学特性、异常增殖、致病机制、抗病毒免疫等。了解理化因素对病毒的影响,以及病毒的传播方式和检测方法。
能力目标:具有理论联系实际,利用所学知识预防病毒感染的能力。

案例导学

患者,男,5岁,发热3天,伴有咳嗽、流涕、结膜炎等症状。第4天出现皮疹,自耳后发际开始,迅速蔓延至全身。皮疹为红色斑丘疹,疹间皮肤正常。口腔两侧颊黏膜出现麻疹黏膜斑。
根据患者的临床症状和体征,结合流行病学资料,可以作出诊断。特异性 IgM 抗体检测有助于早期诊断。
请问:
如何预防和治疗麻疹?

病毒(virus)是一类体积微小,结构简单,专性活细胞内寄生,只含一种类型核酸,以复制方式增殖的非细胞型微生物。病毒在自然界中分布广泛,在微生物感染引起的疾病中,由病毒感染引起的疾病约占75%。病毒性疾病不仅传染性强、流行广、传播迅速,而且有效药物少,一直严重威胁着人类的健康。学习和研究病毒的形态、结构、生长繁殖、致病性与免疫性等,对于预防、诊断和治疗病毒性疾病有着十分重要的意义。

第一节 病毒的基本性状

一、病毒的大小与形态

(一)病毒大小

完整成熟的病毒颗粒称为病毒体。病毒的体积微小,以纳米(nm)作为测量单位。各种病毒的大小差别很大,小型病毒只有20~30nm,如脊髓灰质炎病毒、鼻病毒等;大型病毒大小为200~300nm,如痘病毒等。

(二)病毒的形态

病毒形态多种多样,但多数病毒体呈球形或近似球形,少数为杆状、丝状、子弹状、砖块状或呈蝌蚪形等(图18-1)。

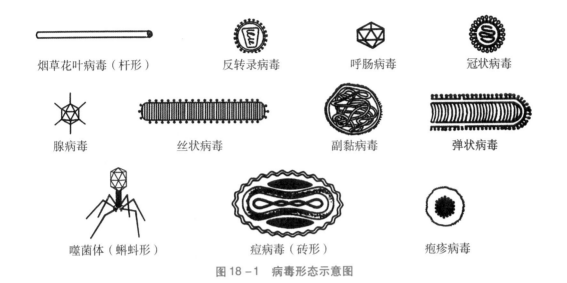

图 18-1 病毒形态示意图

二、病毒的结构与化学组成

病毒是一种非细胞型微生物,其基本结构包括核心和衣壳,两者合称为核衣壳。有些病毒衣壳外有包膜结构,包膜表面常有不同形状的刺突。带有包膜的病毒称为包膜病毒,无包膜的病毒称为裸病毒。

(一)核心

病毒的核心位于病毒体中心,主要成分是核酸及少量非结构蛋白。病毒的核酸只有 DNA 或 RNA,可依此将病毒分为 DNA 病毒和 RNA 病毒两类;非结构蛋白主要是病毒核酸多聚酶、转录酶或逆转录酶等。核酸构成病毒的基因组,是病毒增殖、遗传、变异和致病等的物质基础。

(二)衣壳

包围在核心外面的一层蛋白质外壳,称衣壳。衣壳由一定数量的蛋白质壳粒组成,每个壳粒又由一些多肽分子组成,这些多肽分子被称为化学亚单位或结构亚单位。不同的病毒体衣壳所含的壳粒数目和排列的方式不同,据此,衣壳结构有以下三种对称型。

1.螺旋对称型 壳粒沿着盘旋的病毒核酸呈螺旋状对称排列,如黏病毒、丝状病毒及弹状病毒等。

2.二十面体立体对称型 病毒核酸聚集在一起形成球状或近似球状结构,衣壳壳粒围绕在外排列成二十面体立体对称形式,大多数球状病毒属于这种对称型。

3.复合对称型 既有立体对称又有螺旋对称,是一种结构复杂的病毒体,如噬菌体。

病毒衣壳主要功能是保护核酸免受破坏,并介导病毒核酸进入宿主细胞;衣壳蛋白具有免疫原性,是病毒体的主要抗原成分。

(三)包膜

有些病毒在成熟过程中,病毒核衣壳以出芽方式穿过宿主细胞膜释放时获得的一层膜性结构,称为包膜。包膜含有脂类、蛋白质、多糖等宿主细胞的膜成分。包膜中的蛋白质多由病毒基因组编码产生。包膜具有维护病毒体结构完整和参与病毒感染的作用,包膜蛋白具有免疫原性,构成病毒的表面抗原,可诱发机体产生免疫应答。包膜对干燥、热、酸和脂溶性溶剂敏感,乙醚因能破坏包膜而灭活病毒,故常用来鉴定病毒有无包膜。

三、病毒的增殖

病毒不具有细胞结构,缺乏增殖所需的酶系统、能量和大量原材料,这些因素决定病毒只能在活的易感细胞内增殖。病毒增殖的方式是以其基因为模板,合成与原来相同的基因,并指导合成大量病毒蛋白,经装配后释放成熟的子代病毒。这种以病毒核酸分子为模板进行繁殖的方式称为自我复制。

（一）复制周期

从病毒进入宿主细胞开始,经过基因组复制到子代病毒释放,称为一个复制周期。复制周期是一个连续过程,主要包括吸附、穿入、脱壳、生物合成、组装与释放等步骤。

1.吸附　病毒到达易感细胞表面,通过静电结合,此过程是非特异、可逆的。之后,宿主细胞表面受体与病毒表面的结合蛋白完成特异的、不可逆性结合,决定了病毒的细胞亲嗜性。

2.穿入　病毒吸附易感细胞后,穿过细胞膜进入细胞内的过程称为穿入。

（1）吞饮:指细胞膜内陷将病毒包裹形成类似吞噬泡的结构,病毒原封不动地进入细胞质内。无包膜的病毒多以吞饮形式进入易感细胞内。

（2）融合:指包膜病毒包膜与易感细胞的细胞膜融合,将病毒的核衣壳释放至细胞质内。

少数无包膜病毒核衣壳蛋白和细胞膜上的特定蛋白质相互作用,两者的成分和结构发生改变,病毒可直接穿入细胞膜进入细胞质中。

3.脱壳　病毒体必须脱去蛋白质衣壳后,暴露病毒核心,核酸才能发挥作用。多数病毒衣壳可被宿主细胞溶酶体酶水解而去除,少数病毒需要病毒编码产生的脱壳酶才能完成脱壳。脱壳是病毒在细胞内进行复制的关键。

4.生物合成　是病毒复制周期中最复杂、最重要的阶段。病毒基因组一旦从衣壳中释放,就进入病毒复制的生物合成阶段,即病毒利用宿主细胞提供的原材料和酶合成大量病毒核酸和蛋白。在此阶段,用血清学方法和电镜检查宿主细胞都不能找到病毒颗粒,故称为隐蔽期。

5.组装与释放　在子代病毒核酸与结构蛋白质合成后,在宿主细胞内组合成病毒体的过程称为组装。病毒的种类不同,在宿主细胞组装的部位及方式也不同。除痘病毒外,DNA病毒均在细胞核内组装;RNA病毒与痘病毒则在细胞质内组装。有包膜病毒还需在释放过程中在核衣壳外加一层包膜。

不同病毒释放的方式不同,宿主细胞破裂后将完成组装的裸露病毒全部释放到周围环境中;而有包膜的病毒则以出芽的方式释放到细胞外,从而获得包膜,这种释放方式通常不会造成宿主细胞的死亡。

（二）异常增殖

有些病毒在宿主细胞内复制时,可因病毒自身或宿主细胞的原因导致病毒成分不能组装成完整的病毒体,出现异常增殖现象。

1.顿挫感染　病毒进入宿主细胞后,如细胞不能为病毒增殖提供所需要的酶、能量及必要的原材料成分,则病毒不能合成自身物质,或者虽合成了病毒核酸和蛋白质,但不能组装和释放有感染性的病毒颗粒,称为顿挫感染。不能为病毒复制提供必要条件的细胞称为非容纳细胞;而能为病毒提供条件,可产生完整病毒的细胞,称为容纳细胞。

2.缺陷病毒　病毒基因组不完整或者因某一位点改变,不能复制出完整的有感染性的病毒,需要另一种病毒提供所需条件才能完成正常增殖的病毒,称为缺陷病毒。能为缺陷病毒提供所需条件,具有辅助作用的病毒称为辅助病毒。如丁型肝炎病毒为缺陷病毒,乙型肝炎病毒是其辅助病毒。

四、病毒的干扰现象及干扰素

(一)干扰现象

两种病毒感染同一细胞时,可发生一种病毒抑制另一种病毒增殖的现象,称为病毒的干扰现象。干扰现象可发生在不同种病毒之间,也可发生在同种、同型、同株病毒之间。病毒干扰现象的主要机制:一方面,某种病毒诱导宿主细胞产生的干扰素抑制另一种病毒的增殖;另一方面,第一种病毒吸附时破坏了宿主细胞表面受体或改变了宿主细胞的代谢途径,影响病毒的复制。干扰现象既可发生在成熟病毒之间,也可发生在缺陷病毒与成熟病毒之间。使用病毒疫苗免疫接种时要注意防止干扰现象的发生,以免影响疫苗的免疫效果。

(二)干扰素

干扰素(interferon,IFN)是由病毒或其他干扰素诱生剂刺激人或动物细胞产生的一类具有抗病毒、抗肿瘤和免疫调节等多种生物学活性的糖蛋白。根据干扰素的来源和免疫原性不同分为三种:①IFN-α,主要由人白细胞产生;②IFN-β,主要由人成纤维细胞产生,IFN-α 和 IFN-β 均属于 I 型干扰素;③IFN-γ,由活化的 T 细胞和 NK 细胞产生,属于 II 型干扰素。I 型干扰素生物学活性以抗病毒为主,又称抗病毒干扰素;II 型干扰素参与免疫调节,是体内重要的调节因子,又称免疫干扰素。

干扰素抗病毒活性具有广谱性、种属特异性和间接性三个特点。广谱性是指干扰素几乎可以抑制所有病毒的增殖;种属特异性是指干扰素对异种细胞内的病毒不具有抑制作用,对正常细胞也无明显作用;间接性是指干扰素的抗病毒作用不是直接作用于病毒,而是由干扰素通过调控宿主细胞的基因,使之合成抗病毒蛋白,发挥抑制病毒的作用。

五、理化因素对病毒的影响

病毒受理化因素作用后失去感染性,称为灭活。灭活后的病毒仍能保留其免疫原性以及血凝、红细胞吸附和细胞融合等特性。

(一)物理因素

1. 温度　大多数病毒耐冷不耐热,在 0℃ 以下,特别是在干冰温度(-70℃)和液氮温度(-196℃)下,可长期保持其感染性。大多数病毒在 50~60℃ 30 分钟即被灭活。

2. pH 值　多数病毒在 pH 值为 6.0~8.0 的环境中比较稳定,而在 pH 值<6.0 或 pH 值>8.0 时迅速灭活,但不同病毒对 pH 的耐受能力有很大不同。

3. 射线　γ 射线、X 射线以及紫外线都能使病毒灭活。这些射线都具有一定的穿透力,能破坏病毒的核酸,抑制病毒复制,导致病毒失活。但有些病毒(如脊髓灰质炎病毒)经紫外线灭活后,再用可见光照射,激活酶可去除二聚体,使灭活的病毒复活,故不能用紫外线来制备灭活病毒疫苗。

(二)化学因素

病毒对化学因素的抵抗力较一般细菌强,可能是由于病毒缺乏酶的缘故。

1. 化学消毒剂　除强酸、强碱消毒剂外,酚类、卤类、氧化剂、醇类和醛类等对病毒均有灭活作用。不同病毒对消毒剂的敏感性不同,无包膜的病毒抵抗力较强。由于醛类消毒剂破坏病毒的感染性却能保持病毒的免疫原性,因此常用来制备灭活病毒疫苗。

2. 脂溶剂　富含脂质的病毒包膜易被乙醚、氯仿、去氧胆酸盐等脂溶剂溶解,使病毒失去吸附能力而灭活。包膜病毒进入人体消化道后即被胆汁破坏。脂溶剂对无包膜病毒几乎无作用。

3. 甘油　病毒对甘油的抵抗力强,常用 50% 甘油盐水作为病毒标本保存液。

（三）抗生素和中草药

病毒对抗生素不敏感，但抗生素可以杀灭标本中的细菌，有利于分离病毒。近年来的研究证明，有些中草药（如板蓝根、大青叶、大黄、黄芪等）对某些病毒增殖有抑制作用。

第二节 病毒的感染与免疫

病毒侵入机体并在易感细胞内增殖的过程称为病毒感染，是病毒与机体、病毒与易感细胞之间相互作用的结果。

一、病毒感染的传播方式与途径

病毒感染的传播方式有垂直传播和水平传播两种。

（一）垂直传播

病毒通过胎盘、产道或哺乳，由亲代直接传给子代的方式称为垂直传播。这种传播方式是病毒感染的特点之一。经胎盘垂直传播的病毒可引起死胎、早产或先天畸形等。临床实践中，应加强孕期（尤其妊娠期前三个月）以及围产期卫生保健宣传教育，避免垂直传播的发生。

（二）水平传播

病毒在人群中不同个体间的传播方式称为水平传播，也包括动物之间以及动物与人类之间的传播。病毒主要通过皮肤、黏膜和血液等途径侵入机体。

二、病毒感染的类型

病毒感染的类型与病毒的种类、毒力和机体的免疫力有关。根据机体受病毒感染后有无临床症状，分为隐性感染和显性感染。

（一）隐性感染

当机体免疫力较强或入侵的病毒毒力较弱，病毒进入机体后不引发临床症状，称为隐性感染，这种感染比较常见。隐性感染者虽无临床症状，但病毒可在其体内增殖并向体外播散病毒而成为传染源，在流行病学上具有重要意义。相当一部分隐性感染者也可获得对该病毒的免疫力而终止感染。

（二）显性感染

病毒在宿主细胞内大量增殖引起细胞破坏和功能损伤，导致机体出现临床症状，称为显性感染。依据临床症状出现早晚、病情急缓程度，以及病毒持续时间长短，显性感染又分为急性感染和持续性感染。

1. 急性感染　指病毒入侵机体后，潜伏期短，发病急，病程数日至数周，病后可获得适应性免疫，恢复后机体不再存在该病毒。如流行性感冒病毒、甲型肝炎病毒等。

2. 持续性感染　病毒在体内持续存在数月、数年甚至终身，潜伏期长，发病慢，恢复也慢。患者可出现明显症状，也可长期携带病毒而不出现明显症状，成为重要的传染源。根据持续性感染的发病机制和临床表现不同分以下三种类型。

（1）慢性感染：患者临床症状较轻或无，病毒可持续存在于血液或组织中并不断排出体外，病程长达数月至数十年。如乙型肝炎病毒感染。

（2）潜伏感染：急性感染或隐性感染后，病毒基因存在于一定组织或细胞内，但不复制增殖，在某些条件下被激活，开始增殖，引起临床症状。病毒仅在疾病发作时才能被检出，潜伏期检测不到。如水痘－带状疱疹病毒感染。

（3）慢发病毒感染：显性或隐性感染后，病毒有很长的潜伏期（可达数月、数年，甚至数十年），出现临床症状后病情多呈进行性加重，最终导致患者死亡。如 HIV 感染。

三、病毒的致病机理

（一）病毒对宿主细胞的直接作用

1. 杀细胞效应　病毒在宿主细胞内以复制的方式增殖后，造成宿主细胞裂解释放子代病毒，这种作用称为杀细胞效应。多见于无包膜病毒，如脊髓灰质炎病毒、腺病毒等。其机制主要为在病毒复制周期的生物合成阶段产生早期蛋白，阻断宿主细胞核酸、蛋白质的合成，从而导致细胞死亡；病毒可使宿主细胞溶酶体膜通透性增加或破坏，释放溶酶体酶，引起细胞自溶；病毒在宿主细胞内复制的过程中对线粒体、内质网、细胞核、细胞膜等造成损伤，导致细胞裂解死亡。

2. 稳定状态感染　某些病毒（多为包膜病毒，如流感病毒、麻疹病毒等）在宿主细胞复制增殖，以出芽的方式释放子代病毒，不会使宿主细胞立即裂解死亡。这些不具有杀细胞效应的病毒所引起的感染称为稳定状态感染。此种感染方式虽不造成宿主细胞立即死亡，但可引起宿主细胞膜融合，以及产生新抗原。另外，稳定感染的宿主细胞表达病毒抗原，刺激机体的免疫系统，经细胞免疫最终导致感染细胞死亡。

3. 基因整合与细胞转化　有些病毒感染宿主细胞后，将其基因插入到宿主细胞的基因组中，称为基因整合；基因整合后导致宿主细胞失去细胞间接触性抑制而快速生长，称为细胞转化。细胞转化作用与肿瘤的发生密切相关。

4. 形成包涵体　有些细胞受病毒感染后，可在其细胞质内或细胞核内形成普通光学显微镜下可观察到的嗜酸性或嗜碱性，圆形、椭圆形或不规则的斑块结构，称为包涵体。包涵体可破坏宿主细胞的结构和功能，也可导致宿主细胞死亡。包涵体可能是病毒在宿主细胞内增殖而留下的反应痕迹或病毒感染引起的细胞反应物，故检查包涵体能辅助诊断病毒感染。

（二）病毒感染的免疫病理作用

1. 体液免疫病理作用　有些病毒，特别是包膜病毒，能诱导细胞表面出现新抗原，这些新抗原与相应抗体特异性结合，引起Ⅱ型超敏反应性免疫病理损伤；有些病毒在增殖过程中产生的可溶性抗原与对应的抗体特异性结合后，形成中等大小的免疫复合物，引起Ⅲ型超敏反应性免疫病理损伤。

2. 细胞免疫病理作用　由病毒抗原致敏的 T 细胞，可通过 CTL 的直接杀伤效应或 Th1 细胞释放淋巴因子等作用，破坏病毒感染的靶细胞，引起Ⅳ型超敏反应性免疫病理损伤（超敏反应机制详见第七章第一节）。

3. 免疫抑制　许多病毒感染能抑制宿主免疫功能，如麻疹病毒、巨细胞病毒及 HIV 等。病毒感染所致的免疫抑制可激活体内潜伏的病毒或促进肿瘤的生长，亦可能是病毒持续性感染的原因之一。

四、抗病毒免疫

（一）非特异性免疫

非特异性免疫是机体抗病毒感染的第一道防线，包括屏障结构、吞噬细胞、干扰素及 NK 细胞等。

1. 屏障结构　具有机械阻挡，防止病毒侵入的作用。包括皮肤黏膜屏障、血 - 脑脊液屏障和胎盘屏障。妊娠 3 个月之内，胎盘尚未发育成熟，受病毒感染的孕妇可通过胎盘将病毒传递给胎儿，导致流产、死胎、畸形等。

2. 吞噬细胞　吞噬细胞的杀病毒作用主要表现为吞饮及灭活病毒作用；产生 IFN、补体及 IL - 1 等参与免疫作用。

3. 干扰素　详见本章第一节。

笔记

4. NK 细胞　NK 细胞的杀病毒作用主要表现为 NK 细胞能非特异性杀伤受病毒感染的靶细胞。受 IFN - γ 活化的 NK 细胞能释放细胞因子,如 TNF - α,发挥抗病毒效应。

(二)特异性免疫

特异性免疫包括体液免疫和细胞免疫。

1. 体液免疫　抗体可清除细胞外病毒,并抑制病毒通过血液向靶细胞扩散。

(1)中和抗体:是针对病毒表面抗原的抗体。中和抗体与病毒的表面抗原特异性结合,不能直接灭活病毒,而是使病毒失去吸附和穿入的能力。中和抗体与病毒形成的免疫复合物易被巨噬细胞吞噬清除。有包膜的病毒表面抗原与中和抗体特异性结合后,激活补体,可导致病毒溶解。

(2)血凝抑制抗体:表面含有血凝素的病毒感染后,刺激机体产生的抗体能抑制血凝,称为血凝抑制抗体,主要为 IgM、IgG。该类抗体有助于血清学诊断。

2. 细胞免疫　由于病毒具有严格的活细胞内寄生的特点,抗病毒免疫主要依赖细胞免疫发挥作用。CTL 能特异性识别并裂解病毒感染细胞,阻断病毒复制,终止感染;Th1 释放多种细胞因子,增强 NK 细胞和吞噬细胞功能,有利于控制和消除病毒感染。

第三节　病毒感染的检测与防治原则

一、病毒感染的检查方法

(一)标本的采集、处理、送检与保存

病毒感染检查成功的关键,在于正确采集和运送标本。

1. 早期取材　主要用于分离病毒或检测病毒核酸的标本,取急性期或病程初期的标本,分离病毒的阳性率高。病毒种类不同,感染部位和临床症状不同,采集的标本也不同。呼吸道感染一般采集鼻咽洗漱液或痰液,肠道感染一般采集粪便。

2. 标本处理　标本采集必须严格无菌操作,避免污染;本身带有杂菌的标本(如粪便、痰液等),应加入高浓度抗生素处理。

3. 标本送检与保存　标本采集后应立即送检。如需较长时间运送,在标本采集与运送过程中注意冷藏。将病变组织标本置于 50% 甘油盐水中,低温保存送检,不能立即送检的,应置于 -70℃ 保存。

4. 采集双份血清　进行血清学检查时,应采集发病初期和病后 2~3 周血清各一份,抗体效价升高 4 倍以上才有诊断意义。

(二)病毒的分离培养与鉴定

由于病毒具有严格的活细胞内寄生的特点,因此实验室分离培养病毒的方法主要有细胞培养、鸡胚培养和动物接种三种。

1. 细胞培养　是目前分离培养病毒最常用的方法。先将原代细胞、二倍体细胞或传代细胞等进行单层细胞培养,再将病毒标本感染细胞,多数可直接在光学显微镜下观察细胞病变,或经血细胞吸附或免疫学方法检测病毒增殖情况。对于不出现细胞病变或检测结果阴性的,需将标本盲目传代 3 次,仍未出现细胞病变或检测阴性的,可确定标本中无病毒存在。

2. 鸡胚培养　鸡胚对多种病毒均敏感,一般采用孵化 9~12 天的鸡胚,按接种部位不同分为卵黄囊接种、绒毛尿囊膜接种、羊膜腔接种和尿囊腔接种。

3.动物接种 是最原始的病毒分离方法。根据病毒种类不同,选择不同敏感动物的适宜接种部位,并根据动物出现的症状辅助诊断。目前该方法已较少应用。

此外,病毒的检查方法还包括形态学检查、免疫学检查以及分子生物学检测等。

二、病毒感染的防治原则

目前针对,病毒性疾病缺乏特效的治疗药物,因此,预防病毒感染最有效的手段是进行人工免疫。

(一)病毒感染的预防

1.人工主动免疫 指用人工的方法接种病毒疫苗,刺激机体免疫系统产生特异性免疫力。常用的病毒疫苗包括:①灭活疫苗,是用物理、化学方法杀死病毒,但不影响病毒的免疫原性的疫苗,如流行性乙型脑炎疫苗;②减毒活疫苗,是用自然或人工方法选择对人无毒或毒性较弱的变异株所制备的疫苗,如脊髓灰质炎减毒活疫苗;③病毒疫苗还包括亚单位疫苗、多肽疫苗和基因工程疫苗等。

2.人工被动免疫 指用人工的方法将免疫球蛋白或细胞免疫制剂等注入机体,使机体获得特异性免疫力。

(二)病毒感染的治疗

1.干扰素 具有广谱的抗病毒作用,毒性小,临床应用越来越广泛,目前主要用于慢性病毒性肝炎的治疗。

2.化学药物 病毒只能在活细胞内增殖,抗病毒药物必须进入细胞内才能发挥作用,故对病毒有效的化学药物对机体往往也有一定的损伤作用。常用的化学药物有核苷类、金刚烷胺类、蛋白酶抑制剂等。

3.中草药 目前,已通过大量试验研究证实,大青叶、板蓝根、黄芪、甘草等中草药对多种病毒具有抑制作用。

病毒与肿瘤

大量的研究资料表明,许多病毒与人类肿瘤的发生有着密切关系。病毒与肿瘤的关系可分为两种:一种是确定肿瘤的发生是由病毒感染所致,如人乳头瘤病毒引起的疣(良性肿瘤),以及人类嗜T细胞病毒引起的T细胞白血病(恶性肿瘤);另一种是密切相关,但尚未获肯定,如HBV、HCV与原发性肝癌的关系,EB病毒与鼻咽癌和淋巴瘤的关系,人乳头瘤病毒与宫颈癌的关系,以及疱疹病毒-8与卡波西肉瘤的关系等。

病毒传播的危害

在课堂上,我们深入探讨了病毒感染性疾病的多重危害。首先,它严重威胁人类健康,甚至威胁生命。其次,病毒的传播会造成巨大的经济损失,影响社会稳定,并向公共卫生领域提出一系列严峻挑战。再次,病毒传播将导致医疗资源压力骤增,医疗体系将接受严格的考验。同时还危害人们的心理健康,使人产生焦虑及恐惧等负面情绪。但我们也应该看到,科学技术的进步为战胜疾病提供了有力支持,科学技术是对抗疾病的最有力武器。这提醒我们,面对挑战时,团结合作、科学应对是关键。

笔记 本章小结

　　病毒是一类体积微小、结构简单且只含一种类型核酸、必须在活的易感细胞内以复制方式进行增殖的非细胞型微生物。病毒的测量单位为纳米,形态多种多样,但大多为球形或近似球形,少数为砖形(如痘类病毒)、杆形(如烟草花叶病毒)、丝状(如初分离的流感病毒)、子弹状(如狂犬病毒)、蝌蚪状(如噬菌体)。病毒的基本结构包括核心和衣壳,有的病毒还有包膜和刺突。

　　从病毒侵入宿主细胞到子代病毒释放,为病毒的一个复制周期,其过程包括吸附、穿入、脱壳、生物合成、组装与释放5个阶段。病毒感染多以水平方式传播,但垂直传播是病毒感染的特征之一。病毒侵入机体后,因病毒种类、毒力和机体免疫力等不同可表现出不同的感染类型,持续性感染是病毒感染中的一种重要类型。病毒感染机体后,在易感细胞内增殖,一方面直接损伤宿主细胞,另一方面其诱发的免疫应答可发挥抗病毒的免疫保护作用,也可造成机体的免疫病理损伤。在抗病毒免疫中,干扰素、NK细胞、中和抗体及效应淋巴细胞共同发挥作用。目前,对病毒性疾病缺乏特效的治疗药物。进行人工免疫,尤其是接种疫苗是提高人群特异性免疫力、预防乃至消灭病毒感染最重要、最有效的措施。

(徐　源)

 目标检测

参考答案

一、选择题

1.病毒的基本结构为(　　)。
　　A.核心　　　　　　　　　　B.衣壳　　　　　　　　　　C.包膜
　　D.核衣壳　　　　　　　　　E.刺突

2.下列有关病毒体的概念,错误的是(　　)。
　　A.完整的病毒颗粒　　　　　B.细胞外的病毒结构　　　　C.具有感染性
　　D.包括核衣壳结构　　　　　E.宿主细胞内复制的病毒组装成分

3.下列关于病毒的基本性状,错误的是(　　)。
　　A.专性细胞内寄生　　　　　B.只含有一种核酸　　　　　C.形态微小,可通过滤菌器
　　D.结构简单,为非细胞型结构　E.可在宿主细胞外复制病毒组装成分

4.病毒的增殖、遗传与变异的物质基础是(　　)。
　　A.质粒　　　　　　　　　　B.衣壳蛋白　　　　　　　　C.病毒核酸
　　D.结构基因　　　　　　　　E.脂多糖

5.病毒灭活是指在理化因素作用下使病毒失去(　　)。
　　A.血凝特性　　　　　　　　B.抗原性　　　　　　　　　C.感染性
　　D.细胞融合性　　　　　　　E.诱生 IFN 的特性

6.对人致病的病毒最多见的形态是(　　)。
　　A.杆状　　　　　　　　　　B.丝状　　　　　　　　　　C.蝌蚪状
　　D.球状　　　　　　　　　　E.砖块状

7.区分病毒结构的对称类型根据(　　)。
　　A.核酸的空间排列方式　　　B.蛋白质的空间构型　　　　C.壳粒数目及排列
　　D.包膜的折叠形式　　　　　E.刺突的空间排列

8.病毒复制的方式是(　　)。
　　A.二分裂　　　　　　　　　B.原体、始体　　　　　　　C.孢子、菌丝
　　D.自我复制　　　　　　　　E.有丝分裂

9.关于理化因素对病毒的影响,下列描述正确的是(　　)。

A. 脂溶剂能灭活所有病毒   B. 紫外线对病毒影响不大   C. 有包膜病毒比无包膜病毒耐热

D. 37℃不会灭活病毒   E. 大多数病毒耐冷不耐热

10. 缺陷病毒的本质是(   )。

A. 包膜刺突缺损   B. 衣壳缺损   C. 基因组缺损

D. 复制周期不全   E. 病毒酶缺损

二、问答题

1. 简述病毒的结构和功能。

2. 病毒感染的类型主要有哪些?

第十九章 呼吸道病毒

课件

💡 **学习目标**

素质目标：具备严谨认真的工作态度，具有关爱生命、救死扶伤的职业素养。

知识目标：掌握流感病毒的结构、分型，抗原变异与流感流行的关系，以及流感病毒的致病性，麻疹病毒、腮腺炎病毒的致病性及特异性预防。熟悉流感病毒的防治原则，以及冠状病毒的致病性和防治原则。了解其他呼吸道病毒的致病性。

能力目标：能够运用所学的呼吸道病毒知识，进行呼吸道病毒感染的预防。

🔍 **案例导学**

李某，男，45岁，商人，居住于武汉市。患者于2020年6月3日出现轻微发热、咳嗽、乏力等症状，自认为是普通感冒，未就医。6月8日开始症状加重，出现高热、呼吸困难等症状，遂前往当地医院就诊。患者否认慢性病史；无吸烟史，近期无旅行史，但曾接触过类似患者。实验室检查：血常规提示白细胞计数轻度降低，淋巴细胞计数减少。咽拭子新型冠状病毒核酸检测：阳性。新型冠状病毒血清学检测：IgM抗体阳性，IgG抗体阴性。影像学检查：胸部CT显示双肺多发磨玻璃影及实变影，提示病毒性肺炎。

请问：

1. 该患者所患什么疾病？
2. 请为该患者设计合理的治疗方案。

以呼吸道为侵入途径，在呼吸道黏膜上皮细胞中增殖，引起呼吸道局部感染或呼吸道以外组织器官病变的病毒称为呼吸道病毒。据统计，呼吸道感染中有90%以上由该类病毒引起，此类病毒具有发病急、传播快、感染力强、潜伏期短等特点。

第一节 流行性感冒病毒

流行性感冒病毒（influenza virus）（简称流感病毒）是引起流行性感冒（简称流感）的病原体。流感病毒有甲、乙、丙三型。其中甲型流感病毒容易发生变异，曾多次引起流感世界性大流行，造成数以千万计的人口死亡；乙型流感病毒的抗原变异较小，通常只引起局部流行；丙型流感病毒的抗原稳定，且致病力较弱，主要侵犯婴幼儿和免疫力低下的人群。

一、生物学性状

（一）形态与结构

流感病毒多为球形，直径为80~120nm。病毒体由核衣壳和包膜组成。

1. **核衣壳** 位于病毒体的最内层，由单股负链RNA、RNA聚合酶以及包裹在外的核蛋白组成。

笔记

核酸分节段,在病毒复制中易发生高频率基因重组,其抗原性容易发生变异,导致新亚型病毒株出现。包绕在核酸外面的衣壳蛋白,称核蛋白(nucleoprotein,NP),其抗原结构稳定,很少发生变异,具有型特异性。

2.包膜　由内层的基质蛋白和外层的脂蛋白组成。包膜表面分布着呈放射状排列的两种蛋白质刺突,即血凝素(hemagglutinin,HA)和神经氨酸酶(neuraminidase,NA),均具有免疫原性,但抗原结构很不稳定,易发生变异,是划分流感病毒亚型的主要依据(图19-1)。

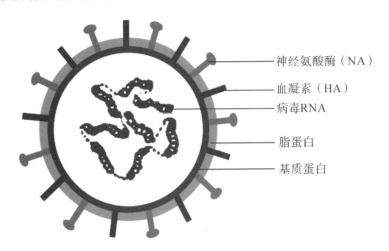

神经氨酸酶（NA）

血凝素（HA）

病毒RNA

脂蛋白

基质蛋白

图19-1　流行性感冒病毒结构模式图

HA呈柱状,主要功能包括:①与易感细胞表面受体结合吸附到宿主细胞上,使病毒包膜与易感细胞膜融合,病毒核衣壳被释放入易感细胞内;②与多种动物或人的红细胞表面受体结合,引起红细胞凝集,称为血凝现象;③HA具有免疫原性,刺激机体产生的特异性抗体具有中和病毒感染和抑制血凝的作用,为保护性抗体。

NA呈蘑菇状,主要功能包括:①水解受感染细胞表面糖蛋白末端的N-乙酰神经氨酸,促使成熟病毒的芽生释放;②具有免疫原性,但其刺激机体产生的抗体不能中和病毒,仅能抑制该酶的水解作用,抑制病毒的释放与扩散;③可破坏细胞膜表面的病毒特异性受体,促使病毒从细胞上解离,利于病毒的扩散。

（二）分型与变异

根据流感病毒核蛋白和基质蛋白免疫原性不同,可分为甲、乙、丙三型。甲型流感病毒又根据表面HA及NA的免疫原性不同分为若干亚型。从世界流行的资料分析,流感病毒的变异与流行关系甚为密切(表19-1)。流感病毒抗原变异包括两种,即抗原性漂移和抗原性转变。抗原性漂移的变异幅度小,系量变,人群的免疫力起了选择作用,所以只会造成中小规模的流行;抗原性转变的变异幅度大,系质变,可形成新的亚型。由于人群对抗原性转变后出现的新亚型病毒无免疫力,故可引起大规模流行,甚至造成世界范围的大流行。

表19-1　甲型流感病毒的抗原性变异与流感流行

亚型名称	抗原结构	流行年代	病毒代表株
原甲型	H0N1	1933—1946	A/PR/8/34,可能为猪流感病毒(H1N1)
亚甲型	H1N1	1946—1957	A/FM/1/47(H1N1)
亚洲甲型	H2N2	1957—1968	A/新加坡/1/57(H2N2)
香港甲型	H3N2	1968—至今	A/香港/1/68(H3N2)

注:病毒代表株命名方法为型别/分离地点/病毒株编号/分离年代(HA和NA亚型)。

笔记

(三)培养特性

一般用猴肾、狗肾传代细胞对流感病毒进行细胞培养,但不引起明显的细胞病变,需用红细胞吸附试验判定有无病毒的增殖;流感病毒最适宜的培养方法是鸡胚培养,但病毒不能引起鸡胚明显病变,需进行血凝集试验以确诊。

(四)抵抗力

流感病毒抵抗力较弱,不耐热,56℃ 30 分钟被灭活,对干燥、紫外线、乙醚等敏感。耐低温,0 ~ 4℃可存活数周,–70℃以下或真空冷冻干燥可长期保存。

二、致病性与免疫性

流感病毒的传染源主要是急性期患者,其次为隐性感染者。流感病毒随飞沫传播,侵入易感者呼吸道黏膜上皮细胞增殖,并向邻近细胞扩散,导致上皮细胞坏死脱落,流感病毒一般不侵入血液引起病毒血症,但在代谢过程中产生的毒素样物质可进入血液。流感症状表现为鼻塞、流涕、咳嗽、畏寒、发热、头痛及全身肌肉酸痛等。少数抵抗力低下的儿童或老人易继发细菌感染,症状加重,严重者可致死亡。

流感病毒可刺激机体产生特异性细胞免疫和体液免疫。特异性抗 HA 抗体为中和抗体,在预防感染和阻止疾病发生中有重要作用。病后可获得对同型病毒的免疫力,亚型之间无交叉免疫。由于流感病毒抗原易发生变异,故机体抗流感病毒免疫力不持久。

三、实验室检查

(一)分离培养与鉴定

通常采集急性期患者咽漱液或鼻咽拭子,经抗生素处理后接种于鸡胚羊膜腔或尿囊腔中,33 ~ 35℃孵育 3 ~4 天后,取羊水或尿囊液进行血凝试验以确定是否存在病毒。

(二)血清学诊断

取患者急性期和恢复期双份血清做血凝抑制试验,检测抗体,恢复期抗体效价比急性期升高 4 倍以上,有诊断意义。

(三)快速诊断

通过免疫荧光技术、ELISA 或 PCR 等方法检测流感病毒抗原或流感病毒核酸,可快速诊断。

四、防治原则

预防流感的措施包括接种疫苗;及早发现和隔离、治疗流感患者;加强体育锻炼增强免疫力;流感流行期间尽量避免人群聚集;注意空气流通,公共场所可用乳酸溶液熏蒸消毒等。

接种流感病毒疫苗是预防流感的有效方法,疫苗必须与当前流行株抗原型别基本相同。流行季节,对于抵抗力低下的老人和儿童,可以肌内注射丙球蛋白预防感染。盐酸金刚烷胺及其衍生物可用于流感的治疗,发病 24 ~48 小时内服用可减轻全身中毒症状。干扰素和中草药对流感有一定疗效。

第二节　麻疹病毒

麻疹病毒(measles virus)是麻疹的病原体。麻疹是最为常见的儿童急性传染性疾病,传染性强,易感者接触后发病率几乎达 100%。

一、生物学性状

麻疹病毒为球形的包膜病毒,只有一个血清型。直径为 120~250nm,核心为不分节段的单股RNA。包膜上有血凝素(HA)和溶血素(hemolysin,HL)构成的刺突,HA 参与病毒感染,其只能凝集猴红细胞;HL 具有溶血和促进感染细胞融合成多核巨细胞的作用。HA 和 HL 具有免疫原性且较稳定,刺激机体产生的相应抗体有保护作用。该病毒能在人胚肾、猴肾和人羊膜细胞中增殖,在核内和细胞质中形成嗜酸性包涵体。麻疹病毒对理化因素抵抗力较弱,加热 56℃ 30 分钟可被灭活,对紫外线、脂溶剂以及一般消毒剂均敏感。

二、致病性与免疫性

人是麻疹病毒的唯一自然储存宿主,急性期患者是传染源,尤其是出疹前 2~4 天至出疹后 4~5天传染性最强。麻疹病毒主要通过飞沫传播,密切接触患者或其日常用品亦可传播。

麻疹病毒感染机体后,在呼吸道上皮细胞内增殖,再侵入淋巴结增殖,然后进入血液,形成第一次病毒血症。病毒随血液扩散至全身淋巴组织中大量增殖并再次释放入血,引起第二次病毒血症。患者可出现发热、上呼吸道炎症、结膜炎等临床症状,2~3 天后,在患者口腔颊部黏膜处出现灰白色、外绕红晕的黏膜斑,称为科氏斑,是临床早期诊断的重要依据。发病 3 天后,患者全身皮肤出现丘疹,少数患者可出现出血性皮疹。无并发症的患者大多可自愈,但少数免疫力低下患儿易并发细菌感染,引起中耳炎、支气管炎及肺炎等,导致病情加重,甚至死亡。极少数患儿在病愈后 5~15 年发生亚急性硬化性全脑炎,表现为渐进性大脑衰退,最终发生痉挛、昏迷、死亡。

麻疹病后机体可获得持久而牢固的免疫力,一般很少再感染。

三、实验室检查

典型麻疹病例根据临床症状即可诊断,对轻症和不典型病例则需进行微生物学检查。

(一)病毒分离

取患者发病早期的呼吸道分泌物或血液标本,经抗生素处理后接种于人胚肾、猴肾或人羊膜细胞培养,观察多核巨细胞及包涵体。

(二)血清学检查

采集急性期和恢复期血清两份,进行血凝抑制试验或中和试验,恢复期血清抗体效价升高 4 倍以上有诊断意义。

此外,也可通过免疫荧光技术、核酸分子杂交技术和 PCR 技术进行快速诊断。

四、防治原则

预防麻疹的主要措施是对儿童进行人工自动免疫。目前使用的麻疹疫苗为减毒活疫苗,我国计划免疫程序的初种为 8 月龄,学龄前再加强免疫一次,保护率可达 90% 以上。对接触麻疹患儿的易感儿童,可紧急注射丙种球蛋白或麻疹患者恢复期血清进行人工被动免疫,以防止发病或减轻症状。

第三节　其他呼吸道病毒

一、冠状病毒和 SARS 冠状病毒

(一)冠状病毒

冠状病毒(coronavirus)是包膜病毒,因其病毒包膜上有向四周伸出的刺突,形如冠状而得名。病

毒呈多形性,直径60~220nm。核酸为单股正链RNA,不分节段,核衣壳呈螺旋对称。冠状病毒结构蛋白包括核衣壳蛋白、基质蛋白和刺突蛋白。可用人胚肾或肺原代细胞培养。病毒抵抗力不强,37℃数小时便丧失感染性。对脂溶性溶剂及紫外线敏感。

冠状病毒主要经飞沫传播,人群普遍易感,以婴幼儿为主。所致疾病主要是普通感冒和咽喉炎。某些冠状病毒株还可引起成人腹泻或胃肠炎。

目前尚无疫苗预防冠状病毒感染,也无特效药物治疗。

(二)SARS冠状病毒

SARS冠状病毒是严重急性呼吸综合征(severe acute respiratory syndrome,SARS)的病原体,2002年底至2003年上半年曾在世界范围流行。SARS在我国又称为传染性非典型肺炎。

SARS冠状病毒是单股正链RNA病毒,有包膜。病毒颗粒呈圆形或不规则形,直径120~160nm,包膜上有排列如花冠的刺突。SARS冠状病毒能在Vero-E6等细胞中增殖,使细胞溶解或形成合胞体。该病毒抵抗力不强,对乙醚等脂溶剂敏感,不耐酸。但对热抵抗力比普通冠状病毒强,56℃30分钟方可被灭活。

传染源主要是SARS患者,传染性极强,病毒以近距离飞沫传播为主,其次也可因接触患者呼吸道分泌物,经口、鼻、眼传播,不排除粪-口途径传播,人群普遍易感。SARS起病急、传播快,首发症状为发热,体温一般高于38℃,可伴有头痛、乏力和关节痛等,继而出现干咳、胸闷、气短等症状。严重者可表现为呼吸窘迫、休克、DIC等,病死率约14%。病后免疫力不强,甚至不能防御同型病毒的再感染。

通过SARS冠状病毒核酸检测等实验室检查可以辅助诊断,SARS相关标本处理、病毒培养和动物试验需要在生物安全三级实验室进行。预防SARS的主要措施包括开展广泛的宣传教育,普及相关知识;流行期间及时发现、隔离SARS患者和疑似病例;注意空气流通和消毒;增强体质,提高免疫力。目前尚无疫苗和特效治疗方法。

二、腮腺炎病毒

腮腺炎病毒(mumps virus)是引起流行性腮腺炎的病原体。在世界各国均有流行,主要易感者为儿童。临床症状表现为腮腺肿大、疼痛。病毒呈球形,核心为单股负链RNA,有包膜,包膜上含有血凝素(HA)、神经氨酸酶(NA)和融合因子(F)等刺突,只有一个血清型。抵抗力弱,56℃30分钟可使病毒灭活,对紫外线和脂溶剂均敏感。

人是腮腺炎病毒的唯一宿主,传染源为患者和病毒携带者。病毒主要通过飞沫传播。病毒侵入呼吸道上皮细胞增殖,然后侵入血液并扩散至腮腺及其他器官,还可引起部分患者的胰腺、睾丸或卵巢感染,严重者可并发脑炎。病后机体获得持久免疫力。

对腮腺炎患者应及时隔离治疗,防止传播。多使用腮腺炎病毒、麻疹病毒和风疹病毒组成的三联疫苗进行预防接种,流行期间可注射丙种球蛋白。目前尚无特效药物治疗麻疹,中草药有一定疗效。

三、风疹病毒

风疹病毒(rubella virus)是引起风疹的病原体。病毒核心为单股正链RNA,核衣壳为二十面体对称,有包膜。包膜蛋白刺突有血凝性。该病毒只有一个血清型。对热、紫外线和脂溶性溶剂敏感。

人是风疹病毒的唯一自然宿主,儿童是主要易感者。病毒经呼吸道传播,在呼吸道局部淋巴结中繁殖,经病毒血症播散至全身,引起风疹。儿童临床表现类似于麻疹,但症状轻。成人感染风疹病毒症状较重。风疹病毒可经垂直传播导致胎儿先天性感染,引起流产或死胎、先天性风疹综合征等。风疹病后可获得持久免疫力。

对孕妇感染风疹病毒进行早期诊断,可减少畸形儿的出生。目前对风疹尚无有效的治疗方法,接种麻腮风三联疫苗可有效预防。

四、其他呼吸道病毒

其他呼吸道病毒及其主要特征见表19-2。

表19-2　其他呼吸道病毒及其主要特征

病毒名称	生物学性状	致病性	防治原则
副流感病毒	球形,不分节段单股负链RNA,有包膜	上呼吸道感染	对症治疗和抗病毒治疗,目前尚无有效的疫苗和特效的治疗药物
呼吸道合胞病毒	球形,不分节段单股负链RNA,有包膜	细支气管炎,支气管肺炎(婴幼儿)	对症治疗和抗病毒治疗,目前尚无有效的疫苗和特效的治疗药物
腺病毒	球形无包膜,线状双股DNA,核衣壳为二十面体对称,只有一个血清型	腺病毒肺炎,胃肠道疾病等	对症治疗和抗病毒治疗,目前尚无有效的疫苗和特效的治疗药物
鼻病毒	单股正链RNA,二十面体对称,无包膜	普通感冒(成人),上呼吸道感染、支气管炎(儿童)	干扰素治疗有一定效果

 知识链接

历史上的流感大暴发

　　历史上曾有多次流感大暴发。其中,最著名的是1918年的"西班牙流感",这场席卷全世界的疫情导致约5000万人死亡,是历史上最致命的传染病之一。此外,还有1957年的亚洲流感、1968年的香港流感以及2009年的甲型H1N1流感等。这些都造成了大量的患者死亡和严重的社会经济影响。流感病毒的易变性和传播性使其成为一个持续存在的威胁。因此,持续的监测、疫苗研发和公众教育对于控制流感的传播和减轻其影响至关重要。

 思政小课堂

心系苍生,功勋卓著——朱既明

　　朱既明院士一生功勋卓著。1949年,他发现了正常血清中存在能抑制流感病毒血凝作用的β抑制素,被学术界称为"朱氏抑制素"。1950年,他首次发现流感病毒杆丝状形态可向球状形态转变,并将流感病毒裂解为有生物学活性的亚单位,为后来流感亚单位疫苗的成功研制奠定了基础。他确认了引起1957、1968、1977年我国三次流感大流行的病原体为甲型流感病毒,这为流感病毒的检测、监测及疫苗的研发奠定了理论基础。1964年他成功研制的麻疹减毒活疫苗一直沿用至今,为我国麻疹的防控做出了巨大贡献。

 本章小结

　　呼吸道病毒是引起人类急性呼吸道感染的主要病原体,经飞沫传播,主要有流感病毒、麻疹病毒、腮腺炎病毒、冠状病毒等。流感病毒易发生抗原变异,故常导致流行。麻疹是儿童常见的急性传染病,传染性很强,易感者接触后发病率几乎达100%。腮腺炎病毒主要引起以腮腺肿大、疼痛为主要症状的流行性腮腺炎。麻疹和腮腺炎病后机体均可获得持久免疫力,也可通过接种减毒活疫苗获得较好的预防效果。冠状病毒是普通感冒的主要病原体,也可引起腹泻或胃肠炎。SARS冠状病毒是一种新型冠状病毒,引起严重急性呼吸综合征(SARS),SARS又称为传染性非典型肺炎。

(徐　源)

笔记 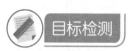 目标检测

参考答案

一、选择题

1. 流行性感冒的病原体是（ ）。
   A. 流感病毒 　　　　　B. 流感杆菌 　　　　　C. 鼻病毒
   D. 呼吸道合胞病毒 　　E. 脑膜炎病毒

2. 流感病毒核酸的特点是（ ）。
   A. 一条完整的单股负链 RNA 　　B. 分段的单股负链 RNA 　　C. 分段的双股 RNA
   D. 完整的双股 DNA 　　　　　　E. 分段的单股 DNA

3. 划分流感病毒亚型的依据为（ ）。
   A. 核蛋白抗原 　　　　　B. M 蛋白抗原 　　　　　C. 血凝素和神经氨酸酶
   D. 核酸类型 　　　　　　E. 培养特性

4. 下列主要经呼吸道传播的病毒是（ ）。
   A. 流感病毒、呼吸道合胞病毒、柯萨奇病毒
   B. 流感病毒、麻疹病毒、脊髓灰质炎病毒
   C. 风疹病毒、鼻病毒、腺病毒
   D. 呼吸道合胞病毒、流感病毒、甲型肝炎病毒
   E. 腮腺炎病毒、乙型肝炎病毒、流感病毒

5. 青春期感染腮腺炎病毒易合并（ ）。
   A. 脑膜炎 　　　　　　B. 肺炎 　　　　　　C. 肝炎
   D. 肾炎 　　　　　　　E. 睾丸炎或卵巢炎

6. 麻疹病毒的特点是（ ）。
   A. 感染率低，发病率低
   B. 目前尚不能进行组织培养
   C. 有多个血清型
   D. 感染会形成两次病毒血症,感染后机体有牢固免疫力
   E. 不侵犯中枢神经系统

7. 亚急性硬化性全脑炎的病原体是（ ）。
   A. 麻疹病毒 　　　　　B. 腮腺炎病毒 　　　　　C. 风疹病毒
   D. 腺病毒 　　　　　　E. 鼻病毒

8. 孕妇在（ ）感染风疹病毒,胎儿患先天性风疹综合征的发病率最高。
   A. 孕期 20 周内 　　　B. 分娩前 1 周 　　　　　C. 分娩前 1 个月
   D. 胎儿出生时 　　　　E. 孕期最后 3 个月

9. 科氏斑对（ ）感染有诊断意义。
   A. 流感病毒 　　　　　B. 麻疹病毒 　　　　　C. 腮腺炎病毒
   D. 巨细胞病毒 　　　　E. 人类免疫缺陷病毒

10. 预防麻疹的主要方法是（ ）。
    A. 注射胎盘球蛋白 　　B. 注射丙种球蛋白 　　C. 注射恢复期患者血清
    D. 注射成人全血 　　　E. 接种麻疹疫苗

二、问答题

1. 简述流感病毒的形态结构及主要结构的功能。
2. 试述流感病毒的致病过程和免疫学特点。

第二十章　肠道病毒

课件

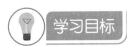

素质目标:具备严谨认真的工作态度,具有关爱生命、救死扶伤的职业素养。
知识目标:掌握脊髓灰质炎病毒的致病性、免疫性与特异性预防。熟悉轮状病毒、柯萨奇病毒的致病性。了解其他肠道病毒。
能力目标:能够运用所学的肠道病毒知识进行肠道病毒感染的防治。

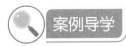

患儿,男,2周岁,体重12kg,身高85cm。于2021年11月6日出现轻度腹泻,随后病情逐渐加重,大便次数增多,便质稀薄,伴随轻微发热。病程第3天,患儿腹泻症状最为严重,每日大便次数至10余次,并出现脱水症状。第5天开始,腹泻次数逐渐减少,体温恢复正常。根据患儿的临床表现及大便常规检查结果,初步诊断为轮状病毒感染。为进一步确认病原体类型,进行大便轮状病毒抗原检测,结果为阳性,确诊为轮状病毒感染。

请问:

该病毒感染的预防和护理措施有哪些?

肠道病毒是一类通过胃肠道感染与传播,并在肠道细胞内增殖引起人类相关疾病的病毒。肠道病毒生物学性状相似,具有以下共同特性:①病毒呈球形,直径 24～30nm,衣壳呈二十面体立体对称,无包膜;②核酸为单股正链 RNA,具有传染性;③耐乙醚和酸,56℃ 30 分钟可使病毒灭活,对紫外线、干燥敏感,在污水和粪便中可存活数月;④主要以粪－口途径传播,隐性感染多见。病毒在肠道细胞内增殖,但却能引起多种肠道外感染性疾病。

第一节　脊髓灰质炎病毒

脊髓灰质炎病毒是引起脊髓灰质炎(poliomyelitis)的病原体,儿童易感,脊髓灰质炎又称小儿麻痹症。

一、生物学性状

脊髓灰质炎病毒具有典型的肠道病毒形态。有三个血清型,各型之间无交叉免疫反应,引起人发病的主要是 I 型脊髓灰质炎病毒。

脊髓灰质炎病毒对理化因素抵抗力较强。在粪便和污水中可存活数月,对胃酸、胃蛋白酶和胆汁抵抗力较强。对热、干燥、紫外线较为敏感,55℃湿热可迅速灭活病毒。

二、致病性与免疫性

传染源是脊髓灰质炎患者或无症状带毒者,病毒主要经粪－口途径传播,流行于夏秋季节。脊髓灰质炎病毒感染后,首先在咽部、消化道局部黏膜和扁桃体、咽壁淋巴组织以及肠道集合淋巴结中增殖,病毒释放入血形成第一次病毒血症。病毒随血液扩散至全身,在淋巴结、肝、脾网状内皮细胞中大量增殖并再次释放入血液,引起第二次病毒血症。少数感染者,病毒可侵入其中枢神经系统,感染脊髓前角运动神经元、脑干和脑膜组织等。机体免疫力的强弱明显影响脊髓灰质炎病毒感染人体后的结局:90% 以上的感染者表现为隐性感染或轻症感染,感染者无临床症状或只出现发热、头痛、乏力、咽痛等非特异性症状,并迅速恢复;仅 1% ~2% 的感染者,病毒侵入其中枢神经系统和脑膜,产生非麻痹型脊髓灰质炎或无菌性脑膜炎;有 0.1% ~0.2% 的患者发生暂时性肢体麻痹,重者出现永久性迟缓性肢体麻痹,以下肢多见。极少数患者发展为延髓麻痹,导致呼吸、心脏衰竭而死亡。

脊髓灰质炎病毒感染后,机体可获得对同型病毒的牢固免疫力,以体液免疫为主。

三、实验室检查

取患者粪便标本,经抗生素处理后,接种于猴肾、人胚肾等细胞培养 7 ~10 天,出现细胞病变后,再用中和试验进一步鉴定其血清型;取感染早期和恢复期双份血清做中和试验,恢复期血清效价升高 4 倍以上有诊断意义。此外还可用 PCR、核酸杂交等方法进行快速诊断。

四、防治原则

脊髓灰质炎病毒感染的预防措施包括隔离患者、消毒排泄物、加强食品卫生管理等。对易感儿童最有效的保护措施是接种疫苗。我国采用口服脊髓灰质炎减毒活疫苗进行计划免疫,从 2 月龄开始,连续 3 次口服,每次间隔 1 个月,4 岁时加强一次。2001 年世界卫生组织宣布,我国为亚太地区消灭脊髓灰质炎的第二批国家之一。

第二节　轮状病毒

轮状病毒(rotavirus)是婴幼儿重症腹泻的病原体,因病毒颗粒呈车轮状而得名。

一、生物学性状

病毒呈球形,直径 60 ~80nm,病毒基因为分节段的双股 RNA,具有二十面体对称的内、外双层衣壳,电镜下呈车轮状,无包膜。根据轮状病毒结构蛋白的抗原性,将轮状病毒分为 A ~G 7 个血清群,其中 A 群是引起婴幼儿腹泻并致死的主要病原体。

轮状病毒对理化因素抵抗力较强,耐酸、碱,故能耐受胃的酸性环境,加热 55℃ 30 分钟可被灭活,室温下相对稳定。

二、致病性与免疫性

轮状病毒呈世界性分布,传染源是患者和无症状携毒者,主要经粪－口途径传播。病毒侵入人体后在小肠黏膜绒毛细胞内增殖,破坏转运机制与绒毛结构,造成小肠吸收障碍;病毒蛋白发挥肠毒素作用,导致小肠细胞过度分泌,引发腹泻。严重者可发生脱水、酸中毒而导致死亡。

轮状病毒感染后机体可产生型特异性抗体,对同型病毒感染有一定的保护作用。

三、实验室检查

采集粪便标本,通过电镜、ELISA 或胶乳凝集试验等方法检测病毒或其抗原。

四、防治原则

目前尚无有效的预防疫苗。治疗方法主要是及时输液,防止脱水及酸中毒,以降低婴幼儿的死亡率。

第三节　其他肠道病毒

柯萨奇病毒(Coxsackie virus)、埃可病毒(ECHO virus)和新型肠道病毒的形态、生物学性状以及感染、免疫过程与脊髓灰质炎病毒相似。根据柯萨奇病毒对乳鼠的致病特点和对细胞培养敏感性不同,分为 A、B 两组。柯萨奇病毒和埃可病毒型别多、分布广,主要经粪 - 口途径传播,亦可经呼吸道黏膜感染。肠道病毒致病的显著特点是病毒在肠道中增殖却很少引起肠道疾病,相关内容见表 20 - 1。感染柯萨奇病毒或埃可病毒后,机体可产生型特异性抗体,对同型病毒产生免疫力。

表 20 - 1　肠道病毒所致疾病和常见的病毒型别

临床表现	脊髓灰质炎病毒	柯萨奇病毒	埃可病毒	新型肠道病毒
麻痹症	Ⅰ～Ⅲ	A7,A9;B2～B5	2,4,6,9,11	70,71
无菌性脑膜炎	Ⅰ～Ⅲ	A2,A4,A7,A9,A10;B1～B6	1～11,13～23,25,27,28,30,31	70,71
无菌性脑炎	—	B1～B5	2,6,9,19	70,71
疱疹性咽峡炎	—	A2～A6,A8,A10	—	—
手足口病	—	A5,A10,A16	—	71
皮疹	—	A4,A5,A6,A9	2,4,6,9,11,16,18	—
流行性肌痛	—	A9;B1～B5	1,6,9	—
心肌炎、心包炎	—	A4,A16;B1～B5	1,6,9,19	—
急性结膜炎	—	A24	—	70
急性出血性结膜炎	—	—	—	70
发热	Ⅰ～Ⅲ	B1～B6	—	—
肺炎	—	A9,A16;B4,B5	—	68

 知识链接

手足口病

手足口病是一种由肠道病毒引起的传染病,主要通过飞沫、直接接触或间接接触传播。初期症状包括发热、口腔溃疡、手足皮疹。婴幼儿和学龄前儿童为此病的高发人群。预防手足口病需注意个人卫生,避免接触感染者,保持环境清洁。治疗方法包括抗病毒药物治疗和对症治疗。护理要点是保持皮肤清洁,避免继发感染。易感人群应加强锻炼,增强免疫力,出现症状及时就医。

思政小课堂

关爱脊髓灰质炎患者

　　脊髓灰质炎是一种急性传染病,主要影响 5 岁以下儿童。该病通过粪－口途径传播,严重时可导致瘫痪甚至死亡。患者往往面临心理压力和社会歧视,医护人员要帮助他们建立自信,积极面对生活。脊髓灰质炎的防控与公众的健康意识息息相关,我们应强化防疫知识的普及,提供健康教育,强调预防的重要性。

　　作为医学生,我们应该更深入地了解脊髓灰质炎的影响,培养同理心和社会责任感。同时传递正确的价值观,做到尊重生命、关爱他人、培养人文关怀精神。树立珍惜生命,关爱自己与他人,共同构建和谐社会的生命观。

 本章小结

　　肠道病毒核酸类型多数为 RNA,均无包膜,广泛分布于自然界,主要经粪－口途径传播。病毒在肠黏膜上皮细胞中增殖,并能侵入血液、神经系统及其他组织,引起消化道或消化道以外多种疾病。肠道病毒主要有脊髓灰质炎病毒、轮状病毒、柯萨奇病毒等。脊髓灰质炎多发生于儿童,又称小儿麻痹症。轮状病毒是引起婴幼儿急性胃肠炎的主要病原体。脊髓灰质炎可采用疫苗来预防,而对于轮状病毒、柯萨奇病毒的感染尚无特异性预防方法。近年来由肠道病毒尤其是柯萨奇病毒 A16 型和肠道病毒 71 型引起的儿童手足口病流行较频繁,应注意预防。

（徐　源）

目标检测

参考答案

一、选择题

1.脊髓灰质炎病毒主要侵犯(　　)。

　　A.三叉神经节　　　　　　　　B.脑神经节　　　　　　　　C.脊髓前角运动神经细胞

　　D.神经肌肉接头　　　　　　　E.海马回锥体细胞

2.小儿麻痹症的病原体是(　　)。

　　A.脊髓灰质炎病毒　　　　　　B.乙脑病毒　　　　　　　　C.单纯疱疹病毒

　　D.麻疹病毒　　　　　　　　　E.EB 病毒

3.下列病毒均由粪－口途径传播的是(　　)。

　　A.脊髓灰质炎病毒、轮状病毒、埃可病毒、柯萨奇病毒

　　B.腺病毒、流感病毒、脊髓灰质炎病毒、埃可病毒

　　C.柯萨奇病毒、甲型肝炎病毒、麻疹病毒、EB 病毒

　　D.冠状病毒、腮腺炎病毒、埃可病毒、柯萨奇病毒

　　E.EB 病毒、埃可病毒、脊髓灰质炎病毒、柯萨奇病毒

4.脊髓灰质炎多见于(　　)。

　　A.儿童　　　　　　　　　　　B.青壮年　　　　　　　　　C.孕妇

　　D.农民　　　　　　　　　　　E.制革工人

5.柯萨奇病毒的主要传播途径是(　　)。

　　A.呼吸道　　　　　　　　　　B.消化道　　　　　　　　　C.蚊虫叮咬

　　D.血液和血制品　　　　　　　E.母婴传播

6.口服脊髓灰质炎减毒活疫苗的注意事项不包括(　　)。

　　A.注意疫苗是否失效　　　　　B.勿用热开水送服　　　　　C.疫苗要注意冷藏运输

D. 宜安排在冬季服用　　　　　　E. 只需服用 1 次即可达到免疫效果

7. 引起婴幼儿急性胃肠炎的主要病原体是(　　)。

　　A. 新型肠道病毒　　　　　　B. 志贺菌　　　　　　　C. 诺沃克病毒

　　D. 轮状病毒　　　　　　　　E. 大肠埃希菌

8. 脊髓灰质炎病毒最主要的感染类型是(　　)。

　　A. 隐性感染　　　　　　　　B. 急性感染　　　　　　C. 慢性感染

　　D. 潜伏感染　　　　　　　　E. 慢发感染

9. 脊髓灰质炎病毒排出体外主要通过(　　)。

　　A. 鼻分泌物　　　　　　　　B. 眼分泌物　　　　　　C. 粪便

　　D. 小便　　　　　　　　　　E. 飞沫

10. 引起急性出血性结膜炎的主要病原体是(　　)。

　　A. 柯萨奇病毒 A 组 20 型　　B. 腺病毒 8 型　　　　　C. 新肠道病毒 71 型

　　D. 新肠道病毒 69 型　　　　E. 新肠道病毒 70 型

二、问答题

1. 简述脊髓灰质炎的防治原则。

2. 简述人类轮状病毒的致病性和免疫性。

第二十一章　肝炎病毒

课件

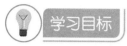

素质目标：具备严谨认真的工作态度,自主学习和探究的能力。

知识目标：掌握甲、乙型肝炎病毒的生物学性状,以及乙型肝炎血清标志物和分子生物学检测的意义。熟悉病毒性肝炎的传染源、传播途径、人群易感性,以及肝炎的综合预防措施。了解病毒性肝炎的感染特点。

能力目标：理解一般性预防在控制肝炎病毒传播中的医学意义,具有运用血清学和病原学知识,提高护理相关疾病及预防职业暴露的意识和能力。

案例导学

患者,女,40 岁。因乏力、食欲不振 3 个月,腹胀、黄疸 1 周入院。查体:体温 39.0℃,呼吸 26 次/分。精神萎靡,急性病容,全身皮肤和巩膜明显黄染,胸部和双下肢皮下散在出血点和瘀斑。实验室检查:WBC 13.5×10^9/L,AST 675U/L,ALT 395U/L,HBsAg(+),HBeAg(+),HBsAb(-),HBeAb(-),HBcAb(+)。

请问:

1. 该患者可能患何种疾病?
2. 该患者传染性如何?

　　肝炎病毒是一群以侵害肝脏,引起病毒性肝炎的病原体。肝炎病毒主要有 5 种类型,包括甲型肝炎病毒(HAV)、乙型肝炎病毒(HBV)、丙型肝炎病毒(HCV)、丁型肝炎病毒(HDV)和戊型肝炎病毒(HEV),他们分属于不同的病毒科,生物学特性、传播途径、所致疾病的发展和结局也不尽相同。除上述肝炎病毒外,近年来还发现一些与人类肝炎相关的病毒,如己型肝炎病毒、庚型肝炎病毒、TT 型肝炎病毒等,但这些病毒的致病性还没有得到确定,因此是否为新型人类肝炎病毒尚需进一步证实。此外,还有一些病毒,如黄热病毒、巨细胞病毒、EB 病毒等也可引起肝炎,但并非以肝细胞为主要侵犯的靶细胞,所以不列入肝炎病毒范畴。

第一节　甲型肝炎病毒

　　甲型肝炎病毒(hepatitis A virus,HAV)是引起甲型肝炎的病原体。甲型肝炎遍布全世界,主要经粪 - 口途径传播,主要感染儿童和青少年。人类感染 HAV 后,大多数表现为隐性感染或亚临床感染,仅少数发生急性甲型肝炎。急性甲型肝炎绝大多数能完全康复,不转为慢性肝炎,也无长期病毒携带者。

一、生物学性状

　　1. 形态与结构　病毒呈球形,直径为 27～32nm,病毒核酸为单股正链 RNA,核衣壳呈二十面体立体对称,无包膜(图 21 - 1)。HAV 至少存在 7 个基因型,但抗原性稳定,只有一个血清型。

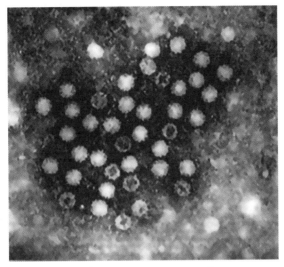

图 21 - 1　电镜下 HAV 形态

2. 培养与动物模型　HAV 易感动物为黑猩猩、狨猴、猕猴等,可经易感动物接种增殖病毒。HAV 还可以在人胚肺二倍体细胞内增殖和传代,也可通过原代狨猴肝细胞、肝癌细胞系和传代恒河猴胚肾细胞等培养,但其生长缓慢通常不引起细胞病变。

3. 抵抗力　HAV 抵抗力较强,在粪便和污水中可存活数月,HAV 比一般肠道病毒更耐热,60℃ 1 小时不能将其灭活,在 25℃ 干燥条件下至少存活 1 个月,对乙醚、酸及有机溶剂均有抵抗力。100℃ 煮沸 5 分钟可将其灭活,紫外线照射 1 小时可破坏其传染性,2% 过氧乙酸 4 小时、1 ∶ 4000 甲醛 72 小时可消除其传染性。70% 乙醇可迅速灭活 HAV。

二、致病性与免疫性

1. 传染源及传播途径　HAV 的传染源主要是患者和隐性感染者。甲型肝炎的潜伏期为 15 ~ 50 天,平均 30 天。在潜伏期末、临床症状出现之前,病毒可出现于患者的血液和粪便中。发病后 2 周开始,随肠道中抗 - HAV IgA 及血清中抗 - HAV IgM、IgG 的产生,粪便中不再排出病毒。HAV 主要经粪 - 口途径传播,传染性强。HAV 随患者粪便排出体外,通过污染水源、食物、海产品(如毛蚶等)、餐具等传播而造成散发流行或大流行。

知识链接

甲型肝炎病毒流行事件

1988 年初,上海市发生了甲型肝炎的暴发流行,感染人数约 30 万。在卫生部门的跟踪检疫下,最终确定此次暴发系市民生食或食用未经煮熟的、被甲型肝炎病毒污染的毛蚶造成。从病原学角度也已证实,污染毛蚶携带大量甲型肝炎病毒,导致甲型肝炎暴发流行,感染患者多有食蚶史。经多方努力,采取了防治结合、多管齐下的措施,最终疫情得到控制。

2. 致病机制　HAV 经口侵入人体,先在口部或唾液腺中增殖,随后在肠黏膜和局部淋巴结内大量增殖,继而入血引起病毒血症,最终侵入肝脏并在肝细胞内增殖。HAV 引起肝细胞损伤的机制尚不完全清楚,除病毒的直接作用外,还与机体的免疫病理损伤有关。患者出现恶心、呕吐、食欲减退、乏力、黄疸、肝脾大等临床表现。甲型肝炎预后良好。

笔记

3.免疫性　显性或隐性感染后,机体均可产生抗–HAV IgG 抗体和抗–HAV IgM 抗体。感染早期血清中出现抗–HAV IgM,发病后 1 周达高峰,维持 2 个月左右逐渐降低,恢复期出现抗–HAV IgG,可持续多年,对 HAV 的再感染有免疫力。

三、微生物学检查

HAV 的微生物学检查以测定病毒抗原或抗体为主,一般不进行 HAV 的分离培养。抗–HAV IgM 出现早、消失快,因此检测抗–HAV IgM 抗体是 HAV 早期诊断最实用的方法。抗–HAV IgG 可持续多年,只有当双份血清效价增长 4 倍以上时才有诊断意义。也可用免疫电镜检测粪便中的 HAV 颗粒或用 PCR 和核酸杂交方法检测 HAV 的 RNA。

四、防治原则

HAV 主要通过粪–口途径传播,感染 HAV 后,患者大多表现为隐性感染和无黄疸型肝炎,传染源不易受到控制。因此,积极开展卫生宣传教育,严格进行粪便管理,保护水源,加强食品卫生管理是预防甲型肝炎的重要环节。患者的排泄物、衣物、用具等应认真消毒处理。甲型肝炎为自限性疾病,尚无有效的抗病毒药物。特异性预防主要采用灭活疫苗和减毒活疫苗。注射丙种球蛋白可用于甲型肝炎的紧急预防。

第二节　乙型肝炎病毒

乙型肝炎病毒(hepatitis B virus,HBV)是乙型肝炎的病原体。乙型肝炎传播广泛、危害大,临床表现为无症状 HBV 携带者、急性乙型肝炎、慢性乙型肝炎、重症肝炎,其中部分慢性肝炎可转移为肝硬化或肝癌。HBV 感染呈世界性分布,我国是 HBV 的高流行区(人群携带率8%~10%)。乙型肝炎是我国重点防治的传染病之一。

一、生物学性状

1.形态与结构　电镜下观察到 HBV 患者血清中有三种不同形态的颗粒,即大球形颗粒、小球形颗粒和管形颗粒(图 21–2)。

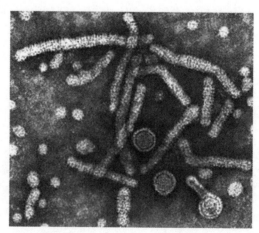

图 21–2　HBV 颗粒形态

(1)大球形颗粒:又称 Dane 颗粒,是完整的 HBV 颗粒,具有感染性。呈球形,直径约 42nm,具有双层衣壳。外衣壳相当于一般病毒的包膜,由脂质双层和包膜蛋白组成,HBV 的表面抗原 HBsAg、Pre – S1 和 Pre – S2 镶嵌于脂质双层中。内衣壳相当于一般病毒的核衣壳,呈二十面体立体对称结构,位于病毒核心的表面,内衣壳蛋白为 HBV 的核心抗原 HBcAg,HBcAg 仅存在于被感染的肝细胞核内,一般不分泌于血液中。病毒的核心含有 HBV 的双链 DNA 和 DNA 多聚酶。

(2)小球形颗粒:直径约 22nm,是患者血清中最常见的颗粒。是 HBV 在增殖过程中产生的过剩的 HBsAg,不含病毒 DNA 和 DNA 多聚酶,故不具有感染性。

(3)管形颗粒:存在于血液中,直径约 22nm,长度为 100～500nm,由小球形颗粒串联形成,无核酸,无感染性。

2.基因结构　HBV 基因组结构非常特殊,是不完全双链环状 DNA,HBV 基因组较小,仅含约 3200个核苷酸。长链为负链,含 4 个开放读码框(ORF),分别称为 S、C、P 和 X 区。

(1)S 区:包括 S 基因、前 S1 和前 S2 基因,分别编码 HBV 的外衣壳蛋白(HBsAg、Pre－S1 与 Pre－S2)。

(2)C 区:包括 C 基因和前 C 基因,分别编码 HBV 的 HBcAg 和 HBeAg。

(3)P 区:最长,编码 DNA 多聚酶、RNA 聚合酶等。

(4)X 区:编码 HBxAg,可反式激活细胞内某些癌基因及病毒基因等,与肝癌的发生发展密切相关。

3.抗原结构　HBV 抗原主要包括分布于外衣壳上的 HBsAg、Pre－S1Ag 和 Pre－S2Ag,以及内衣壳蛋白 HBcAg 和分泌游离于病毒体外的 HBeAg。在病毒感染过程中机体会产生针对这些抗原成分的抗体,故在临床上称为 HBV 抗原抗体系统。

(1)表面抗原(HBsAg):存在于 Dane 颗粒、小球形颗粒和管形颗粒表面,是 HBV 感染的主要标志,也是 HBV 感染后出现最早的血清学标志。HBsAg 化学成分为糖基化蛋白,具有免疫原性,可刺激机体产生特异性保护性抗体(抗－HBs)。因此,HBsAg 是制备乙肝疫苗的主要成分。Pre－S1Ag 与 Pre－S2Ag 也是位于 HBV 外衣壳上的蛋白分子,亦可与肝细胞表面受体吸附结合,免疫原性比 HBsAg 更强,能刺激机体产生抗－PreS1 和抗－PreS2,通过阻断 HBV 与肝细胞结合发挥抗病毒作用,因此它们的出现表示病情开始出现好转,对临床检测有一定参考价值。

(2)核心抗原(HBcAg):是 Dane 颗粒内衣壳成分,其表面被 HBsAg 覆盖,不游离于血液循环中,故不易在血清中检测到。HBcAg 免疫原性很强,可刺激机体产生强而持久的非保护性抗体,即抗－HBc。抗－HBc IgG 可在血清中存在较长时间,但无保护作用。高效价抗－HBc IgM 的存在常提示HBV 在体内处于复制与增殖状态,血清具有传染性。

(3)e 抗原(HBeAg):为可溶性蛋白质,由病毒在肝细胞内合成后释放入血,也可存在于肝细胞的胞质和胞膜上。血清中 HBeAg 的消长与 Dane 颗粒及 DNA 多聚酶的消长基本一致,故 HBeAg 可作为HBV 复制及血清具有强传染性的标志。HBeAg 可刺激机体产生抗－HBe,该抗体能与受感染肝细胞表面的 HBeAg 结合,通过补体溶解受染的肝细胞,故抗－HBe 对 HBV 感染有一定的保护作用,它的出现是预后良好的征象。此外,有部分感染者抗－HBe 阳性但体内却有病毒大量增殖,这可能与前 C 基因变异有关,因此对抗－HBe 阳性的患者应注意检测其血中病毒 DNA,以全面了解病毒复制情况,判断预后。

4.培养与动物模型　黑猩猩是对 HBV 最敏感的动物,接种后可发生与人类相似的急、慢性感染,常用其研究 HBV 的致病机制和检测疫苗的效果与安全性等。目前 HBV 体外细胞分离培养尚未成功,常用病毒 DNA 转染系统培养 HBV。

5.抵抗力　HBV 对理化因素的抵抗力较强,对低温、干燥、紫外线、乙醇等均有耐受性。－20℃可保存 20 年,可在体外存活 7 天。高压蒸汽灭菌(121℃ 20 分钟)、100℃加热 10 分钟、0.5%过氧乙酸、5%次氯酸钠、3%漂白粉液、0.2%新洁尔灭、环氧乙烷等均可使 HBV 失活。

二、致病性与免疫性

1. 传染源　患者或无症状 HBsAg 携带者为乙型肝炎的主要传染源。HBV 潜伏期较长(45～250天),处于潜伏期、急性期、慢性活动期的患者血液及体液(如唾液、乳汁、羊水、精液和阴道分泌物等)均具有传染性。无症状 HBsAg 携带者不易被察觉,是更为危险的传染源。

2. 传播途径

(1)血液、血制品传播:HBV 大量存在于血液中,人对 HBV 极其易感,故只需极少量污染血液就能导致感染。因此输血及血制品、消毒不彻底的医疗手术器械(如牙科手术用具、内镜、妇产科器械)等可造成医源性传播,共用剃须刀或牙刷等致皮肤黏膜的微小创伤也可造成传播。

(2)密切接触及性传播:HBV 可存在于感染者唾液、乳汁、精液和阴道分泌物中,因此通过与乙肝患者或 HBV 携带者性接触或日常生活密切接触也可被感染。

(3)垂直传播:常发生于胎儿期和围产期。感染 HBV 的母亲可经胎盘、羊水、分娩时经产道感染胎儿。及时采用免疫手段可有效预防和阻断感染。

3. 致病机制　HBV 感染的临床表现多样,可表现为无症状 HBV 携带者、急性肝炎、慢性肝炎、重症肝炎等。

HBV 的致病机制迄今为止尚未完全明了。一般认为,病毒与宿主细胞之间的相互作用及免疫病理反应是肝细胞损伤的主要原因。HBV 在肝细胞内增殖过程中,肝细胞表面表达病毒 HBsAg、HBcAg 或 HBeAg,病毒抗原致敏的 T 细胞对病毒感染细胞(靶细胞)直接杀伤,终止病毒增殖的同时对肝细胞造成损伤。细胞免疫应答的强弱与病情的轻重及转归有密切关系:当病毒感染波及的肝细胞数量不多、免疫应答处于正常范围时,特异性 T 细胞可摧毁病毒感染的细胞,释放至细胞外的病毒可被抗体中和而清除,临床表现为急性肝炎。如果受染的肝细胞数目多,机体的细胞免疫超过正常范围,会导致大量的受染肝细胞坏死,表现为重症肝炎。当机体免疫功能低下或由于病毒变异而发生免疫逃逸时,病毒在感染细胞内复制,受到 CTL 的部分杀伤,病毒不断释放,但又无有效抗体中和,从而造成病毒持续存在并继续感染其他正常肝细胞,造成慢性肝炎。慢性肝炎导致的肝病变又可促进成纤维细胞增生,引起肝硬化。当机体对 HBV 的免疫力完全缺乏,呈免疫耐受时,机体不能有效地清除病毒,也不会伴随免疫损伤,表现为无症状 HBV 携带者。

另外,体液免疫发挥抗感染作用的同时会出现 Ⅱ 型或 Ⅲ 型超敏反应,加剧肝脏受损或引起肝外损伤。HBV 的 HBsAg、HBcAg 或 HBeAg 与相应抗体形成免疫复合物,易沉积于肝内血管,阻塞毛细血管,造成暴发性肝衰竭,或沉积于肾小球基底膜、关节滑膜上,引起肾小球肾炎、关节炎等。

目前已有大量证据表明,HBV 感染与原发性肝癌密切相关。

4. 免疫性　感染恢复后可获得免疫力,起保护作用的主要有抗-HBs、抗-PreS1 和抗-PreS2,抗-HBe 也有一定的保护作用。细胞内病毒主要依靠细胞免疫清除,但 HBV 所诱发的免疫应答一方面发挥免疫保护作用,另一方面可导致免疫损伤。

三、微生物学检查

诊断 HBV 感染常用的检查方法是检测患者血清中的 HBsAg、抗-HBS、HBeAg、抗-HBe 及抗-HBc(也称"乙肝两对半"或"乙肝五项"),必要时也可检测 Pre S1 及 Pre S2 的抗原及抗体。常用方法有放射免疫分析、ELISA 法。HBV 的抗原及其抗体在感染者机体内消长情况与临床表现相关,因此,综合分析上述血清学标志有助于临床诊断(表21-1)。

1. HBsAg 和抗-HBs　HBSAg 是机体感染 HBV 的特异性标志。HBsAg 阳性见于急、慢性乙型肝炎或无症状携带者。HBsAg 在急性肝炎恢复后 1～4 个月内消失,若持续 6 个月以上则认为转化为慢性肝炎。长期 HBsAg 阳性而肝功能正常且无临床症状者为 HBV 携带者。抗-HBs 阳性表示机体已获得对 HBV 的免疫力,常见于乙型肝炎恢复期、HBV 既往感染或接种乙肝疫苗后。HBsAg 是筛选献血人员的检测指标,HBsAg 阳性者不能献血。

表 21 - 1　HBV 抗原、抗体检测结果的临床分析

HBsAg	抗 - HBs	HBeAg	抗 - HBe	抗 - HBc IgM	抗 - HBc IgG	结果分析
+	−	−	−	−	−	HBV 感染或无症状携带者
+	−	+	−	+	−	急性或慢性乙型肝炎,传染性强 (俗称"大三阳")
+	−	−	+	−	+	急性感染趋向恢复(俗称"小三阳")
+	−	+	−	+	+	急性或慢性乙型肝炎,或无症状携带者
−	−	−	−	−	+	既往感染过 HBV
−	+	−	−	−	+	既往感染或接种过疫苗
−	+	−	+	−	+	乙肝恢复期

2. HBeAg 和抗 - HBe　HBeAg 与 HBV DNA 多聚酶的消长基本一致。HBeAg 阳性是 HBV 在体内复制并具有强传染性的标志。急性乙型肝炎患者 HBeAg 可短暂阳性,如长期阳性则提示可能慢性化或预后不良;若 HBeAg 转为阴性,提示病毒复制停止。抗 - HBe 随着 HBeAg 的消失而出现,标志机体已获得一定免疫力,HBV 复制能力减弱,传染性降低,多见于急性肝炎的恢复期。一般认为,一旦由 HBeAg(+)转为抗 - HBe(+),表明患者已无传染性。

3. 抗 - HBc　包括抗 - HBc IgM 和抗 - HBc IgG,为非保护性抗体。抗 - HBc IgM 是 HBV 感染早期诊断的重要指标,阳性提示病毒处于复制状态,具有强传染性,抗 - HBc IgM 的下降速度与病情有关,下降快则表示预后良好,若一年内不能降至正常水平或高低反复,提示可能已经转为慢性乙型肝炎。抗 - HBc IgG 出现晚,在血液中存在时间较长,是感染过 HBV 的标志,该抗体滴度较高提示急性感染,滴度较低则提示既往感染。

HBV 抗原、抗体检查可用于乙型肝炎的诊断、判断传染性、判断预后、筛选献血人员及流行病学调查等。此外,血清 HBV DNA 检测由于方法敏感、特异,能测出极微量的病毒核酸,故已被广泛用于乙型肝炎的临床诊断及药物效果评价。

四、防治原则

乙型肝炎的预防主要采取切断传播途径为主的一般性预防和注射疫苗为主的特异性预防措施。

1. 一般预防　严格筛选献血人员,严格血制品检查和医疗器械消毒,对患者的分泌物、排泄物、血液及用过的食具、衣物等及时消毒,防止医源性传播。

2. 人工主动免疫　接种乙肝疫苗是最有效的预防方法。我国已将乙肝疫苗接种纳入计划免疫,按 0、1、6 个月方案共接种 3 次,可获得良好的免疫效果。

3. 人工被动免疫　含高效价抗 - HBs 的人乙肝免疫球蛋白(HBIg)可用于紧急预防。意外暴露者在 7 日内注射 HBIg,1 个月后重复注射一次,能有效预防 HBV 感染。HBIg 与乙肝疫苗联合应用,可阻断母婴传播。一般于婴儿出生后 24 小时内及出生后 1 个月,在接种乙肝疫苗的同时注射 HBIg,对新生儿能达到很好的保护效果。

目前尚无治疗乙型肝炎的特效药物,一般采取广谱抗病毒药物、中草药和调节机体免疫功能的药物进行综合治疗。

第三节　丙型肝炎病毒

丙型肝炎病毒(hepatitis C virus,HCV)是丙型肝炎的病原体。丙型肝炎呈全球性分布,主要经血或血制品传播。丙型肝炎易于慢性化,部分患者可进一步发展为肝硬化或肝癌。

一、生物学性状

HCV 是有包膜的球形病毒,直径约 50nm,基因组为单股正链 RNA。编码包膜蛋白 E1 和 E2 的基因具有高度变异性,导致包膜蛋白抗原发生快速变异,不断逃逸机体的免疫监视功能,使病毒长期存在于体内,这是丙型肝炎易发展为慢性感染的原因之一。HCV 体外培养困难,对理化因素抵抗力不强,煮沸 5 分钟、紫外线、甲醛可使之灭活,对乙醚、氯仿等有机溶剂敏感。

二、致病性与免疫性

人类是 HCV 的天然宿主。传染源主要是丙型肝炎患者和 HCV 携带者,传播途径与 HBV 类似,主要有输血或血制品、注射、性接触和母婴传播等途径。大多数患者症状较轻或不出现症状,易发展为慢性化是 HCV 感染的重要特征,约 20% 患者可发展为肝硬化,并导致肝癌。目前认为病毒对肝细胞的直接损害、细胞凋亡以及免疫病理损伤是 HCV 的主要致病机制。HCV 变异引起的免疫逃逸,使丙型肝炎患者恢复后不能产生牢固免疫力。

三、实验室检查

用 ELISA、放射免疫分析等方法检测感染者血清中抗 – HCV IgG 或 IgM。若抗 – HCV IgM 阳性,对 HCV 感染有早期诊断意义。也可采用 RT – PCR 技术检测 HCV RNA。

四、防治原则

目前,预防丙型肝炎的重点是加强对献血人员的管理。我国抗 – HCV 检测是筛选献血人员和血制品的必需步骤,目的是减少 HCV 通过血液和血制品的传播。加强医院内易污染器械的消毒及隔离措施是防止医源性传播的必要措施。目前尚无丙型肝炎疫苗。

第四节　其他肝炎病毒

一、丁型肝炎病毒

丁型肝炎病毒(hepatitis D virus,HDV)是丁型肝炎的病原体。HDV 呈球形,直径为 35～37nm。核心为单股负链 RNA,约含 1700 个核苷酸。HDV 的包膜蛋白来自 HBV 编码的 HBsAg。HDV 为缺陷病毒,不能独立复制,必须与 HBV 或其他嗜肝 DNA 病毒一起侵入肝细胞才能增殖。HDV 感染呈世界性分布,患者是主要传染源,传播方式与 HBV 基本相同。

由于 HDV 是缺陷病毒,而且其衣壳为 HBV 的表面抗原,从而决定了 HDV 只能感染 HBsAg 阳性者。其感染方式有两种:①联合感染,即 HBV 和 HDV 同时感染。②重叠感染,即在感染 HBV 的基础上再感染 HDV。感染 HDV 后可加重 HBV 感染者的病情,重叠感染常演变为重症肝炎或肝硬化,病死率高。故在发现重症肝炎时,应注意检查和防范 HBV 和 HDV 的重叠感染。

HDV 的致病机制主要是病毒对肝细胞的直接损伤,机体的病理性免疫应答对丁型肝炎的发病也有重要作用。机体感染 HDV 两周后可产生特异性抗体,但抗体不能清除病毒。常用 ELISA 或放射免疫分析等方法检测患者血清中的 HDAg 或抗 – HDV,也可用血清斑点杂交法或 PCR 检测 HDV 基因组进行诊断。

　　预防丁型肝炎的重要措施是切断 HDV 的传播途径。因为 HDV 的传播途径与 HBV 相同,所以防治乙型肝炎的措施同样适用于丁型肝炎。接种 HBV 疫苗可预防 HDV 的感染。目前尚无针对 HDV 的疫苗。

二、戊型肝炎病毒

　　戊型肝炎病毒(hepatitis E virus,HEV)是引起戊型肝炎的病原体。HEV 呈球形,无包膜,直径27 ~ 34nm,核酸为单股正链 RNA,核衣壳为二十面体立体对称。HEV 体外培养困难,可感染食蟹猴、黑猩猩、乳猪等多种动物。HEV 对氯仿、高盐等敏感。

　　HEV 的传染源为戊型肝炎患者和隐性感染者。HEV 主要经粪 – 口途径传播,因水源被粪便污染可造成水源性暴发流行,也可经日常生活接触传播。HEV 感染的临床表现与甲型肝炎相似,多为急性感染,表现为急性黄疸型肝炎和急性非黄疸型肝炎,部分可发展为胆汁淤积型肝炎或重症肝炎。多数患者于发病后 6 周即好转并痊愈,不发展为慢性肝炎。HEV 主要侵犯青壮年,孕妇感染后病情较重,常发生流产或死胎,病死率高达 10% ~ 20%。戊型肝炎患者病后有一定免疫力,但不持久。

　　用 ELISA 法检测血清中的抗 – HEV IgM,阳性可作为 HEV 早期感染的标志,或采用 RT – PCR 检测粪便或胆汁中的 HEV RNA,还可通过免疫电镜直接检查粪便中的 HEV 颗粒。

　　预防措施与甲型肝炎相同,主要是保护水源,加强粪便管理,防止粪便污染水源;注意个人卫生、环境卫生和饮食卫生等。无特异性疫苗和特效抗病毒药物可供防治。

三、肝炎相关病毒

　　目前除甲、乙、丙、丁、戊型肝炎外,仍然有相当比例其他原因所致的急、慢性输血后肝炎,散发性、急性重型肝炎,病原包括己型肝炎病毒、庚型肝炎病毒、TT 型肝炎病毒。

 知识链接

肝炎相关病毒

　　90% 以上的输血后肝炎由 HCV 引起,还有部分输血后肝炎是由己型肝炎病毒(hepaitis F virus,HFV)引起。接受输血或血制品者、血液病患者以及经常接触血液的医务人员,是 HFV 感染的高危人群。己型肝炎潜伏期较丙型肝炎略长。HFV 造成亚临床感染,病情及慢性化程度低于丙型肝炎。庚型肝炎病毒(hepatitis G virus,HGV)为单股正链 RNA 病毒,属黄病毒科。HGV 主要经输血和静脉注射血制品等非肠道途径传播,也存在母婴传播和医源性传播。常与 HBV 或 HCV 合并感染。致病机制还需进一步研究。HGV 的微生物学检查包括检测患者体内抗 – HGV 和病毒 RNA。加强血制品管理是主要的预防措施,干扰素治疗有一定的效果,但停药后病毒可重新出现。

　　TT 型肝炎病毒(TTV)是 1997 年从一例日本输血后非甲 ~ 庚型肝炎患者血清中分离出的一种新的 DNA 病毒,根据该患者名字缩写(T.T)而得名。TTV 呈球形,直径 30 ~ 50nm,无包膜,核酸为单股负链环状 DNA。TTV 主要通过输血或血制品传播,其致病机制尚不明确。

 本章小结

　　肝炎病毒是引起病毒性肝炎的病原体,主要包括甲、乙、丙、丁、戊型肝炎病毒。这些病毒分别属于不同的病毒科,其生物学特性、传播途径等有着明显差异。甲型、戊型肝炎病毒由消化道传播,可引起急性肝炎。乙型、丙型肝

笔记

炎病毒由输血及血制品、性接触或垂直传播等方式进行传播,常导致慢性肝炎,并与肝硬化及肝癌相关。丁型肝炎病毒为缺陷病毒,必须在乙型肝炎病毒辅助下才能复制,传播途径与乙型肝炎病毒相同。肝炎病毒引起的免疫病理反应是导致肝细胞损伤的主要原因。甲型肝炎的预防以加强卫生宣传教育、加强粪便管理、保护水源、加强食品卫生为主要措施。接种甲型、乙型肝炎疫苗是预防甲型肝炎和乙型肝炎最有效的方法。丙、戊、己、庚型肝炎尚无可使用的疫苗。

(李　阳)

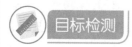 目标检测

参考答案

一、选择题

1. 甲型肝炎病毒的主要传播途径是(　　　)。
　　A. 消化道　　　　　　　　　　B. 血液　　　　　　　　　　C. 呼吸道
　　D. 吸血昆虫　　　　　　　　　E. 性接触

2. 关于甲型肝炎病毒的描述,错误的是(　　　)。
　　A. 呈球形　　　　　　　　　　B. 核酸为正单链 RNA　　　C. 衣壳呈二十面体立体对称
　　D. 无包膜　　　　　　　　　　E. 有 2 个血清型

3. 可高度传染乙型肝炎的血液中含有(　　　)。
　　A. HBsAg、HBcAg、HBeAg　　B. HBsAg、抗 – HBe、抗 – HBc　　C. HBsAg、抗 – HBs、HBeAg
　　D. 抗 – HBe、抗 – HBs、抗 – HBc　　E. HBsAg、抗 – HBc、HBeAg

4. 血清中不易查到的 HBV 抗原是(　　　)。
　　A. HBsAg　　　　　　　　　　B. Pre – S1　　　　　　　　C. Pre – S2
　　D. HBcAg　　　　　　　　　　E. HBeAg

5. 下列具有中和 HBV,防止再感染的血清学指标是(　　　)。
　　A. HBsAg　　　　　　　　　　B. 抗 – HBs　　　　　　　　C. 抗 – HBc
　　D. HBeAg　　　　　　　　　　E. 抗 – HBe

6. 目前最常引起输血后肝炎的是(　　　)。
　　A. HAV　　　　　　　　　　　B. HBV　　　　　　　　　　C. HCV
　　D. HDV　　　　　　　　　　　E. HEV

7. Dane 颗粒是指(　　　)。
　　A. HAV 颗粒　　　　　　　　　B. 完整的 HBV 颗粒　　　　C. HBV 球形颗粒
　　D. HBV 管形颗粒　　　　　　　E. 狂犬病毒包涵体

8. 下列病毒中,属于缺陷病毒的是(　　　)。
　　A. HAV　　　　　　　　　　　B. HBV　　　　　　　　　　C. HCV
　　D. HDV　　　　　　　　　　　E. HEV

9. (　　　)所致的肝炎不转为慢性。
　　A. HAV、HEV　　　　　　　　B. HBV、HDV　　　　　　　C. HBV、HCV
　　D. HBV、HEV　　　　　　　　E. HCV、HEV

10. 下列说法中,不属于戊型肝炎特点的是(　　　)。
　　A. 通常不引起慢性肝炎　　　　B. 发生在妊娠妇女中,病死率高　　C. 在我国不多见
　　D. 通过粪 – 口途径传播　　　　E. 多发生于成人

二、问答题

1. HBV 抗原抗体系统检测的项目、临床意义及其用途有哪些?

2. 简述肝炎病毒的种类及其传播途径。

第二十二章 逆转录病毒

课件

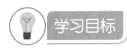

素质目标: 具备严谨认真的工作态度,具有关爱生命、救死扶伤的职业素养。
知识目标: 掌握 HIV 的致病性及防治原则。熟悉 HIV 的传播途径。了解人类嗜 T 细胞病毒。
能力目标: 能够运用所学的病毒学知识,制订预防 HIV 感染的方案。

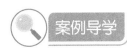

患者,女,34 岁,1 年前因车祸骨折,救治时输血 500mL,最近半年容易疲倦,伴持续腹泻,体重明显减轻,持续淋巴结肿大,有盗汗和多汗,近 1 周出现全身肌痛、低热,体温 37.4 ~ 37.7℃,关节痛,口腔白斑,皮肤有散在疱疹,未进行任何治疗。血常规检查:白细胞计数 5×10^9/L,嗜中性粒细胞 65%,淋巴细胞 25%,CD4$^+$T 细胞 250 个/立方毫米,肺部 X 线片检查可见间质性肺纹理增强,未见明显结核病灶。

请问:

1. 该患者的初步诊断是什么?

2. 最有可能的感染途径是什么?

逆转录病毒是一组含有逆转录酶的 RNA 病毒。对人类致病的主要是人类免疫缺陷病毒和人类嗜 T 细胞病毒。逆转录病毒具有以下共同特性:①病毒呈球形,直径 80 ~ 120nm,有包膜,表面有刺突,与病毒的吸附和穿入有关。②病毒核心含两条相同的单股正链 RNA 和逆转录酶等。③具有 *gag*、*pol* 和 *env* 三个结构基因和多个调节因子。④病毒复制要经过一个逆转录过程,病毒 RNA 先逆转录为双链 DNA,然后整合到细胞染色体 DNA 中,构成前病毒。

第一节 人类免疫缺陷病毒

人类免疫缺陷病毒(human immunodeficiency virus,HIV)是获得性免疫缺陷综合征(acquired immunodeficiency syndrome,AIDS)即艾滋病的病原体。HIV 主要有 HIV - 1 和 HIV - 2 两型,HIV - 1 型在全球流行;HIV - 2 型主要在西非和西欧呈地区性流行。

一、生物学性状

1. **形态与结构** HIV 是球状的包膜病毒,直径为 80 ~ 120nm。包膜含有病毒基因编码的 gp120 和 gp41 两种糖蛋白构成的刺突。gp120 能与靶细胞表面的受体结合,易发生变异,有利于病毒逃避机体免疫清除。gp41 介导病毒包膜与宿主细胞膜融合。包膜内含有圆柱形的核衣壳,由衣壳蛋白、核衣壳蛋白、反转录酶、整合酶、蛋白酶和病毒基因组组成。病毒基因组为两条相同的单股正链 RNA(图 22 - 1)。

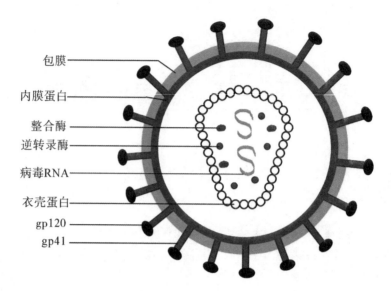

图 22 - 1　HIV 的结构模式图

2.培养特性　HIV 感染的宿主范围和细胞范围狭窄,仅感染表面有 CD4 分子的 T 细胞和单核细胞,常用新分离的正常人 T 细胞或患者自身分离的 T 细胞进行培养,可出现不同程度的细胞病变。制作动物模型可用 HIV 感染恒河猴和黑猩猩,但感染过程与产生的症状与人的 AIDS 不同。

3.抵抗力　HIV 对理化因素的抵抗力较弱。0.1% 漂白粉、0.5% 次氯酸钠、70% 乙醇、50% 乙醚、0.3% 过氧化氢和 2% 戊二醛处理可灭活病毒。56℃ 10 分钟可灭活液体或血清中的 HIV。高压灭菌 121℃ 20 分钟,煮沸 100℃ 20 分钟亦能灭活病毒。在冻干血制品中,加热 68℃ 72 小时才能灭活 HIV。

二、致病性与免疫性

1.传染源和传播方式　AIDS 的传染源是 AIDS 患者和 HIV 无症状携带者,HIV 主要存在于血液、乳汁、唾液、脑脊液、精液、阴道分泌物等体液中,传播方式主要有以下三种。

(1)性传播:AIDS 是重要的性传播疾病之一,异性或同性间的性行为均可传播 HIV,是 HIV 的主要传播途径。

(2)血液传播:通过输血或血制品、器官移植、人工授精、注射和针刺等方式传播,静脉毒品成瘾者是高危人群。

(3)垂直传播:包括经胎盘、产道或经哺乳等方式传播。

2.致病机制　HIV 主要侵犯 CD4⁺T 细胞、单核 - 巨噬细胞及其他免疫细胞,导致机体免疫功能紊乱或缺陷。其中,CD4⁺T 细胞是 HIV 的主要靶细胞。HIV 通过 gp120 与 T 细胞表面的 CD4 分子结合,由 gp41 介导进入细胞,病毒在受染的 CD4⁺T 细胞中大量繁殖引起细胞变性、坏死,CD4⁺T 细胞数量进行性减少并发生功能障碍,导致以 CD4⁺T 细胞缺陷为主的严重免疫缺陷。一部分受染的 CD4⁺T 细胞可以恢复为静止记忆细胞,再次接触 HIV 抗原,记忆细胞被激活并释放子代病毒,这部分细胞称为 HIV 病毒库。单核 - 巨噬细胞能表达少量 CD4 分子,单核 - 巨噬细胞能抵抗 HIV 的溶细胞作用,病毒可在细胞内长期潜伏,并随之迁徙扩散,长期产毒,成为 HIV 的另一重要存储库。淋巴组织在 HIV 感染中起着核心作用,淋巴结的微环境适合 HIV 感染和播散,淋巴结有大量 CD4⁺T 细胞被激活,这些被激活的 T 细胞对 HIV 高度易感,当 HIV 感染发展到晚期,淋巴结的组织结构也被破坏。

3.临床分期　临床上 HIV 的感染过程可分为 4 个时期。

（1）急性感染期：HIV 感染机体并大量复制，引起病毒血症，部分患者可出现类似流感的非特异症状，如发热、头痛、全身不适、关节疼痛、淋巴结肿大等。一般持续 2~3 周后症状自行消退，进入无症状潜伏期。此期血液中可检测到 HIV 抗原（p24），抗体在 HIV 感染 4~8 周之后才能从血液中检出。

（2）无症状潜伏期：此期持续时间长，可达 10 年左右。患者一般无临床症状，或仅有轻微的临床症状，如无痛性淋巴结肿大。血液中能检测出 HIV 抗体，血液中的 HIV 数量降至最低水平，具有传染性。

（3）AIDS 相关综合征（AIDS - related syndrome，ARC）期：HIV 在体内大量复制增殖，造成机体免疫系统进行性损伤，开始出现各种症状，如低热、盗汗、慢性腹泻、全身淋巴结持续肿大等，症状逐渐加重。

（4）艾滋病期：此期患者血液中 CD4$^+$T 细胞明显下降，CD4$^+$T 细胞计数低于 200 个/微升，导致严重免疫缺陷，患者可出现中枢神经系统等多系统损害，有发热、厌食、慢性腹泻、头痛、癫痫、进行性痴呆等表现。同时易合并各种机会感染和恶性肿瘤，如结核分枝杆菌、弓形虫、白假丝酵母菌感染以及卡波西（Kaposi）肉瘤、伯基特（Burkitt）淋巴瘤等。未治疗的患者，通常在临床症状出现后 2 年内死亡。

4.免疫性　HIV 感染可诱导特异性体液免疫和细胞免疫应答的产生。CTL、中和抗体以及 NK 细胞的 ADCC 作用均在抗 HIV 感染中发挥作用。CTL 能限制 HIV 感染，但不能清除潜伏于细胞内的病毒；NK 细胞的 ADCC 作用在 HIV 感染早期发挥作用，随病程的进展，NK 细胞的功能减弱。

由于 HIV 感染能导致机体免疫功能缺陷，HIV 变异株的出现也能使病毒逃避机体的免疫清除，因此病毒能持续在体内复制。

三、实验室检查

1.病毒分离　将标本细胞与经有丝分裂原刺激的外周单核细胞混合培养，分离 HIV 病毒。但所需时间较长，且要求工作条件极为严格，不适合用于临床诊断。

2.病毒抗体检测　可用免疫酶染色、免疫荧光、ELISA 及放射免疫分析等方法检测病毒抗体，常用免疫印记法检测针对 HIV 特异性抗原决定簇的抗体做确证，排除假阳性。用核酸杂交技术、RT - PCR 等方法测定 HIV 核酸，一方面可以用于诊断，另一方面可用于监测病情进展情况及评价药物疗效。

四、防治原则

目前尚无有效的 HIV 疫苗，主要采取综合预防措施，包括广泛开展预防 AIDS 的宣教工作；加强管理艾滋病患者及 HIV 感染者，对高危人群实行监测；杜绝吸毒和性滥交；对血液、血液制品以及捐献器官、精液等严格检测以确保安全；严格医疗器械消毒，防止医源性感染等。

目前临床常选用两种逆转录酶抑制剂与一种蛋白酶抑制剂联合用药，从多个环节抑制病毒复制，增强抗病毒疗效，称为鸡尾酒疗法，是目前控制 AIDS 病程进展较为有效的方法。虽然此法可以延缓病情发展，延长患者的寿命，提高生活质量，但不能根治，且长期服用有一定的毒副作用。

第二节　人类嗜 T 细胞病毒

人类嗜 T 细胞病毒（human T - cell lymphotropic virus，HTLV）是 20 世纪 80 年代初，从人类 T 淋巴细胞白血病患者的外周血淋巴细胞中分离培养出的一种新病毒。该病毒有 HTLV - 1 型和 HTLV - 2

型两种亚型,其中 HTLV-1 是成人 T 淋巴细胞白血病的病原体。

HTLV 为球形包膜病毒,直径约 100nm。衣壳内含 RNA 基因组、逆转录酶等。病毒包膜表面有糖蛋白刺突,糖蛋白 gp46 位于包膜表面,能与靶细胞表面的 CD4 分子结合,gp21 为跨膜糖蛋白。

HTLV-1 型和 HTLV-2 型均为外源性病毒,能引起人类肿瘤,HTLV 的传染源是患者和 HTLV 携带者。HTLV-1 型主要通过输血、注射、性接触等方式水平传播,亦可垂直传播。引起成人 T 细胞白血病。

用免疫学方法检测 HTLV 特异性抗体,是 HTLV 感染实验室诊断的主要方法。

目前对 HTLV 感染尚无特异的防治措施,可采用 IFN-α 和逆转录酶抑制剂等药物治疗。

 知识链接

艾滋病恐惧症

艾滋病恐惧症简称恐艾症,即患者怀疑自己感染了 HIV,或者非常害怕感染 HIV,并且有洁癖等强迫症表现,表现出精神抑郁、情绪变化多端、严重失眠、对周围事物淡漠、体重下降和周身不适等反应。不少患者认为自己的不适就是因为感染了 HIV,反复咨询医生,或者反复做 HIV 抗体检测,对阴性结果又持怀疑态度,总是认为检测不准确或现有试剂检测不出自己体内的病毒等。

艾滋病恐惧症多发生于有过高危行为的人,也可发生于没有高危行为的人,其恐惧完全出自自己的主观想象。艾滋病恐惧症一般分为焦虑型、恐惧型、强迫型和疑病型 4 种类型。

 思政小课堂

被治愈的 AIDS 患者

蒂莫西·雷·布朗是全球首例被彻底治愈的 AIDS 患者,他在 54 岁时由于白血病复发而去世。20 世纪 90 年代,布朗被自己的同性伴侣传染上了 HIV,之后他接受抗逆转录病毒治疗,与 HIV 对抗了 10 年。2006 年医生对布朗进行了放射治疗和干细胞移植手术。移植治疗后,布朗的白血病被治好了,HIV 病毒也从体内消失了。布朗成为世界上第一个被完全治愈的 AIDS 患者。此后,医院又找到 6 名同时患有 AIDS 和白血病的患者,并按照相同步骤,为他们移植了带有变异基因的骨髓。然而都没成功。这几名患者或死于白血病,或死于干细胞移植引起的并发症,HIV 一直留在体内。2012 年 7 月,在美国华盛顿召开的世界艾滋病大会上,布朗宣布建立以其名字命名的基金会,和全世界的研究机构一起探寻 HIV 感染的治愈方法。

布朗被治愈的例子,预示着在某种情况下完全治愈 AIDS 是有可能的。作为医学生,我们应当勇于奋斗,培养科学理想和拼搏精神,为我国医学事业建设添砖加瓦。

 本章小结

HIV 是 AIDS 的病原体,为球形有包膜病毒,核心为两条相同的单股 RNA,含逆转录酶。病毒表面的 gp120 蛋白为 HIV 吸附易感细胞受体的主要部位。病毒在复制过程中可整合于宿主细胞染色体,以前病毒的形式存在。病毒主要侵犯 CD4$^+$T 淋巴细胞和单核-巨噬细胞,引起机体免疫功能的严重缺陷。HIV 的传播途径主要有性传播、血液传播和垂直传播。HIV 感染的临床分期分为急性感染期、无症状潜伏期、AIDS 相关综合征期和免疫缺陷期。其诊断多用 ELISA 等进行抗体的检测。临床治疗主要采用综合疗法。

(张 云)

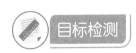

笔记

参考答案

一、选择题

1. HIV 的传播途径是(　　)。

　　A. 粪 – 口途径　　　　　　　　　B. 消化道传播　　　　　　　　C. 蚊虫叮咬

　　D. 血液传播、性传播、母婴传播　　E. 飞沫传播

2. 关于 HIV 的致病机制,以下描述错误的是(　　)。

　　A. HIV 侵犯 CD4$^+$T 细胞,并在其中增殖导致细胞破坏

　　B. HIV 包膜糖蛋白与 CD4$^+$T 细胞表面 CD4 分子结合

　　C. HIV 破坏 CD8$^+$T 细胞,导致细胞免疫功能下降

　　D. HIV 感染后,由于 Th 减少导致 CD4/CD8 比例倒置

　　E. HIV 的 gp120 与机体 MHC – Ⅱ类分子有同源性,可造成自身免疫损伤

3. 成人 T 淋巴细胞白血病的病原体是(　　)。

　　A. HTLV – 1　　　　　　　　　　B. HTLV – 2　　　　　　　　　C. HTLV – 3

　　D. HIV　　　　　　　　　　　　　E. HAV

二、问答题

1. 试述 HIV 的传播方式及预防对策。

2. 做哪些病原学检查可以确诊 HIV?

第二十三章　其他常见病毒

课件

 学习目标

素质目标:具备严谨认真的工作态度,具有关爱生命、救死扶伤的职业素养。
知识目标:掌握狂犬病毒的致病性与防治原则。熟悉流行性乙型脑炎病毒、狂犬病毒的致病性及预防措施。了解其他病毒的生物学特征、致病性与预防措施。
能力目标:能够运用所学的病毒学知识,制订流行性乙型脑炎、狂犬病等的预防方案。

🔍 案例导学

患者,女,40 岁。近 1 周来腰部出现疱疹,沿肋间分布,去年夏季有类似发作史,幼年曾患水痘。
请问:
该患者可能患何种疾病?

第一节　虫媒病毒

一、流行性乙型脑炎病毒

流行性乙型脑炎病毒(epidemic type B encephalitis virus)简称乙脑病毒,是流行性乙型脑炎的病原体。传播媒介为蚊。1935 年,由日本学者首先自死亡患者脑组织中分离出,故又称日本脑炎病毒。

（一）生物学性状

乙脑病毒呈球形,有包膜,直径为 35～50nm,核衣壳二十面体对称。病毒的结构蛋白有衣壳蛋白(C 蛋白)、膜蛋白(M 蛋白)和包膜蛋白(E)。C 蛋白在病毒复制、转录调节、装配及释放过程中起重要作用;M 蛋白参与病毒的成熟过程;E 蛋白能凝集雏鸡、鹅和绵羊红细胞,能刺激机体产生中和抗体和血凝抑制抗体。乙脑病毒抗原性稳定,仅一个血清型。病毒在动物、鸡胚及组织细胞内均能增殖。乙脑病毒能在白纹伊蚊 C6/36 细胞、Vero 细胞等细胞中增殖并出现明显的细胞病变。

乙脑病毒抵抗力弱,对甲醛、氯仿和乙醚等脂溶剂较敏感。不耐热,56℃ 30 分钟可被灭活。

（二）致病性与免疫性

乙脑病毒的主要传染源是带病毒的猪、牛等家畜,以及家禽和鸟类。被蚊虫叮咬感染病毒的动物,不出现明显的临床症状和体征,但可引起病毒血症。人感染病毒后出现短暂的病毒血症,但血中病毒滴度不高,所以患者不是主要的传染源。

乙脑病毒的传播媒介是蚊。受染的蚊可带毒越冬并经卵传代,故蚊不仅是传播媒介,而且还是病毒的长期储存宿主。我国能传播乙脑病毒的蚊有 20 多种,三带喙库蚊是最重要的带毒蚊种。

病毒经带毒蚊叮咬侵入人体后,先在皮肤毛细血管内皮细胞和局部淋巴结等处增殖,释放病毒进入血液,引起第一次病毒血症。病毒随血液播散至肝、脾等网状内皮系统的细胞内继续增殖,并再次释放入血,引起第二次病毒血症。临床表现为发热、寒战、头痛等流感样症状,绝大多数感染者病情不再继续发展。少数免疫力低下患者,病毒可突破血-脑屏障侵犯中枢神经系统,进入神经细胞内增殖,损伤脑实质和脑膜,出现高热、头痛、呕吐、意识障碍等症状,严重者发展为昏迷、脑疝、中枢性呼吸衰竭等,死亡率高。部分患者恢复后可能有后遗症,表现为偏瘫、失语、智力减退等。

乙脑病毒只有一个血清型且抗原性稳定,乙脑病后或隐性感染后机体可获得牢固而持久的免疫力,以体液免疫为主。

(三)实验室检查

常用血凝抑制试验、ELISA 或胶乳凝集试验等检测乙脑病毒中和抗体,恢复期血清效价比急性期血清效价升高 4 倍以上有辅助诊断价值。应用 RT-PCR 技术检测乙脑病毒特异性核酸片段,已广泛用于乙脑的早期快速诊断。

(四)防治原则

乙脑的一般性预防措施主要是防蚊和灭蚊,流行季节前免疫幼猪等动物可控制乙脑的传播。对乙脑的特异性预防措施为接种乙脑疫苗,乙脑疫苗接种已纳入我国计划免疫。

二、森林脑炎病毒

森林脑炎病毒(forest encephalitis)又称俄罗斯春夏脑炎病毒。森林脑炎病毒呈球形,直径 30~40nm,核衣壳二十面体对称,外有包膜,核酸为单股正链 RNA。该病毒嗜神经性较强,引起的森林脑炎是一种侵犯中枢神经系统的急性传染病,属于自然疫源性疾病。

森林脑炎由蜱传播,主要发生在春夏季(5~7 月)。感染者以林区人群、野外工作者等为主,在我国东北和西北的一些林区流行。此外,山羊被带病毒的蜱叮咬之后,2~10 天内可以排病毒于羊奶中,饮用此新鲜羊奶,也可能受到感染。人被病毒感染后,潜伏期为 10~14 天,起病急,患者突然出现高热、头痛、恶心和呕吐,继之出现昏睡、外周型弛缓性麻痹等表现。

病后机体可获得牢固、持久的免疫力。森林脑炎的预防应以灭蜱及防蜱叮咬为重点,尤其是林区工作者应当采取必要的防护措施。易感人群可进行疫苗接种。对患者早期注射高效价的免疫血清可缓解症状。

三、登革病毒

登革病毒(dengue virus)主要通过蚊虫等昆虫媒介传播,引起登革热及发病率和死亡率很高的登革出血热(dengue hemorrhagic fever,DHF)和登革休克综合征(dengue shock syndrome,DSS)。登革病毒多引起无症状的隐性感染。登革热以全身毛细血管内皮细胞的广泛性肿胀、皮肤轻微出血的病理变化为主,主要表现为发热,肌肉痛和骨、关节酸痛,伴有皮疹或轻微的皮肤出血点,血小板轻度减少。登革出血热患者的病情较重,有明显皮肤和黏膜的出血症状,登革休克综合征患者除上述症状外,还有循环衰竭、血压降低和 DIC 等表现。

病毒颗粒呈球形,病毒核心是由单股正链 RNA 和病毒衣壳蛋白 C 共同组成的二十面体核衣壳结构。其 RNA 具感染性。该病毒对热敏感,56℃ 30 分钟可被灭活。氯仿、丙酮等脂溶剂、脂酶或去氧胆酸钠可通过破坏病毒包膜而灭活登革病毒。乙醇、1% 碘酒、2%~3% 过氧化氢等消毒剂亦可灭活登革病毒。登革病毒对胃酸、胆汁和蛋白酶均敏感,对紫外线、γ 射线亦敏感。登革病毒广泛流行于热带和亚热带地区,分布广、发病率高,发病后对患者的危害性较大。

登革病毒感染后产生的同型病毒特异性抗体可以保持终身免疫,但同时获得的对其他血清型的免疫能力(异型免疫)仅持续 6~9 个月。目前尚无安全、有效的登革病毒疫苗。

第二节 疱疹病毒

一、单纯疱疹病毒

单纯疱疹病毒(herpes simplex virus,HSV)是疱疹病毒的典型代表。HSV 在人群中分布广泛,感染后常在神经节中潜伏。HSV 呈球形,有包膜,直径 120~150nm,核酸为双股线状 DNA。HSV 有 HSV-Ⅰ和 HSV-Ⅱ两个血清型,两者的核苷酸序列有 50% 的同源性,因此,两型病毒既有共同的抗原成分,也有不同的型特异性抗原成分。

HSV 能在多种细胞内增殖,出现明显的细胞病变。HSV 的宿主范围广,患者和携带者均是传染源,主要通过直接密切接触与性接触方式传播。临床表现分为以下几种。

1. 原发感染　HSV-Ⅰ常引起牙龈炎、角膜疱疹或疱疹性脑膜炎等;HSV-Ⅱ则主要引起生殖器疱疹。

2. 潜伏与再发感染　HSV-Ⅰ潜伏于三叉神经节和颈上神经节;HSV-Ⅱ潜伏于骶神经节。当机体受非特异性刺激或免疫功能降低时,潜伏的病毒被激活并沿着神经纤维下行至神经末梢,在其支配的上皮细胞内增殖,引起复发性局部疱疹。

3. 先天性感染　HSV 可通过胎盘感染胎儿,引起胎儿畸形、流产、智力低下等,新生儿可通过产道感染,引起新生儿疱疹。

采集炎症部位标本,经抗生素处理后进行病毒分离培养,依据中和试验进行确诊。

二、水痘-带状疱疹病毒

病毒初次感染机体时引起水痘,病愈后潜伏于体内,被激活后引起带状疱疹,故称为水痘-带状疱疹病毒(varicella-zoster virus,VZV)。

水痘-带状疱疹病毒只有一个血清型,人是水痘-带状疱疹病毒的唯一自然宿主,皮肤是病毒的主要靶细胞。水痘患者呼吸道分泌物、水痘和带状疱疹液中含有大量病毒,主要经飞沫或直接接触传播。病毒侵入机体并大量繁殖形成两次病毒血症,经 2 周潜伏期,患者全身皮肤出现斑丘疹、水痘疹,可发展为脓疱疹。皮疹分布呈向心性,以躯干较多。水痘病情一般较轻,偶然并发病毒性脑炎和肺炎。但免疫缺陷或免疫力极度低下的儿童,易发展为重症水痘。孕妇症状严重,可引起胎儿畸形、流产或死亡。成人首次感染一般症状较重,病死率较高。

带状疱疹仅发生于过去有过水痘病史者,成人和老年人多发。原发感染后,病毒能潜伏于脊髓后根神经节或颅神经的感觉神经节中。当机体免疫力下降或受刺激时,潜伏的病毒被激活,沿感觉神经轴突到达所支配的皮肤细胞内增殖,引起疱疹。由于疱疹沿感觉神经支配的皮肤分布呈带状,故得名带状疱疹。水痘和带状疱疹的临床症状都较典型,一般可不依赖实验室诊断。

1 岁以上的健康易感儿童可接种 VZV 减毒活疫苗进行特异性预防。免疫抑制患者注射 VZV 的特异免疫球蛋白,对预防或减轻 VZV 感染有一定效果。正常儿童患水痘一般可自愈,不需要抗病毒治疗。抗病毒药物主要用于治疗免疫抑制患儿、成人水痘和带状疱疹。常用抗病毒药物有阿昔洛韦和干扰素等。

三、EB 病毒

EB 病毒(Epstein-Barr virus,EBV)是一种有包膜的双链 DNA 病毒。形态结构与其他疱疹病毒类似。尚不能用常规方法培养,一般用人脐血淋巴细胞或用含 EBV 基因组的类淋巴母细胞培养。

EBV在人群中感染非常普遍,我国3岁左右的儿童EBV抗体阳性率达90%以上。传染源是患者和EBV隐性感染者。主要通过唾液传播,也可经性接触传播。所致疾病有以下几种。

1. 传染性单核细胞增多症　是一种急性全身淋巴细胞增生性疾病。在青春期,初次感染大量EBV者,表现为发热、咽炎、颈淋巴结肿大、血单核细胞和异形淋巴细胞增高等。病程可持续数周,预后较好。

2. 伯基特淋巴瘤(Burkitt lymphoma)　是一种分化程度较低的单克隆B淋巴细胞瘤。在伯基特淋巴瘤发生前,患者EBV抗体多为阳性,80%以上的抗体效价高于正常人,故认为EBV与伯基特淋巴瘤密切相关。

3. 鼻咽癌　多发生在40岁以上的中老年人。EBV与鼻咽癌的发生有关的依据是从鼻咽癌患者活组织中找到了EBV的核酸和抗原;鼻咽癌患者血清中EBV相关抗体效价高于正常人,经治疗后抗体效价逐渐下降。

4. 霍奇金病　是一种淋巴瘤。50%的霍奇金病与EBV感染有关。

本病毒分离困难,可用核酸杂交技术检测标本中的EBV DNA,或用免疫荧光技术检查EBV抗原。

目前尚无EBV疫苗以供特异性预防。95%的传染性单核细胞增多症患者可恢复,仅少数发生脾破裂,因此患者应避免剧烈运动。测定EBV抗体可早期诊断鼻咽癌,有利于及早治疗。

四、巨细胞病毒

巨细胞病毒(cytomegalovirus,CMV)具有典型的疱疹病毒形态结构,与HSV相似,直径180～250nm,有包膜。人是CMV的唯一宿主,尚无CMV感染的动物模型。可用人成纤维细胞和淋巴细胞进行体外培养,但复制较慢,复制周期长。特征性细胞病变特点是细胞变圆、肿胀、核变大,形成巨细胞。CMV对脂溶剂敏感,对热、酸、紫外线等多种理化因素敏感。

传染源是患者和隐性感染者,HCMV可长期从唾液、乳汁、精液或宫颈分泌物中排出,通过母婴传播、接触传播、性传播、医源性传播等多种途径传播。儿童和成人原发感染多为隐性感染,感染后机体可长期携带病毒,表现为潜伏感染。少数感染者出现临床症状,表现为巨细胞病毒单核细胞增多症。免疫力低下者可发生严重的CMV感染。先天性感染可致胎儿畸形、流产、死胎等。

细胞学检查可用于辅助诊断,但隐性感染者不能排除CMV感染,也可用ELISA检测CMV的IgM类抗体。目前尚无安全、有效的CMV疫苗。可用高滴度抗CMV免疫球蛋白及抗病毒药物联合应用,治疗严重的CMV感染。

第三节　狂犬病毒

狂犬病毒(rabies virus)又称恐水症,是引起人、犬、猫和野生动物狂犬病的病原体。狂犬病是一种人畜共患的自然疫源性疾病,一旦发病,病死率几乎100%,至今尚无有效的治疗方法,因此预防狂犬病的发生尤为重要。

一、生物学性状

狂犬病毒形态似子弹状,一端钝圆,另一端扁平,平均大小为75nm×180nm。核衣壳螺旋对称,由单负链RNA、多聚蛋白酶、核蛋白和基质蛋白组成。其包膜上有许多糖蛋白刺突,与病毒的感染性和毒力有关。

病毒在易感动物和人的中枢神经细胞(主要是大脑海马回的锥体细胞)中增殖,在细胞质内形成圆形或椭圆形嗜酸性包涵体,称为内基小体,可作为诊断狂犬病的依据。

狂犬病毒抵抗力不强。易被强酸、强碱、乙醇等灭活;肥皂水、去垢剂亦有灭活病毒的作用;100℃

2 分钟或 60℃ 30 分钟可灭活病毒。

二、致病性

狂犬病的传染源主要是患病动物,传播途径主要是被患病动物尤其是犬、猫等咬伤、抓伤。人被咬伤后,病毒通过伤口侵入体内,在肌纤维细胞中增殖,由神经末梢沿神经轴索上行至中枢神经系统,在神经细胞内增殖并引起中枢神经细胞损伤后,又沿传出神经扩散至唾液腺和其他组织。潜伏期一般为 1~3 个月,但也有短至 1 周或长达数年的。其长短取决于被咬伤部位距头部的距离及伤口内感染的病毒量。患者临床表现为低热、头痛、恐惧不安,愈合的伤口及其神经支配区有痒及蚁行感,之后表现为神经兴奋性增高,恐水、怕风,经 3~5 天后,转入麻痹期,最后因昏迷、呼吸循环衰竭而死亡。病死率几乎达 100%。

三、实验室检查

人被犬或其他动物咬伤后,将动物捕捉并进行隔离观察,若 7~10 天后不发病,可认为该动物唾液中无狂犬病毒。若发病,将其处死后取海马回脑组织涂片检测狂犬病毒抗原,同时做组织切片检查内基小体。

对狂犬病患者可取其唾液沉渣涂片、眼睑及面颊皮肤活检,或用免疫荧光抗体法检查病毒抗原,但阳性率不高。应用 RT - PCR 法检测病毒 RNA,敏感性和特异性均高。

四、防治原则

加强家犬管理、注射犬用狂犬病疫苗、捕杀野犬是预防狂犬病的关键。人被动物咬伤后,应采取以下措施。

(1)立即用清水、20% 的肥皂水或 0.1% 的新洁尔灭反复冲洗伤口,再用 3% 碘酒及 70% 酒精涂擦,伤口不宜缝合和包扎。

(2)在 48 小时内使用高效价抗狂犬病毒血清于伤口周围与底部进行浸润注射及肌注,可减少发病。

(3)狂犬病的潜伏期较长,人被咬伤后应及早接种疫苗。我国目前采用的是地鼠肾原代细胞或二倍体细胞制备的人用狂犬病疫苗,接种方法是第 0、3、7、14 和 28 日各肌内注射一剂疫苗。全程免疫后可在 7~10 天获得中和抗体,并保持免疫力 1 年左右。一些有接触狂犬病毒风险的人员,如兽医、动物饲养员和野外工作者等,亦应用疫苗预防感染。

第四节　其他病毒

一、汉坦病毒

汉坦病毒(Hantavirus)在临床上主要引起两种急性传染病,一种是以发热、出血、急性肾功能损害和免疫功能紊乱为主要特征的肾综合征出血热(hemorrhagic fever with renal syndrome,HFRS);另一种是以肺浸润及肺间质水肿,迅速发展为呼吸窘迫、衰竭为特征的汉坦病毒肺综合征(hantavirus pulmonary syndrome,HPS)。我国是 HFRS 疫情最严重的国家之一,其流行范围广,发病人数多,病死率较高。

(一)生物学性状

汉坦病毒呈圆形或多形态性,有包膜,直径约 120nm。核酸类型为单股负链 RNA,分为 L、M、S 三个节段,分别编码 RNA 聚合酶(L)、包膜蛋白(G1、G2)和核衣壳蛋白(NP)。汉坦病毒可在多种培养细胞中增殖,如人肺癌细胞株(A549)、人胚肺细胞株(R66)等,一般不引起可见的细胞病变。易感动物也有多种,主要为鼠类,如黑线姬鼠。

汉坦病毒抵抗力不强,56℃ 30 分钟可被灭活,对紫外线及各种脂溶剂敏感。

（二）致病性与免疫性

HFRS 是一种多宿主性疾病,主要宿主动物和传染源均为啮齿类动物,在我国以黑线姬鼠和褐家鼠为主要传染源。病毒在鼠体内增殖,随唾液、尿、粪便排出而污染环境。人或动物通过呼吸道、消化道或接触病鼠排泄物而感染。

HFRS 典型的临床表现为发热、出血及急性肾功能损伤。发病初期患者出现"三痛"(头痛、眼眶痛、腰痛)和"三红"(面、颈、上胸部潮红),几天后病情加重,表现为多脏器出血及肾衰竭。病死率与病型、病情轻重以及治疗早晚、措施是否得当有很大关系。病后机体可获得持久免疫力,以体液免疫为主。

（三）实验室检查

主要通过分离病毒及血清学检查等实验室检查方法确定病原。

（四）防治原则

灭鼠、防鼠是一般预防的关键,同时要加强环境卫生、饮食卫生的管理,注意个人防护。目前我国采用灭活疫苗对易感人群进行预防接种,对预防 HFRS 有较好的效果。HFRS 早期患者可采取"液体疗法"。利巴韦林具有一定的抗病毒效果。

二、克里米亚 – 刚果出血热病毒

1965 年,我国新疆部分地区曾发生一种以急性发热伴严重出血为特征的急性传染病,当时定名为"新疆出血热",后来从患者血液、尸体内脏和硬蜱中分离出了病毒。经形态学和血清学证实,该病毒与已知的克里米亚 – 刚果出血热病毒(Crimean – Congo hemorrhagic virus)相同。

该病毒的形态结构与汉坦病毒相似,但抗原性、传播方式、致病性不同。牛、羊、马和骆驼等家畜以及子午砂鼠和塔里木兔等动物为病毒的储存宿主,硬蜱既是传播媒介又是储存宿主。病毒以蜱叮咬的方式传播。人被蜱叮咬或通过皮肤伤口而感染后,经 5~7 天的潜伏期发病。患者以高热、剧烈头痛、和肌肉痛等为主要症状;出血现象明显,轻者多为皮肤黏膜的点状出血,重者出现鼻出血、呕血、便血、血尿和低血压休克等,一般无明显肾功能损害。目前,该病毒的致病机制尚不清楚。病后机体可获得持久免疫力。

病毒分离培养、RT – PCR 检测病毒核酸以及血清学反应测定特异性抗体均可辅助诊断。主要预防措施为防止被硬蜱叮咬,以及避免皮肤破损处与患者血液、动物血液或脏器直接接触。

三、人乳头瘤病毒

人乳头瘤病毒(human papillomavirus,HPV)属于乳头瘤病毒科。HPV 为无包膜球形病毒,直径45~55nm,核衣壳呈二十面立体对称。基因组为双股环状 DNA。根据病毒核苷酸序列的不同,现已发现 HPV 有 100 多个型,各型间的 DNA 同源性均小于 50%。目前尚不能体外培养 HPV。

人类是 HPV 唯一的自然宿主,HPV 感染人的皮肤和黏膜上皮细胞。传播方式有直接接触传播、间接接触传播、性接触传播以及经产道传播等。HPV 感染后仅停留于局部皮肤和黏膜处引起上皮增生性病变,不同型的 HPV 侵犯的部位和所致疾病不同,常引起扁平疣、生殖道尖锐湿疣、口腔及喉乳头瘤等良性病变。另外,HPV 与宫颈癌、肛门癌和口腔癌等恶性肿瘤的发生有关。

核酸检测是 HPV 感染的快速诊断方法。局部药物治疗或冷冻、电灼、手术等方法可去除皮肤黏

笔记

膜的寻常疣和尖锐湿疣。HPV 疫苗对子宫颈癌以及生殖器疣有预防效果。

 知识链接

汉坦病毒感染的血清学诊断

病毒感染机体后,患者的细胞免疫功能低下,体液免疫功能亢进,补体水平下降。病后等 1~2 天即可测出 IgM 抗体,第 5~6 天达高峰,可用于早期诊断。IgG 抗体在病后第 3~14 天出现,第 10~14 天达高峰,可持续很长时期。IgG 抗体能中和病毒,在机体恢复中起重要作用。患者病后可获得持久免疫力,再次感染发病者极少。

 本章小结

虫媒病毒主要以昆虫作为传播媒介。在我国主要有流行性乙型脑炎病毒、登革病毒和森林脑炎病毒。流行性乙型脑炎病毒主要通过蚊叮咬传播,引起中枢神经系统感染,患者多发生脑炎,可导致较严重的后遗症。防蚊、灭蚊是预防乙脑的有效措施,接种灭活疫苗能有效降低显性感染率。登革病毒是登革热的病原体,主要由伊蚊传播。登革病毒感染尚无疫苗以供预防。森林脑炎病毒引起森林脑炎,由蜱传播,主要分布在林区,感染者死亡率高。

疱疹病毒为有包膜的 DNA 病毒,广泛分布于动物和人的体内,引起人类感染的疱疹病毒主要为单纯疱疹病毒、水痘–带状疱疹病毒、EB 病毒和巨细胞病毒。EB 病毒初次感染表现为传染性单核细胞增多症。EB 病毒与鼻咽癌、伯基特淋巴瘤关系密切。单纯疱疹病毒分两型:HSV–Ⅰ型引起原发和复发性的皮肤黏膜感染;HSV–Ⅱ型引起生殖器疱疹。疱疹病毒的先天感染可引起流产、早产、死胎和先天畸形。水痘–带状疱疹病毒原发感染引起水痘,复发感染引起带状疱疹。先天性巨细胞病毒感染是造成胎儿畸形的最常见原因之一。

狂犬病毒是一种侵犯中枢神经系统,引起人和动物狂犬病的病原体。病毒存在于病兽唾液中,人被病兽咬伤后,病毒进入体内沿神经播散,在中枢神经细胞内增殖引起神经细胞病变,形成嗜酸性包涵体(内基小体),具有诊断价值。狂犬病的死亡率很高,主要通过伤口处理、注射高价免疫血清和接种狂犬疫苗来进行防治。

(张 云)

 目标检测

参考答案

一、选择题

1. 乙脑的传播媒介是( )。

A. 蚊 　　　　B. 蜱 　　　　C. 白蛉

D. 幼猪 　　　　E. 鼠

2. 下列组合,错误的是( )。

A. HSV–2—生殖器疱疹 　　B. 人乳头瘤病毒—宫颈癌 　　C. 水痘病毒—带状疱疹

D. 巨细胞病毒—鼻咽癌 　　E. EB 病毒—传染性单核细胞增多症

3. 恐水症的病原体是( )。

A. 普氏立克次体 　　B. 狂犬病毒 　　C. 肺炎支原体

D. 白色念珠菌 　　E. 人乳头瘤病毒

二、问答题

如何检查水痘–带状疱疹病毒?

第二十四章　寄生虫学概述

笔记

课件

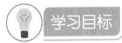

素质目标:具备医学职业素养及敬业精神。

知识目标:掌握寄生虫、宿主、生活史等相关概念及寄生虫对宿主的损害。熟悉寄生虫病流行的环节及防治原则。了解寄生虫感染的免疫。

能力目标:树立寄生虫类传染性疾病的防控意识。

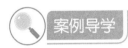

患者,男,22岁,战士,某年7月份,在南方地区参加抗洪抢险后,出现下肢红色小丘疹,有痒感,未及时诊治。2个月后出现腹痛、腹泻,为黏液脓血便,伴发热,食欲不振。查体:一般情况尚可,心肺无异常,肝肋下一横指有轻压痛。实验室检查:嗜酸性粒细胞8%,粪检虫卵阳性,环卵沉淀试验阳性,尾蚴膜实验阳性。诊断为日本血吸虫病。

请问:

该患者为什么会感染血吸虫病?

　　寄生虫引起的疾病是世界各地普遍存在的公共卫生问题,严重危害着人类的健康,影响社会经济的发展。因此,利用新的科学技术知识,解决寄生虫病防治工作中的实际问题,丰富和发展寄生虫学是当前的重要任务。

第一节　寄生虫的基本概念

一、寄生现象

　　自然界中,凡是两种不同生物共同生活的现象称为共生。根据共生中两种生物之间的利害关系,又将共生分为互利共生、偏利共生和寄生。

（一）互利共生

　　两种不同的生物共同生活,双方互相依靠,彼此受益,这种关系称为互利共生(mutualism)。如马胃内有很多纤毛虫,纤毛虫分泌的消化酶帮助马分解植物纤维,不仅使虫体获得营养,也利于马的消化吸收;同时纤毛虫的大量繁殖和死亡也为马提供了蛋白质。

笔记

（二）偏利共生

两种不同的生物共同生活，其中一方受益，另一方既不受益也不受害，这种关系称为偏利共生或共栖（commensalism）。例如，海洋中个体较小的鲫鱼用其背部的吸盘吸附于大型鱼类的体表，随着大型鱼类的游动到处觅食，对大型鱼类既无益也无害，但增加了鲫鱼觅食的机会。

（三）寄生

两种生物共同生活，其中一方从对方获利并生存，而另一方受到损害，这种关系称为寄生（parasitism）。受益者称为寄生物，受害者称宿主。寄生虫、病毒、立克次体、细菌、真菌等已放弃了自生生活方式，而暂时或永久地寄生在人或动植物的体表或体内以获取营养、赖以生存，并对人或动植物造成损害，这类过寄生生活的生物统称为寄生物。

二、寄生虫及其类型

在寄生中，失去自生生活能力，长期或短暂地生活在另一种生物的体内或体表，获得营养并给对方造成损害的低等动物称寄生虫（parasite）。寄生虫包括单细胞的原生生物和多细胞的无脊椎动物。

寄生虫的种类繁多，根据其与宿主的关系，可分为以下几种类型。

1. 专性寄生虫（obligatory parasite） 指生活史中至少有一个时期必须营寄生生活，否则就不能生存的寄生虫。如似蚓蛔线虫虫卵在外界可生存一段时间，但发育到某一阶段后必须进入人体内营寄生生活，才能进一步发育为幼虫。又如丝虫各个阶段必须在相应的人体或蚊体内进行发育，否则就不能完成其生活史。

2. 兼性寄生虫（facultative parasite） 有些寄生虫主要在外界营自生生活，但在某种情况下可侵入宿主过寄生生活。如粪类圆线虫一般在土壤内过自生生活，但也可在人体肠道营寄生生活。

3. 体内寄生虫（endoparasite） 是寄生在人体的组织细胞或腔道中的寄生虫，如寄生在消化道内的钩虫、寄生在红细胞内的疟原虫等。

4. 体外寄生虫（ectoparasite） 是寄生在人体的体表的寄生虫。如虱、蚤、蚊、白蛉等。它们在吸血时与宿主体表接触，吸血后便离开。体外寄生虫也称为暂时性寄生虫。

5. 机会致病寄生虫（opportunistic parasite） 在宿主体内处于隐性感染状态，当机体免疫力低下时，可大量增殖，致病力增强，使宿主出现临床症状，这类寄生虫即机会致病寄生虫，如刚地弓形虫、微小隐孢子虫等。

此外，还有因偶然机会侵入非正常宿主体内而营寄生生活的寄生虫，称为偶然寄生虫。如某些蝇卵或幼虫被误食而进入消化道，或幼虫侵入泌尿生殖道并寄生，引起蝇蛆病。

三、宿主

在寄生过程中，被寄生虫所寄生并受到损害的生物称为宿主（host）。人和动物均可作为宿主。不同种类的寄生虫在发育过程中所需宿主的数目不尽相同。根据寄生虫不同发育阶段所寄生的宿主不同，可将宿主分为以下几种类型。

1. 终宿主（definitive host） 是寄生虫成虫或有性生殖阶段所寄生的宿主，如肺吸虫成虫寄生在人的肺部，人是肺吸虫的终宿主。

2. 中间宿主（intermediate host） 是寄生虫幼虫或无性生殖阶段所寄生的宿主。有些寄生虫需要两个或两个以上的中间宿主，则按顺序称第一中间宿主和第二中间宿主，如华支睾吸虫幼虫先后寄生在豆螺和淡水鱼、虾体内，则豆螺为第一中间宿主，淡水鱼、虾为第二中间宿主。

3. 保虫宿主或储存宿主（reservoir host） 有些寄生虫成虫除了可寄生于人体外，也可感染某些脊椎动物，这些受染的动物称保虫宿主或储存宿主，是寄生虫病的重要传染源。如日本血吸虫成虫除寄生于人体外,还可寄生于牛等其他哺乳动物,牛等其他哺乳动物为日本血吸虫的保虫宿主或储存宿主,是血吸虫病的重要传染源。

4. 转续宿主(paratenic host)　有些寄生虫幼虫侵入非正常宿主体内后不能正常发育,但可长期存活。这种含有滞育状态寄生虫幼虫的非适宜宿主称为转续宿主。幼虫一旦有机会侵入正常宿主体内仍可发育为成虫。如野猪是卫氏并殖吸虫的非适宜宿主,童虫侵入野猪体内不能发育为成虫,幼虫长期处于滞育状态,并在野猪体内移行。若人或犬生食或半生食含有卫氏并殖吸虫幼虫的野猪肉,这些幼虫进入人或犬体内,仍可继续发育为成虫。因此,野猪为该虫的转续宿主。

四、寄生虫的生活史

寄生虫完成一代生长、发育与繁殖的全过程称寄生虫的生活史(life cycle)。按生活史过程是否需要中间宿主分为直接型生活史和间接型生活史。直接型生活史的寄生虫不需要转换宿主,如蛔虫、钩虫;间接型生活史的寄生虫需要转换宿主,如旋毛虫、血吸虫。不同寄生虫的生殖方式也不一样。有些寄生虫的生活史中只有无性繁殖,如阴道毛滴虫和蓝氏贾第鞭毛虫等;而有些寄生虫生活史中只有有性繁殖,如蛔虫、鞭虫和蛲虫等;还有一些寄生虫的生活史中既有有性繁殖也有无性繁殖。寄生虫生活史中有性繁殖和无性繁殖交替的现象称为世代交替,如血吸虫和疟原虫。

寄生虫的生活史中具有感染人体能力的发育阶段称感染阶段(infective stage)。掌握寄生虫的生活史和感染阶段,可针对寄生虫某个发育阶段采取有效的防治措施,以有效预防寄生虫病。

第二节　寄生虫与宿主的相互关系

寄生虫与宿主的相互关系包括寄生虫对宿主的损害及宿主对寄生虫的免疫两方面。

一、寄生虫对宿主的损害

1. 夺取营养　寄生虫在宿主体内生长、发育、繁殖所需的营养均来自宿主,有些肠道寄生虫,不仅可直接摄取宿主的营养,还妨碍宿主对营养物质的吸收,造成宿主的营养不良或发育障碍。如血吸虫和钩虫以宿主的血液为食,蛔虫以宿主消化道内的食物为食。

2. 机械性损伤　寄生虫在宿主体内寄生、移行及窜扰等过程会给宿主造成机械性损伤或破坏。如钩虫依靠钩齿或板齿咬附在肠黏膜上,造成肠黏膜的损伤;细粒棘球绦虫在宿主体内形成的棘球蚴除破坏寄生的器官外还可压迫邻近组织;肺吸虫的童虫在体内移行可引起肺、肝等多个器官损伤。

3. 毒性作用及免疫损伤　寄生虫的排泄物、分泌物、死亡崩解物、虫卵、蠕虫的蜕皮液等均对宿主有毒害作用。同时寄生虫体内和体表的许多成分及线虫的蜕皮液等均具有抗原性,可引起宿主的免疫病理损伤。例如,寄生于淋巴管内的丝虫,其分泌物、代谢产物可引起淋巴管内皮细胞肿胀、增生,管壁及周围组织发生炎症细胞浸润,管壁增厚,最后导致管腔阻塞;日本血吸虫和疟原虫抗原与宿主产生的抗体结合,形成抗原-抗体复合物可引起肾脏损伤;日本血吸虫卵可引起虫卵肉芽肿;棘球蚴破裂可引起过敏性休克等。

二、宿主对寄生虫的免疫

寄生虫一旦侵入宿主,机体必然会产生一系列的防御反应,包括固有性免疫和适应性免疫应答,以杀伤或消灭感染的寄生虫。由于寄生虫自身的特点(如抗原成分复杂、抗原容易变异等),所以宿主针对寄生虫感染产生的免疫力一般不能将寄生虫从宿主体内完全清除,还需通过抗寄生虫药物的作用杀灭寄生虫。

（一）非特异性免疫

抗寄生虫的非特异性免疫作用包括屏障作用、吞噬细胞的吞噬作用、体液中的补体及溶酶体酶的作用。宿主可通过固有性免疫作用抑制、杀伤、消灭寄生虫。

（二）特异性免疫

机体对寄生虫抗原的刺激可产生特异性免疫应答，包括体液免疫应答和细胞免疫应答，这种特异性免疫应答作用在抗寄生虫感染中发挥着重要的作用。由于寄生虫抗原的复杂性，对寄生虫的特异性免疫应答有独特的表现类型。

1. 消除性免疫　指人体感染某种寄生虫后所产生的适应性免疫，既可消除体内寄生虫又能完全抵抗再感染。消除性免疫在抗寄生虫感染中是比较少见的免疫现象。

2. 非消除性免疫　非消除性免疫在抗寄生虫感染中是较常见的免疫类型。寄生虫感染后机体产生的适应性免疫不能完全清除体内寄生虫，但在一定程度上能抵抗再感染，称为非消除性免疫。若体内的活虫在药物的作用下被完全清除，免疫力也随之消失。非消除性免疫是宿主的免疫力与体内寄生虫共存的不完全免疫现象。如疟原虫感染时，当患者临床症状消失后，体内仍有低密度的原虫，机体能保持一定的免疫力，对同种疟原虫再感染具有抵抗力，这种免疫状态称带虫免疫。如血吸虫感染时，机体产生的免疫力对体内成虫无明显杀伤效应，但可杀伤再次侵袭的童虫，这种免疫状态称伴随免疫。

机体针对寄生虫抗原产生的适应性免疫，一方面表现为对再感染的抵抗力，另一方面可使宿主产生超敏反应，引起机体的免疫病理损伤。

寄生虫与宿主相互作用的结果与寄生虫致病力的强弱、侵入机体的数量、部位及宿主免疫力有关。二者相互作用的结果包括带虫状态、清除寄生虫、引起寄生虫病等。体内有寄生虫寄生但无临床症状者称带虫者（carrier）。带虫者是最难以控制、也是流行病学上意义最大的传染源。

第三节　寄生虫病的流行与防治

一、寄生虫病流行的基本环节

寄生虫病的流行必须具备传染病流行的三个基本环节，即传染源、传播途径和易感人群。当这三个环节在某一地区同时存在并相互联系时，就会构成寄生虫病的流行。

1. 传染源　寄生虫病的传染源是指感染了寄生虫的人和动物，包括患者、带虫者和保虫宿主。其中带虫者和保虫宿主是最难以控制的传染源。

2. 传播途径　寄生虫的感染阶段侵入易感机体的过程称传播途径。寄生虫可通过多种传播途径侵入人体。

（1）经口感染：这是最常见的侵入途径。主要通过污染的水源、食物或手感染。我国不少地区用未经无害化处理的人粪作为肥料，粪便中的感染期虫卵污染蔬菜、水果等是常见的传播途径。

（2）经皮肤黏膜感染：寄生虫的感染阶段经皮肤黏膜侵入，如钩虫的丝状蚴可经皮肤侵入人体。

（3）经节肢动物感染：寄生虫的感染阶段随节肢动物叮咬宿主而侵入，如蚊对疟原虫和丝虫的传播，白蛉对黑热病的传播等。

（4）经胎盘感染：母体妊娠时感染某种寄生虫，其感染阶段经胎盘传给胎儿，如弓形虫和疟原虫。

（5）经接触感染：寄生虫的感染阶段由于与宿主的直接接触或间接接触而传播，如疥螨经皮肤接触传播，阴道毛滴虫经性接触传播。

寄生虫还可通过其他的传播途径进入人体，如经输血感染疟原虫、吸入感染肺孢子虫和自体感染猪带绦虫等。

　　3. 易感人群　对某些寄生虫缺乏免疫力或免疫力低下的人群称为易感人群。人体对寄生虫感染的免疫力多属于带虫免疫,未感染的人因缺乏适应性免疫力而成为易感者。具有免疫力的人,当其体内的寄生虫被清除后,其免疫力也随之消失,重新成为易感者。

二、寄生虫病流行的特点

　　寄生虫病的流行具有明显的地方性、季节性和自然疫源性的特点。

　　1. 地方性　寄生虫病的分布和流行有明显的地方性特点,这与自然因素、生物因素、社会因素的关系非常密切。如丝虫病主要流行于我国的长江流域及其以南地区,血吸虫病的流行与钉螺的分布一致,旋毛虫病、华支睾吸虫病等食源性寄生虫病与当地居民的饮食习惯密切相关。

　　2. 季节性　寄生虫病流行的季节性也与自然因素、生物因素、社会因素密切相关。在温、湿度较高、雨量较大的季节流行更为严重,其流行与中间宿主和传播媒介的季节消长一致,同时也与人们的生产和生活活动有关。如血吸虫病和疟疾主要在夏秋季节流行,与人们接触疫水和蚊媒的活动一致。

　　3. 自然疫源性　可在人与脊椎动物之间自然传播的寄生虫病称人畜共患寄生虫病。这类存在于自然界的人畜共患寄生虫病具有明显的自然疫源性,如旋毛虫病。

三、影响寄生虫病流行的因素

　　寄生虫病的流行除了与基本环节有关,还受到自然因素、生物因素和社会因素的影响。

　　1. 自然因素　包括温度、湿度、雨量、光照、地理环境等。这些因素可影响寄生虫在外界环境中的发育,也可影响其中间宿主的发育和分布。某地区流行的寄生虫的种类与这些特定的自然因素有一定关系。如我国南方气候温暖、潮湿、雨量丰富,有利于蚊虫的发育。而北方的冬季寒冷、干燥,全年的雨量明显少于南方,不利于蚊虫的发育,所以以蚊作为传播媒介的疟疾在南方流行严重。

　　2. 生物因素　寄生虫生活史中所涉及的宿主、媒介昆虫或媒介植物等生物因素直接影响着某地区寄生虫流行的种类。如日本血吸虫的中间宿主钉螺在我国的分布不超过北纬33.7°,因此我国北方地区无血吸虫病的流行。

　　3. 社会因素　包括政府对寄生虫病的重视程度、社会的经济和科学文化教育水平、医疗卫生水平以及人们的生产方式、生活习惯等。这些因素在寄生虫病的流行上都有非常重要的影响。

四、寄生虫病的防治原则

　　控制寄生虫病流行的三个基本环节是寄生虫病防治的基本原则。

　　1. 控制传染源　控制传染源是寄生虫病防治中的主要环节。在流行区,普查、普治患者和带虫者是控制传染源的主要措施。对于保虫宿主也要进行有效的诊治和处理。同时要检测疫情,防止传染源输入和扩散。

　　2. 切断传播途径　不同的寄生虫病其传播途径不尽相同,要制订出具有针对性的预防措施,切断其传播途径。如对于经口传播的寄生虫要加强水源和粪便的管理,同时要注意环境和个人卫生;如果是通过媒介节肢动物传播的,要控制和消灭节肢动物。

　　3. 保护易感者　人体对各种寄生虫的感染大多缺乏先天的适应性免疫力,因此对人群采取必要的保护措施是防止寄生虫感染的最直接方法。积极开展预防寄生虫病的宣传教育,建立良好的卫生行为和饮食习惯,提高群众的自我保护意识,必要时可预防性服药或在皮肤上涂抹驱避剂。

笔记

 知识链接

食源性寄生虫病

因生食或半生食含有感染期寄生虫的食物而引起的寄生虫病,称为食源性寄生虫病。如华支睾吸虫病和旋毛虫病等。有研究指出,食源性寄生虫病已成为影响我国食品安全的主要因素之一,有关专家建议,应该从食品安全的源头抓起,要把好"病从口入"关,改变人们生食或半生食淡水鱼和肉类的饮食习惯,注意饮食卫生,减少感染机会。同时要加强对鱼类等食品的卫生检疫工作,以及对群众的宣传教育。

 思政小课堂

丝虫病防治

20世纪50年代,丝虫病曾在我国肆虐,严重危害人民健康。在艰苦的生活和工作条件下,经过老一辈科研工作者和卫生防疫工作者的不懈努力,我国实施了普服乙胺嗪等群体防治及消灭传染源的措施,有效遏制了国内丝虫病的传播与流行,为我国乃至世界人类公共卫生健康作出了巨大贡献并提供了成功经验。

 本章小结

人体寄生虫是靠营寄生生活而生存的低等动物,包括医学蠕虫、医学原虫和医学节肢动物三类。被寄生虫寄生的人或动物称为宿主,分为中间宿主、保虫宿主和终宿主等。寄生虫完成一代生长发育和繁殖的全过程称为寄生虫的生活史,寄生虫生活史过程中具有感染人体能力的发育阶段称为感染阶段。寄生虫通过夺取营养、机械损伤、毒性作用与引起超敏反应而损害宿主;宿主则通过非特异性免疫与特异性免疫对寄生虫产生抑制或清除作用,传染源、传播途径和易感人群是寄生虫病流行的三个基本环节,生物因素、社会因素、自然因素等对寄生虫病的流行也产生重要影响。防治寄生虫病包括控制和消灭传染源、切断传播途径、保护易感者等综合措施。

（文 雪 李 黎）

 目标检测

参考答案

一、选择题

1. 寄生虫的中间宿主是指(　　)。

　A. 寄生虫的成虫或无性生殖阶段寄生的宿主

　B. 寄生虫的幼虫或无性生殖阶段寄生的宿主

　C. 寄生虫的成虫或有性生殖阶段寄生的宿主

　D. 寄生虫的幼虫或有性生殖阶段寄生的宿主

　E. 寄生虫的储蓄宿主

2. 有些寄生虫的成虫除能寄生于人体外,还可寄生于某些脊椎动物体内,这些动物可成为人体寄生虫病传播的来源,故称为(　　)。

　A. 终宿主　　　　　　　　　B. 中间宿主　　　　　　　　　C. 保虫宿主

　D. 转续宿主　　　　　　　　E. 异位寄生

3. 寄生虫的生活史是指(　　)。

　A. 寄生虫的繁殖方式

B. 寄生虫的感染方式、途径

C. 寄生虫生长、发育、繁殖的过程及环境

D. 寄生虫生长繁殖的影响因素

E. 寄生虫的生长的环境

4. 寄生虫感染阶段的定义是（　　）。

A. 寄生虫感染宿主的阶段　　　　B. 寄生虫感染终宿主的阶段　　　　C. 寄生虫感染人体的阶段

D. 寄生虫感染中间宿主的阶段　　E. 寄生虫所有的生活史阶段

5. 寄生虫对宿主的损伤作用不包括（　　）。

A. 非消除性免疫　　　　　　　　B. 夺取营养　　　　　　　　C. 机械性损伤

D. 毒性作用　　　　　　　　　　E. 过敏反应

6. 医学原虫感染的宿主,免疫类型多属于（　　）。

A. 消除性免疫　　　　　　　　　B. 适应性免疫　　　　　　　C. 带虫免疫

D. 伴随免疫　　　　　　　　　　E. 固有免疫

7. 寄生虫病的传染源包括（　　）。

A. 患者、带虫者、保虫宿主　　　　B. 患者和保虫宿主　　　　C. 带虫者和保虫宿主或储存宿主

D. 患者和带虫者　　　　　　　　E. 患者、储存宿主

8. 人畜共患寄生虫病是指（　　）。

A. 节肢动物与人之间传播的寄生虫疾病和感染

B. 家畜与人之间传播的寄生虫疾病和感染

C. 脊椎动物与人之间传播的寄生虫疾病和感染

D. 脊椎动物与无脊椎动物之间传播的寄生虫疾病和感染

E. 脊椎动物与节肢动物之间传播的寄生虫疾病和感染

9. 人体感染寄生虫所产生的免疫主要表现为（　　）。

A. 消除性免疫　　　　　　　　　B. 非消除性免疫　　　　　　C. 带虫免疫

D. 伴随免疫　　　　　　　　　　E. 适应性免疫

10. 目前寄生虫病的实验室诊断主要方法是（　　）。

A. 病原学检查　　　　　　　　　B. 免疫学检查　　　　　　　C. DNA 探针检查

D. PCR 检查　　　　　　　　　　E. 血清学试验

二、问答题

1. 寄生虫对宿主的作用有哪些?

2. 寄生虫感染人体的途径有哪些? 请举例说明。

第二十五章 医学蠕虫

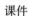

课件

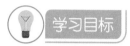

素质目标:具备严谨认真的工作态度和预防为主的意识,具有关爱生命、救死扶伤的职业素养。
知识目标:掌握常见线虫、吸虫、绦虫的致病性、流行特点和防治原则。熟悉常见线虫、吸虫、绦虫的生活史。了解常见线虫、吸虫、绦虫的成虫和虫卵特点。
能力目标:能够运用所学的寄生虫知识,分析寄生虫检验报告单,并能进行健康科普宣教。

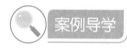

患儿,男,4岁,有夜寐不宁、磨牙、好吮吸手指、肛门瘙痒症状,肛周可见抓痕。家长带其来医院就诊。
请问:
1.该患儿可能感染了哪种寄生虫?
2.简便快捷的确诊方法是什么?

蠕虫(helminth)是一类多细胞无脊椎动物,借身体肌肉伸缩做蠕形运动而得名。寄生于人体的蠕虫称为医学蠕虫,包括扁形动物门、线形动物门和棘头动物门。常见的医学蠕虫有线虫、吸虫、绦虫。根据是否需要中间宿主,可将蠕虫分为两大类。①土源性蠕虫:生活史简单,完成生活史不需要中间宿主,其虫卵在外界适宜环境中发育至感染期后直接感染人,肠道线虫多属此类。②生物源性蠕虫:生活史较复杂,完成生活史需要中间宿主,其幼虫需在中间宿主体内发育为感染期后才能感染人,所有吸虫、大部分绦虫、组织内线虫多属此类。

第一节 线虫纲

一、概述

线虫(nematode)属线形动物门,线虫纲。线虫的发育过程中有卵、幼虫、成虫3个阶段。寄生于人体肠道的线虫主要有钩虫、蛔虫、蛲虫、鞭虫,均属土源性蠕虫。寄生于组织内的线虫有丝虫、旋毛虫等,属生物源性蠕虫。

二、似蚓蛔线虫

似蚓蛔线虫(*Ascaris lumbricoides*)简称蛔虫,是人体最常见的寄生虫之一,成虫寄生于人体小肠,可引起蛔虫病(ascariasis)。幼虫在人体内移行过程中也可对肺等器官造成损害。

(一)形态

1.成虫　虫体为圆柱形,似蚯蚓。两端尖细,体表光滑有细环纹。活时为粉红色或微黄色。头端有"品"字形排列的 3 个唇瓣,唇间为口腔,直通肠道。雌虫长 20～35cm,尾端尖直。雄虫长 15cm～31cm,尾端向腹面卷曲,有可伸缩的交合刺 1 对。

2.虫卵　分受精卵与未受精卵。受精卵呈圆形,大小为(45～75)μm×(35～50)μm,卵壳表面有凹凸不平的蛋白质膜,常被胆汁染成棕黄色。卵壳厚而无色透明,壳内有一个大而圆的卵细胞,卵细胞与卵壳两端之间有新月形空隙。未受精卵呈长椭圆形,大小为(88～94)μm×(39～44)μm。卵壳与蛋白质膜均较薄,卵内充满大小不等的屈光颗粒。受精卵与未受精卵蛋白质膜均可脱落,使虫卵变为无色,应注意与其他线虫卵鉴别(图 25 - 1)。

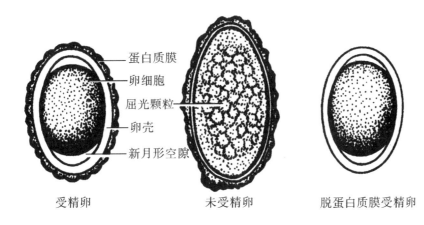

受精卵　　　　　　　未受精卵　　　　　脱蛋白质膜受精卵

图 25 - 1　蛔虫卵的形态

(二)生活史

成虫寄生于人体内小肠腔,以肠内容物为食。雌雄虫交配后产卵,每条雌虫每天产卵可多达 24 万个。虫卵随粪便排出体外。受精卵在潮湿、荫蔽、氧气充足和温度适宜(21～30℃)的泥土中,约经 2 周,卵内细胞发育为幼虫。再经 1 周,幼虫在卵内蜕皮 1 次,发育成感染性虫卵。

人误食感染性虫卵,幼虫在小肠中从卵内逸出,钻入肠壁小静脉或淋巴管,经门静脉到肝、随血流经右心到肺,穿过肺毛细血管入肺泡,在肺内再经两次蜕皮,然后沿支气管、气管逆行到咽,被吞咽入食道,经胃到小肠。幼虫在小肠腔经第 4 次蜕皮后发育成幼虫。自感染到雌虫产卵需 60～75 天,成虫寿命一般在 1 年左右(图 25 -2)。

(三)致病性

1.幼虫的致病作用　幼虫在人体内移行,由于其机械性损伤和代谢产物的毒性作用,可致肺部出血、水肿和全身过敏反应。患者可出现咳嗽、痰中带血、发热等症状,患者血中嗜酸性粒细胞常增多。

2.成虫的致病作用　成虫为主要致病阶段,因机械性损伤、摄取营养和毒性作用而引起患者腹痛、腹泻、消化不良等胃肠道反应,还可引起荨麻疹、皮肤瘙痒等超敏反应症状,儿童重度感染者常发育不良。蛔虫的特殊生活习性可致严重并发症,如其钻孔的习性可引起胆道蛔虫病、胰腺炎、阑尾炎等;扭曲成团可引起肠梗阻、肠坏死,甚至肠穿孔,继而导致腹膜炎。这些并发症是蛔虫对人体最严重的危害。

(四)寄生虫学检查

在粪便中检出成虫或虫卵是确诊蛔虫病及蛔虫感染的主要方法。查虫卵可用直接涂片法、改良加藤法,亦可采用饱和盐水漂浮法。

(五)流行

蛔虫分布很广,全国各地均有流行,其感染率高,通常儿童高于成人,农村高于城市。

笔记

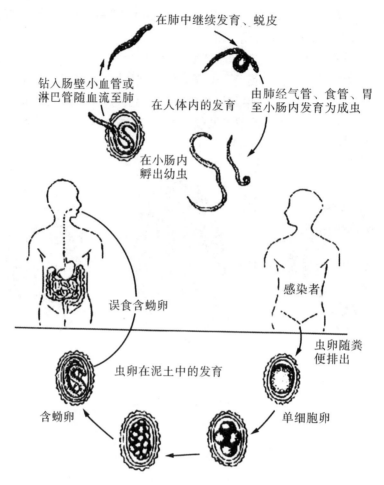

图 25-2 蛔虫的生活史

蛔虫病广泛流行的因素主要有蛔虫产卵量大,每条雌虫每天产卵可达 24 万个;虫卵在外界的抵抗力强,在土壤中可存活数月至数年,一般消毒剂不易杀死虫卵;经口感染的机会很大,用新鲜人粪作肥料或随地大便是虫卵污染土壤的主要方式,鸡、犬、蝇的活动也促进了虫卵的播散。人手接触污染土壤后,感染性虫卵被吞入,或吞食被感染性虫卵污染的食品、饮水等而感染。

(六)防治原则

1. 治疗患者和带虫者　可选用左旋咪唑、阿苯达唑或甲苯达唑等驱虫药物。

2. 加强粪便管理　无害化处理粪便、消灭苍蝇等防止虫卵播散。

3. 加强卫生宣传教育　培养良好的卫生习惯,做到饭前便后洗手。

三、蠕形住肠线虫

蠕形住肠线虫(*Enterobius vermicularis*)又称蛲虫。成虫寄生于人体回盲部,引起蛲虫病(enterobiasis)。儿童及成人均可患病,尤以儿童更为多见。

(一)形态

1. 成虫　细小如短线头状,前端角皮膨大形成头翼,咽管末端膨大呈球状,称咽管球。雄虫大小为 $(2 \sim 5) \, \mathrm{mm} \times (0.1 \sim 0.2) \, \mathrm{mm}$,尾端向腹面卷曲,有 1 根交合刺。雌虫大小为 $(8 \sim 13) \, \mathrm{mm} \times (0.3 \sim 0.5) \, \mathrm{mm}$,虫体中部粗大,尾端直而尖细。

2. 虫卵　无色透明,大小为 $(50 \sim 60) \, \mu\mathrm{m} \times (20 \sim 30) \, \mu\mathrm{m}$,一侧稍凸,一侧较平,形似柿核状。虫卵

自虫体排出时,卵内胚胎已发育至蝌蚪期,感染期虫卵内有一条盘曲的幼虫(图25-3)。

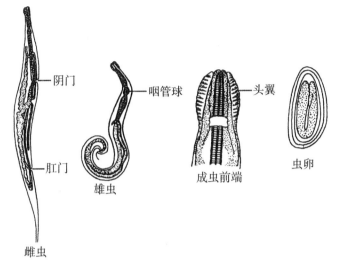

阴门
肛门
雌虫
咽管球
雄虫
头翼
成虫前端
虫卵

图25-3　蛲虫成虫、虫卵的形态

(二)生活史

成虫主要寄生于回盲部,以肠内容物、组织或血液为食。雌雄交配后,雄虫死亡,雌虫于晚间人入睡后移行到肛门外产卵。虫卵黏附于肛周皱襞上,卵胚很快发育,约经6小时发育成感染性虫卵。雌虫的产卵、活动引起肛周皮肤发痒,当患儿用手搔抓时虫卵污染手指,再经口食入而形成自身感染,感染期虫卵也可散落在衣裤、被褥、玩具或食物上,经吞食或随空气吸入等方式使人受染。卵内幼虫在十二指肠孵出,逐渐移行至回盲部发育为成虫。自误食感染性虫卵到成虫产卵需2~6周。雌虫在人体内存活一般不超过2个月(图25-4)。

(三)致病性

肛门及会阴部瘙痒是蛲虫病的主要临床表现,常伴有烦躁不安、夜惊、失眠、食欲减退等症状。虫体附着局部肠黏膜的轻度损伤,可导致消化功能紊乱或慢性炎症,一般没有明显症状。异位寄生可导致严重后果,较为常见的是雌虫侵入阴道引起的阴道炎、子宫内膜炎和输卵管炎。

(四)寄生虫学检查

检查蛲虫卵,可采用肛门棉签拭子法或透明胶纸法,一般在清晨大便前进行采集。若首次检查阴性,可连续检查2~3天。检查成虫,可在患者入睡后查看肛周有无爬出的成虫。查到虫卵或成虫均可作为蛲虫病的诊断依据。

(五)流行

蛲虫病流行于全世界,国内各地感染也较普遍,一般城市感染率高于农村,儿童感染率高于成人,特别是集体生活的儿童感染率可高达40%以上。患者和带虫者是唯一传染源。感染方式主要是"肛门-手-口"的自身体外重复感染;或虫卵黏附于被褥、玩具、手指上,再经口食入引起感染;虫卵亦可悬浮于空气中,经鼻吸入感染。

(六)防治原则

1.治疗患者　口服药物有甲苯达唑、阿苯达唑等,外用2%白降汞软膏、蛲虫膏或甲紫等均有止痒杀虫作用。

2.加强卫生宣传教育　注意公共卫生、家庭卫生与个人卫生。做到饭前便后洗手,勤剪指甲,定期烫洗被褥和清洁玩具。

笔记

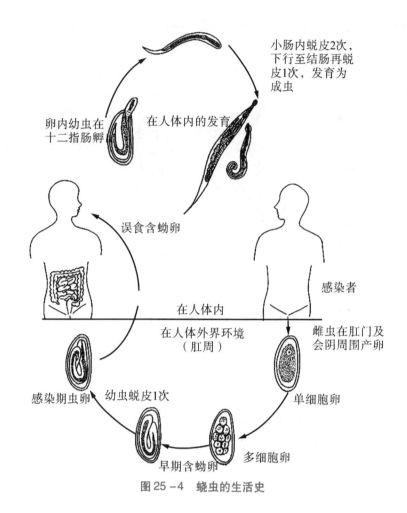

小肠内蜕皮2次,
下行至结肠再蜕
皮1次,发育为
成虫

卵内幼虫在
十二指肠孵

在人体内的发育

误食含蚴卵

感染者

在人体内

在人体外界环境
(肛周)

雌虫在肛门及
会阴周围产卵

感染期虫卵   幼虫蜕皮1次

单细胞卵

早期含蚴卵

多细胞卵

图25-4 蛲虫的生活史

四、毛首鞭形线虫

毛首鞭形线虫(*Trichuris trichiura*)简称鞭虫,是人体常见的寄生虫之一。成虫寄生于人体回盲部,可引起鞭虫病(trichuriasis)。

(一)形态

1. 成虫 外形似马鞭,前部细长,约占体长的3/5,后部的2/5较粗。雄虫长30~45mm,尾端向腹面卷曲。雌虫长35~50mm,尾端钝圆。

2. 虫卵 呈纺锤形,黄褐色,大小为(50~54)μm×(22~23)μm。卵壳较厚,两端各具一透明栓,壳内有1个卵细胞(图25-5)。

(二)生活史

成虫寄生于人体回盲部,雌雄虫交配后产卵,虫卵随大便排出体外,在适宜的温度和湿度下,经3~5周发育成感染性虫卵。人因误食被感染性虫卵污染的食物或饮水而感染。虫卵在小肠内孵出幼虫,下行至盲肠发育为成虫。从感染到成虫产卵需1~3个月,成虫一般可活3~5年。

(三)致病性

成虫用纤细的头端钻入肠黏膜,以血液和组织液为食,引起局部慢性炎症。一般轻度感染者大多无明显症状,只有在进行常规粪检时才能发现鞭虫卵,严重感染者可出现腹痛、腹泻、贫血等症状。

(四)寄生虫学检查

采用粪便直接涂片法,为提高检出率可用自然沉淀法或饱和盐水漂浮法。

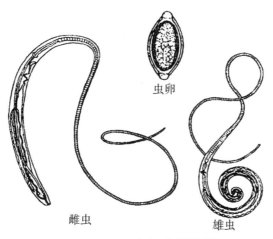

虫卵

雌虫　　　　雄虫

图 25 -5　鞭虫成虫、虫卵的形态

（五）流行与防治原则

鞭虫的流行和防治原则与蛔虫基本相同。

五、十二指肠钩口线虫和美洲板口线虫

寄生在人体的钩虫主要有十二指肠钩口线虫（*Ancylostoma duodenale*）与美洲板口线虫（*Necator americanus*），分别简称十二指肠钩虫和美洲钩虫，引起钩虫病（hookworm disease）。钩虫病为我国五大寄生虫病之一。

（一）形态

1. 成虫　　长约 1cm，半透明，肉红色、死后为灰白色。头端有口囊，口囊腹面有钩齿或板齿（图 25 -6）。雄虫尾端膨大成伞状，称为交合伞，伞内有辐肋，依部位不同分为腹辐肋、侧辐肋、背辐肋。雌虫较雄虫略粗大，尾端为圆锥状。

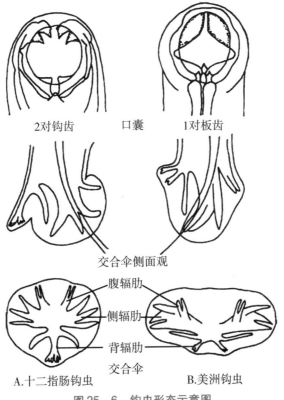

2对钩齿　　口囊　　1对板齿

交合伞侧面观

腹辐肋
侧辐肋
背辐肋
交合伞

A.十二指肠钩虫　　　　B.美洲钩虫

图 25 -6　钩虫形态示意图

2. 虫卵 两种钩虫卵不易区别,均呈卵圆形,大小为(56~76)μm×(35~40)μm。卵壳薄而无色透明,卵内一般含4~8个胚细胞,卵壳与细胞之间有明显的空隙。腹泻患者卵壳内可只含2个胚细胞,若大便放置过久或便秘者,卵内细胞可发育至多细胞期。

(二)生活史

两种钩虫的生活史基本相同。成虫寄生于人体小肠上段,用钩齿或板齿咬附于肠黏膜上,以血液为食。雌雄交配后产卵,虫卵随粪便排出体外,在潮湿、温暖、荫蔽和富含有机物的土壤中24小时内孵出第一期杆状蚴。此期幼虫以细菌及有机物为食,经蜕皮1次,在48小时内发育为第二期杆状蚴,5~6天后再蜕皮发育为具有感染性的丝状蚴。丝状蚴活跃于土壤表层,可借覆盖于虫体表面水膜的张力作用爬向植物茎、叶。丝状蚴具明显的向温性,当其与人体皮肤接触并受到体温刺激时,活动能力增强,钻入皮肤,进入小血管或淋巴管,随血流到心、肺,穿过肺微血管入肺泡,沿细支气管、支气管、气管逆行至咽,随吞咽动作进入食道,经胃到小肠,逐渐发育为成虫,亦可因吞食含丝状蚴的生菜经口腔黏膜感染。自丝状蚴钻入皮肤至成虫产卵需5~7周,雌虫产卵数因虫种、虫数、虫龄不同而有异。成虫寿命一般为3年(图25-7)。

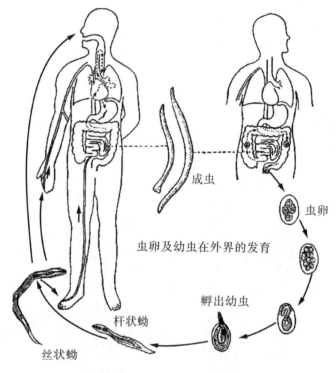

图25-7 钩虫的生活史

(三)致病性

1. 幼虫的致病作用 钩虫丝状蚴钻入皮肤后约1小时即可引起钩蚴性皮炎(俗称粪毒),表现为局部有烧灼、针刺、奇痒感,继而出现充血、水肿而引起小丘疹,1~2天后成为水泡,若继发感染,可发展成为脓疱,最后经结痂、脱皮而自愈。皮疹多见于与泥土接触的足趾、手指间等较薄的皮肤。

幼虫随血流进入肺部,穿破肺微血管进入肺泡时,可引起局部组织的出血和炎症反应。患者出现咳嗽、痰中带血等症状,并有发烧、畏寒等全身反应。一次大量感染或过敏体质患者可因变态反应而出现哮喘及一过性肺炎。

2.成虫的致病作用 钩虫的危害主要在成虫期。成虫咬附在肠黏膜上,可造成散在性出血点及小溃疡,患者表现为消化道功能紊乱,常有上腹不适或疼痛、恶心、食欲不佳、便秘和腹泻等症状。钩虫以钩齿咬附在肠黏膜上吸血,头腺分泌抗凝素,使伤口不易凝血而更有利于其吸血,同时黏膜伤口还不断有血液渗出,而且虫体经常更换咬附部位,造成新的损伤。宿主由于慢性失血而出现缺铁性贫血,表现为皮肤黏膜苍白、眩晕、乏力、劳动力减弱等,严重时有心悸、气短、面部及下肢浮肿和贫血性心脏病表现。

少数钩虫病患者有异嗜症,如喜食生米、生豆、茶叶,甚至泥土、瓦片等。其原因似与铁质损耗有关,给患者服铁剂后,症状可自行消失。儿童可因钩虫寄生而长期营养不良,生长发育受到严重影响。妇女感染可引起停经、流产等。

(四)寄生虫学检查

从粪便中检出钩虫卵或孵化出钩蚴是确诊钩虫病的依据。常用的粪便检查方法有:①直接涂片法,简便易行,但轻度感染者容易漏诊,反复检查可提高阳性率;②饱和盐水浮聚法,钩虫卵比重约为1.06,在饱和盐水(比重为1.20)中容易漂浮,检出率明显高于直接涂片法;③钩蚴培养法,检出率与盐水浮聚法相似,此法可鉴定虫种,但需培养5~6天才能得出结果。饱和盐水浮聚法、钩蚴培养法,亦可进行定量检查。

(五)流行

钩虫病在世界分布极为广泛,我国除新疆、青海、内蒙古等寒冷地区外,其他各省、市、自治区均有钩虫病流行,尤以淮河及黄河一线以南的广大地区甚为严重。本病多为混合感染,北方一般以十二指肠钩虫为主,南方以美洲钩虫为主。

钩虫病患者和带虫者是钩虫病的唯一传染源。钩虫病的流行与是否有适宜虫卵和幼虫发育、存活的自然条件,粪便污染土壤的程度,人们接触疫土的机会和身体的抵抗力等有密切关系。因此,农村的钩虫感染率远较城市为高。

(六)防治原则

1.普查普治患者 常用甲苯达唑、阿苯达唑或噻苯达唑。治疗钩蚴性皮炎可用53℃热水浸泡受染部位20~30分钟,外敷噻苯达唑软膏。

2.加强粪便管理 使用无害化粪便作肥料。

3.加强个人防护 提倡穿胶鞋下地,使用机械耕作代替手工劳动,皮肤涂防护剂等。

六、班氏吴策线虫与马来布鲁线虫

寄生人体的丝虫有8种,我国仅有班氏吴策线虫(*Wuchereria bancrofti*)和马来布鲁线虫(*Brugia malayi*),简称班氏丝虫和马来丝虫。成虫寄生在淋巴系统,引起丝虫病(filariasis)。此病是我国五大寄生虫病之一。

(一)形态

1.成虫 两种丝虫的成虫形态相似,乳白色,表面光滑,粗细如丝线,因寄生于淋巴管和淋巴结中而不易见到。

2.微丝蚴 丝虫产出的幼虫称微丝蚴。虫体细长,头端钝圆,尾端尖细,外披鞘膜,内布体核(图25-8)。

笔记

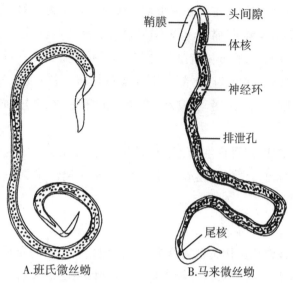

A.班氏微丝蚴　　　　　B.马来微丝蚴

图25-8　班氏微丝蚴与马来微丝蚴

(二)生活史

两种丝虫的生活史基本相似,都要经过幼虫在蚊体内的发育及成虫在人体内的发育(图25-9)。

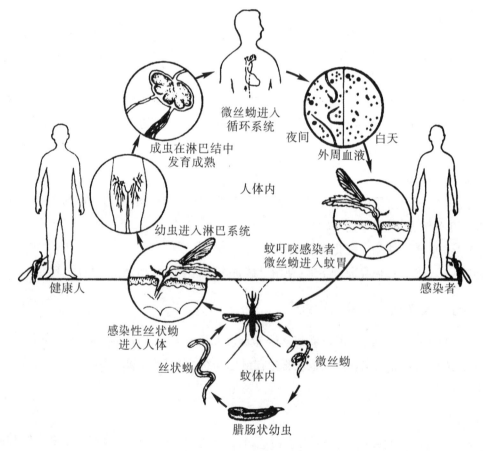

图25-9　丝虫的生活史

1.在蚊体内发育　当蚊叮吸含微丝蚴的患者的血液时,微丝蚴随血液进入蚊胃,脱去鞘膜,穿过胃壁,钻入胸肌,发育成短而粗的腊肠状幼虫,简称腊肠蚴。腊肠蚴继续发育,经两次蜕皮,虫体变细长,具感染性,即感染期幼虫(丝状蚴)。其中大部分移行至蚊喙部。当蚊再叮人吸血时,丝状蚴自蚊下唇逸出,经叮咬的伤口或正常皮肤侵入人体。

2. 在人体内发育　丝状蚴钻入人体的皮下组织后,随即转移到淋巴系统,在淋巴管或淋巴结内发育为成虫,以淋巴液为食,雌雄交配后产出微丝蚴,微丝蚴随淋巴液进入血循环。自感染丝状蚴到发育为成虫需2~3个月,成虫寿命一般为4~10年。人为班氏丝虫唯一的终宿主,马来丝虫除寄生于人体外,还能寄生于长爪沙鼠。

微丝蚴出现于外周血液有一定的规律性,高峰期在夜间。班氏微丝蚴的高峰期为22时到次晨2时,马来微丝蚴为20时至次晨4时,白天则滞留于肺微血管内,微丝蚴的这种昼伏夜出现象称为夜现周期性。微丝蚴夜现周期性的机制尚未完全明了,可能与迷走神经的兴奋与抑制有关。

(三)致病性

1. 急性期过敏和炎症反应　成虫寄生于淋巴管及淋巴结中,由于虫体机械性刺激和代谢产物、分泌物、死亡虫体的崩解产物等毒性作用及超敏反应,引起淋巴结和淋巴管炎。多表现为腹股沟淋巴结红肿、压痛,并可出现一条自上而下蔓延的红线,俗称"流火";局部皮肤可出现弥漫性红肿,表面光亮,有压痛及灼热感,称丹毒样皮炎。此外,患者可出现畏寒、发热等全身症状,称为丝虫热。

2. 慢性期阻塞性病变　急性淋巴管炎、淋巴结炎反复发作及成虫对淋巴管的刺激,死亡成虫与微丝蚴引起的局部丝虫性肉芽肿形成,均可导致淋巴管壁炎症细胞浸润、内皮细胞增生、管腔变窄甚至闭塞,远端淋巴管曲张甚至破裂,淋巴液淤积、渗出,刺激局部结缔组织增生与纤维化,形成非凹陷性水肿等。患者表现为局部皮肤增厚、变粗、变硬,形似象皮,故称为象皮肿。

马来丝虫常寄生于四肢浅表淋巴系统,尤其是下肢,引起象皮肿。班氏丝虫除寄生于四肢浅表淋巴系统引起四肢象皮肿外,尚可寄生于精索、睾丸淋巴系统及腹内深部淋巴系统而致睾丸鞘膜积液、乳糜尿等。

(四)寄生虫学检查

在血液中查出微丝蚴即可诊断。采血时间以22时至次晨2时为宜。常用以下检查方法。

1. 鲜血片法　取外周血加生理盐水置低倍镜下观察微丝蚴活动情况。

2. 厚血片法　取外周血3滴涂片,干后溶血固定,染色镜检。

3. 浓集法　取静脉血2mL,溶血后离心,取沉渣涂片镜检。

此外,亦可取鞘膜积液、乳糜尿等作为检查微丝蚴的标本,经乙醚脱脂后,加水离心沉淀,取沉淀物镜检。

(五)流行

丝虫病流行于热带、亚热带。在我国流行于山东、河南以南的省、市、自治区,除山东、海南及台湾省仅有班氏丝虫病流行外,其余各地同时存在两种丝虫。

丝虫病的传染源是血中带有微丝蚴的患者或带虫者。传播媒介,马来丝虫以按蚊为主,班氏丝虫以库蚊为主。气候和雨量不仅影响蚊子的数量和活动,也影响着蚊体内微丝蚴的发育。因此丝虫病多流行于气候温暖、雨量充沛的地区,感染季节多在5~10月。本病的流行有明显的地方性及季节性。

(六)防治原则

1. 普查普治患者和带虫者　常用药物是枸橼酸乙胺嗪(海群生)。流行区推行全民食用海群生药盐,有良好的防治效果。

笔记

2. 防蚊、灭蚊 是控制和消灭丝虫病的主要措施。

3. 加强人群监测 在流行区积极开展宣传教育,定期对原微丝蚴血症者进行复查,同时结合监测,对漏诊、漏治者进行补查、补治。

七、旋毛形线虫

旋毛形线虫(*Trichinella spiralis*)简称旋毛虫,寄生于多种动物(如猪、犬、猫、鼠等)和人体,引起旋毛虫病(trichinelliasis)。该病是一种危害严重的人畜共患寄生虫病。

(一)形态与生活史

成虫微小,雄虫大小为(1.4~1.6)mm×(0.04~0.05)mm,雌虫大小为(3~4)mm×0.06mm,寄生于多种动物(如猪、犬、鼠、猫等)及人的小肠,主要在十二指肠及空肠上段。雌雄交配后,雌虫钻入肠黏膜内,产出大小约124μm×6μm的幼虫。幼虫侵入局部淋巴管及小静脉,随血流到达全身组织,但只有到达横纹肌的幼虫,才能继续发育为成熟幼虫,并在其周围形成纤维性囊壁,称囊包。囊包与肌纤维平行,对新宿主具有感染力。当人误食含囊包的猪肉等食品后,在消化液作用下,囊包内幼虫逸出,并立即侵入十二指肠及空肠上段肠黏膜,24小时后返回到肠腔,经4次蜕皮发育为成虫(图25-10)。

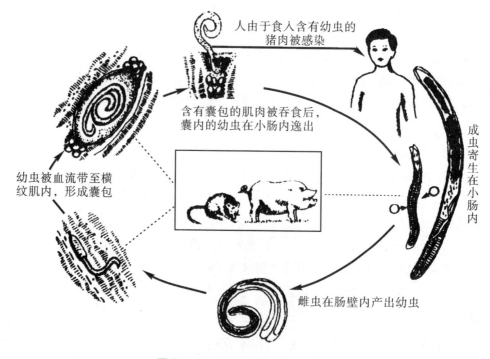

人由于食入含有幼虫的猪肉被感染

含有囊包的肌肉被吞食后,囊内的幼虫在小肠内逸出

幼虫被血流带至横纹肌内,形成囊包

成虫寄生在小肠内

雌虫在肠壁内产出幼虫

图25-10 旋毛虫的形态和生活史

(二)致病性

旋毛虫对人体致病的轻重取决于食入囊包的数量、囊内幼虫的感染力和宿主的免疫力。轻者可无症状,重者4~7周内死亡。虫体对人的致病性可分为以下三期。

1. 虫体侵入期 自囊内幼虫逸出到发育为成虫的时期,此期幼虫及成虫对肠壁组织侵犯,引起十二指肠炎、空肠炎。

2. 幼虫移行和肌肉受累期 幼虫经血流播散于全身,以活动部位的肌肉损伤为主。主要表现为发热、肌肉酸痛与触痛等。

3. 成囊期 幼虫钻入肌细胞形成囊包。这时急性炎症症状消退,但肌痛可持续存在。严重感染者可出现恶病质、心肌炎而导致死亡。

(三)寄生虫学检查

1. 活组织检查 在患者腓肠肌、肱二头肌处取材,压片找旋毛虫囊包。

2. 免疫学检查 用旋毛虫幼虫制成抗原做皮内试验、酶联免疫吸附试验等,以协助诊断旋毛虫病。

(四)流行

旋毛虫病呈世界性分布,我国于 1964 年首次在西藏发现此病,现已有云南等 15 个省、市、自治区发现人旋毛虫病,27 个省、市、自治区发现猪旋毛虫感染。旋毛虫无体外生活阶段,通过动物间相互吞食含囊包的组织器官而传播。人旋毛虫病的流行因素包括:①旋毛虫囊包抵抗力强,熏、烤、腌制常不能杀死幼虫。②部分人群有生食或半生食猪、羊、狗肉的习惯。

(五)防治原则

1. 治疗患者 可选用阿苯达唑、甲苯达唑等。

2. 开展卫生宣传教育 改变不良饮食习惯,避免囊包进入人体。

3. 加强肉制品检疫 杜绝含旋毛虫囊包的动物肉类进入市场。

第二节 吸虫纲

吸虫(trematode)属扁形动物门,吸虫纲。成虫多背腹扁平、两侧对称,呈叶状或舌状,具有口吸盘和腹吸盘。除血吸虫外人体吸虫均为雌雄同体。虫卵多有小盖。生活史较复杂,需淡水螺作为中间宿主,有些尚需第二中间宿主。其生活史包括成虫、卵、毛蚴、胞蚴、雷蚴、尾蚴、囊蚴、童虫等阶段。寄生在人体的吸虫有 30 多种,我国常见的有华支睾吸虫、布氏姜片吸虫、日本裂体吸虫、卫氏并殖吸虫和斯氏狸殖吸虫等。

一、华支睾吸虫

华支睾吸虫(*Clonorchis sinensis*)又称肝吸虫。成虫寄生于人体的肝胆管内,引起华支睾吸虫病(clonorchiasis),又称肝吸虫病。1874 年首次在加尔各答一华侨的胆管内发现该虫。1975 年,在湖北江陵县出土的西汉古尸和战国楚墓古尸中也查见此种虫卵,证明华支睾吸虫病在我国流行至少已有 2100 年的历史。

(一)形态

1. 成虫 虫体扁平狭长,前端较细,后端略钝,形似葵瓜子仁,半透明,大小为(10~25)mm×(3~5)mm。口吸盘略大于腹吸盘,后者位于虫体前端 1/5 处。有两个睾丸,呈分支状,前后排列于虫体后 1/3 处,其前方有卵巢及盘曲的子宫。

2. 虫卵 黄褐色,平均大小为 29μm×17μm,为蠕虫卵中最小者,形状似芝麻。虫卵前端较窄有盖,盖周围卵壳增厚,形成肩峰,另一端有一小的疣状突起。成熟卵内含一毛蚴(图 25-11)。

笔记

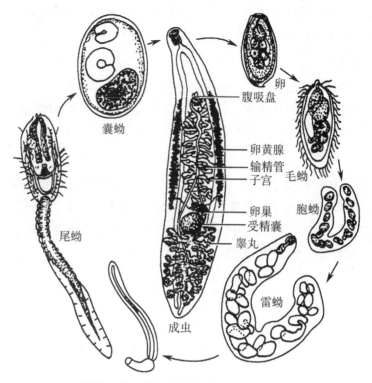

图 25 – 11　华支睾吸虫成虫和虫卵的形态

（二）生活史

　　成虫寄生于人或哺乳动物的肝胆管内，虫卵随胆汁进入肠道，混入粪便中排出体外。虫卵入水后被第一中间宿主豆螺或沼螺吞食，在螺体内孵出毛蚴，经胞蚴、雷蚴增殖发育成许多尾蚴。尾蚴自螺体内逸出进入水中，侵入第二中间宿主淡水鱼、虾体内，形成具有感染能力的囊蚴。人食入含活囊蚴的淡水鱼、虾而感染。囊内蚴虫在十二指肠内脱囊而出，钻入胆道经胆总管进入肝胆管，约经一个月发育为成虫。成虫可存活 20～30 年（图 25 – 12）。

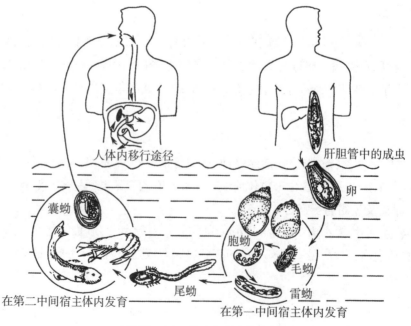

图 25 – 12　华支睾吸虫的生活史

（三）致病性

成虫在肝胆管内寄生,可因机械性损伤及代谢产物的毒性作用,使胆管上皮细胞增生,管腔变窄,加上虫体堵塞胆管,导致胆汁淤滞和胆管扩张。可继发细菌感染而引起胆管炎及胆管肝炎。虫体碎片或虫卵可作为结石核心,形成胆管或胆囊内胆色素结石。慢性感染可致肝硬化。此外肝吸虫感染与胆管上皮癌、肝细胞癌的发生有一定的关系。

人体内寄生虫数量少时,可无明显症状。如果数量多,患者表现为食欲不振、腹痛、腹泻、肝大及肝区隐痛等症状。儿童严重感染可致发育障碍或侏儒症。

（四）寄生虫学检查

1. 病原学诊断　取粪便或十二指肠引流液查虫卵。常用的方法有直接涂片法、改良加藤法、水洗沉淀法。

2. 免疫学诊断　用肝吸虫成虫制成抗原做皮内试验,可作为肝吸虫病的普查筛选和临床辅助诊断方法。

（五）流行

国内24个省、市、自治区有不同程度的流行。流行环节及因素:①传染源为患者、带虫者及猫、犬等储存宿主。②用未处理的粪便喂鱼,水体中同时有第一、二中间宿主存在,加上人们有生食或半生食鱼、虾的习惯造成了华支睾吸虫的传播,还可通过沾有囊蚴的刀、砧板、碗等感染人体。

（六）防治原则

1. 治疗患者和带虫者　以吡喹酮为首选药物。

2. 加强粪便管理　杜绝虫卵污染水源的机会。

3. 加强卫生宣传教育　不生吃或半生吃鱼、虾,注意饮食卫生,切断囊蚴感染机体的途径。

二、布氏姜片吸虫

布氏姜片吸虫(*Fasciolopsis buski*)简称姜片虫。成虫寄生于人体小肠内,引起姜片虫病(fasciolopsiasis)。在我国,1600多年前就有对本虫的记载,在广州出土的两具明代古尸内发现了姜片虫卵。

（一）形态

1. 成虫　虫体扁平、肥厚、长椭圆形。活时呈肉红色,固定后为灰白色。大小为(20～75)mm×(8～20)mm。腹吸盘比口吸盘大4～5倍,两吸盘相距很近。有两个睾丸,呈珊瑚状分支,前后排列于虫体后半部。

2. 虫卵　呈椭圆形,淡黄色,大小为(130～140)μm×(80～85)μm,是常见蠕虫卵中最大者。卵壳薄而均匀,一端有一不明显的卵盖,卵内含一个卵细胞和几十个卵黄细胞(图25－13)。

（二）生活史

姜片虫成虫寄生于人和猪的小肠内。虫卵随粪便排出体外,入水后经3～7周孵出毛蚴。毛蚴侵入中间宿主扁卷螺内,经胞蚴、母雷蚴、子雷蚴的无性增

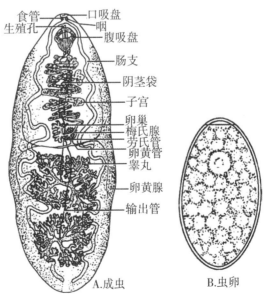

图25－13　布氏姜片吸虫成虫和虫卵的形态

殖阶段发育成大量尾蚴。尾蚴自螺内逸出,附着于媒介水生植物如菱角、荸荠、茭白等表面,形成具有感染性的囊蚴。有些尾蚴还可在水面结囊,人因生食水生植物或喝生水将囊蚴吞入,在十二指肠内,幼虫脱囊而出,吸附于肠黏膜,摄取营养,经1~3个月发育为成虫。成虫的寿命为1~4年(图25-14)。

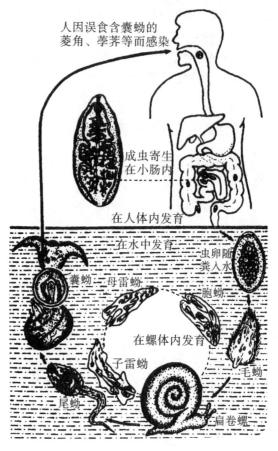

图25-14 布氏姜片吸虫的生活史

(三)致病性

成虫吸附于小肠黏膜,引起肠黏膜点状出血、炎症甚至形成溃疡。常见表现为腹痛、腹泻、腹胀,重度感染者可致营养不良、水肿、贫血,甚至肠梗阻。严重感染的儿童可出现智力减退、发育障碍。

(四)寄生虫学检查

取粪便,用直接涂片法、改良加藤法或水洗沉淀法查虫卵,如有排虫现象者亦可取成虫鉴定虫种作为诊断依据。

(五)流行

本病分布于广东、湖南等18个省、市、自治区。

患者和保虫宿主(特别是猪)为传染源。粪便污染水体使扁卷螺受染,加之流行区居民有生食水生植物的习惯,构成了姜片虫病流行的条件。

(六)防治原则

1.治疗患者和保虫宿主 用吡喹酮等药物治疗。

2.加强粪便管理 防止人、猪粪便污染水体。

3.加强卫生宣传教育 不生吃未经刷洗或沸水烫过的水生植物,勿饮生水。

三、卫氏并殖吸虫

卫氏并殖吸虫（*Paragonimus westermani*），又称为肺吸虫，是人体并殖吸虫的重要虫种之一，成虫主要寄生于人体肺脏，引起肺吸虫病（paragonimiasis）。

（一）形态

1. 成虫　虫体肥厚，背凸腹平，形似半粒黄豆，体长 7.5～12mm，宽 4～6mm，厚 3.5～5.0mm，长：宽约为2:1，活时呈红褐色，半透明，固定后为深灰色。口、腹吸盘大小相似。两个呈手掌状分支的睾丸并列于虫体后 1/3 处，雌性生殖器官有分叶的卵巢与子宫，左右并列于腹吸盘之后的两侧。生殖器官左右并列为本虫的显著特点，故名并殖吸虫。

2. 虫卵　椭圆形，金黄色，大小为（80～118）μm×（48～60）μm，较宽端有一大而扁平的卵盖，卵壳在卵盖的对端常较厚，卵内含 1 个卵细胞和 10 余个卵黄细胞（图 25－15）。

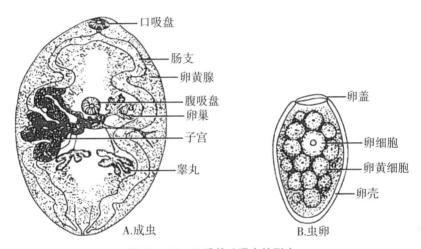

图 25－15　卫氏并殖吸虫的形态

（二）生活史

成虫寄生于人及猫、犬科动物肺部。虫卵随痰或粪便排出体外。虫卵入水在适宜环境中孵出毛蚴。毛蚴钻入第一中间宿主川卷螺，经胞蚴、子雷蚴等无性增殖阶段，发育成许多尾蚴。尾蚴从螺体内逸出，侵入第二中间宿主淡水蟹类及蝲蛄后，形成球形的囊蚴。人生吃了含囊蚴的淡水蟹及蝲蛄，或饮用含囊蚴的生水而感染。囊蚴经消化液的作用，在十二指肠内脱囊而出，成为童虫。童虫穿过肠壁入腹腔然后移行到肺发育为成虫。童虫在移行的过程中有游走窜扰的特征，可停留在沿途各器官，形成异位寄生。自食入囊蚴到成虫产卵，需 2 个多月。成虫寿命为 5～20 年（图 25－16）。

（三）致病性

卫氏并殖吸虫的致病机制主要是童虫或成虫在人体组织和脏器内移行、寄生造成机械性损伤，以及代谢产物等抗原物质引起的免疫病理反应。其基本病理过程可分为脓肿期、囊肿期和愈合期。

成虫通常寄生于肺，破坏肺组织，患者表现为胸痛、咳嗽、痰中带血或咯血，血中嗜酸性粒细胞增多。童虫或成虫在脏器间或组织内移行，能引起内脏器官及全身各组织损伤。临床上根据主要损伤部位分为胸肺型、脑型、肝型、皮肤型等。胸肺型患者以胸（肺）部表现为主，易被误诊为肺结核或肺炎；脑型患者则出现颅内占位性表现；肝型患者主要表现为肝功能紊乱、肝大、肝区痛等；皮肤型可见皮下游走性包块或结节。临床上常有多型并存的情况。

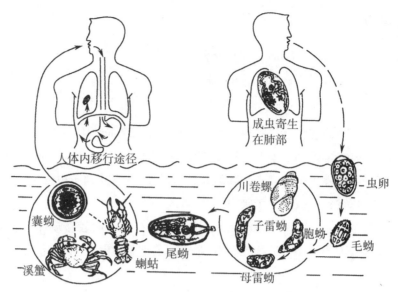

图25-16 卫氏并殖吸虫的生活史

（四）寄生虫学检查

1. 查虫卵　取痰或粪便做直接涂片或集卵法查虫卵（只有当肺囊肿与支气管相通时，才能查到虫卵）。

2. 活组织检查　取皮下结节做活组织检查，查虫体或典型的病理变化。

3. 免疫学检查　用肺吸虫成虫制成抗原，做皮内试验及血清学检查。

（五）流行

卫氏并殖吸虫在国内分布于包括湖南在内的23个省、市、自治区。其流行因素包括：除人作为终末宿主外，还有许多动物如狗、猫、虎、狼等可作为保虫宿主，成为本病的重要传染源；当地有第一、二中间宿主同时存在并有适宜于这些中间宿主滋生的条件（山区的溪流，小渠）；疫区居民有生食或半生食溪蟹、蝲蛄的习惯。

（六）防治原则

1. 治疗患者　常用药物有吡喹酮、硫氯酚等。

2. 加强卫生宣传教育　不生吃或半生吃溪蟹和蝲蛄，不饮生水。

四、日本裂体吸虫

日本裂体吸虫（*Schistosoma japonicum*）又称日本血吸虫，属裂体科裂体属，雌雄异体，成虫寄生于人体和多种哺乳动物肠系膜下静脉，引起血吸虫病。寄生于人体的血吸虫除日本血吸虫外，尚有曼氏血吸虫、埃及血吸虫、湄公血吸虫、间插血吸虫。我国仅有日本血吸虫，简称血吸虫，引起的日本血吸虫病简称血吸虫病（schistosomiasis）。在长沙马王堆和湖北江陵西汉古尸内发现了典型的血吸虫卵，表明本病在我国存在至少有2100年历史。

（一）形态

1. 成虫　雌雄异体。口、腹两个吸盘均位于虫体前端。雄虫为灰白色，较粗短、长12~25mm，虫体扁平，自腹吸盘后，虫体两侧向腹面卷曲，形成抱雌沟，外观呈圆筒状。雌虫为黑褐色、形似线虫，长20~25mm，常位于雄虫的抱雌沟内。

2. 虫卵　椭圆形，淡黄色，平均大小89~67μm。卵壳较薄，无卵盖，一侧有一小棘，卵外常附有宿主组织残留物。成熟卵内含有一毛蚴（图25-17）。

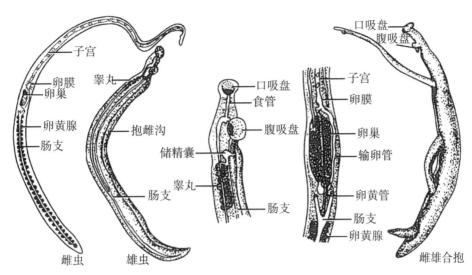

图 25-17　日本血吸虫的形态

(二)生活史

日本血吸虫成虫寄生于人及多种哺乳动物的门脉－肠系膜静脉内,以血液为食。雌虫产卵于肠系膜静脉末梢,虫卵主要分布于肝及结肠肠壁组织,约经 11 天,发育为成熟虫卵。卵内毛蚴的头腺分泌物可致肠壁组织坏死。在肠蠕动作用下,虫卵随坏死组织一同溃入肠腔,随粪便排出体外。虫卵入水,在适宜条件下孵出毛蚴。毛蚴在水中遇到钉螺,可侵入螺体,经两代胞蚴的增殖,形成许多尾蚴。尾蚴自钉螺逸出,在水中游动。遇到人或其他哺乳动物,则钻入皮肤或黏膜,脱去尾部成为童虫。童虫随血流到心、肺、经体循环到肠系膜动脉,穿过毛细血管进入门静脉,在此雌雄合抱,再移行到肠系膜下静脉,及痔上静脉寄居,逐渐发育成熟,交配产卵,每条雌虫每日产卵 300~3000 个。自尾蚴感染人体 30~35 天后,粪便中可查到虫卵。成虫平均寿命为 4.5 年(图 25-18)。

(三)致病性

血吸虫的不同发育阶段,如尾蚴、童虫、成虫、虫卵均可对机体造成损害,其中虫卵是主要致病阶段。

尾蚴侵入皮肤可引起皮炎,患者局部出现丘疹和瘙痒,属速发型和迟发型超敏反应。童虫在体内移行可引起局部血管炎,主要表现为肺损害。成虫寄生亦可引起静脉内膜炎,局部病变虽较轻,但其代谢产物及脱落的表膜等,可在机体内形成免疫复合物,对宿主产生损害。虫卵在肠壁和肝脏的沉积,能引起血吸虫卵肉芽肿及纤维化,属迟发型超敏反应。在肠壁沉积的虫卵肉芽肿向肠腔溃破,可使患者出现腹泻及黏液血便,后期可致肠壁纤维化;肝内的虫卵肉芽肿使肝脏出现特有的干线型纤维化及由此导致的门脉高压,肝、脾肿大及腹水,门脉侧支循环形成等连锁性病理变化。此外,血液中血吸虫童虫、成虫和虫卵的代谢产物、分泌物和虫体表膜脱落物与宿主抗体结合形成免疫复合物。当免疫复合物过多时,可在组织沉积,引起Ⅲ型超敏反应性疾病;虫卵在脑、肺等部位异位寄生可致相应部位的损害,儿童严重感染可致侏儒症。

宿主初次感染血吸虫后,能产生对再感染的抵抗力,但初次感染后发育的成虫却不受免疫效应的影响,可长期在宿主体内存活和产卵,这种现象称为伴随免疫。

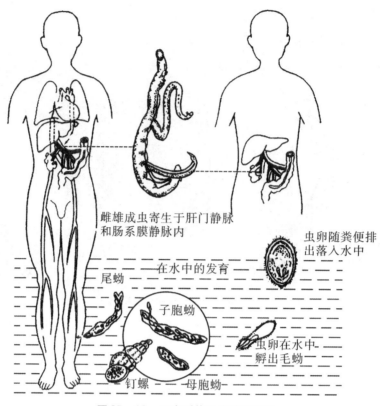

雌雄成虫寄生于肝门静脉
和肠系膜静脉内

虫卵随粪便排
出落入水中

在水中的发育

尾蚴

子胞蚴

虫卵在水中
孵出毛蚴

钉螺　　母胞蚴

图 25 – 18　日本裂体吸虫的生活史

(四)寄生虫学检查

1.病原学检查　查虫卵和毛蚴。常用的方法有粪便直接涂片法、改良加藤法、沉淀法、尼龙袋集卵法查虫卵和粪便毛蚴孵化法查毛蚴。对粪检阴性的患者尤其是慢性或晚期血吸虫病患者还可采用直肠黏膜活组织检查虫卵。

2.免疫学检查　可作为辅助诊断方法,常用的有皮内试验及环卵沉淀试验、酶联免疫吸附试验等。

(五)流行

我国血吸虫病分布于长江流域及其以南的一些省、市、自治区,尤以湖沼地区更为严重。其流行与钉螺分布地区基本一致。传染源为血吸虫患者、带虫者及多种保虫宿主,如牛、猪、羊、犬、鼠等。传播途径是人及保虫宿主接触了含有血吸虫尾蚴的疫水。人类对日本血吸虫普遍易感。

(六)防治原则

1.查治患者、病畜　对流行区居民有计划地进行普查,并积极治疗患者、病畜,以消灭传染源。治疗药物首选吡喹酮,其疗效高,疗程短,毒性低。病畜可用硝硫氰胺、精制敌百虫等。

2.消灭钉螺　灭螺是切断传播途径,防止感染的关键性措施。灭螺要采取综合性措施,如结合兴修水利、治湖治滩、改造农田等土埋灭螺;利用蟹、龟、蛙、鲤鱼等天敌灭螺;化学药物灭螺可用溴乙酰胺、贝螺杀(氯硝柳胺乙醇铵盐)等。

3.加强粪便管理　不用鲜粪施肥,不随地大便,改厕改水,推广贮粪池、沼气池,并防止畜粪污染水源。

4.避免接触疫水　避免接触疫水是预防血吸虫感染的最可靠措施。迫不得已时也要尽量减少与疫水接触,或加强个人防护,如穿防护靴、防护裤,或皮肤上涂擦15%磷苯二甲酸二丁酯乳剂或油膏、防蚴宁、氯硝柳胺脂剂。

笔记

第三节 绦虫纲

一、概述

绦虫(tapeworm)属扁形动物门中的绦虫纲,均营寄生生活。绦虫的共同特点:①成虫背腹扁平、左右对称,长如带状,大多分节,无口和消化道,缺体腔,靠体壁吸收营养物质,除极少数外,均是雌雄同体。②虫体由头节、颈部和链体三部分组成,头节细小,上有吸盘、小沟或吸槽等固着器官。颈部细小而不分节,具有很强的生发能力,可不断生出新节片。链体是虫体最显著的部分,由数个节片至数千个节片组成,依据生殖器官的发育情况,可将链体节片分为幼节、成节、孕节。③生活史较复杂,包括虫卵、幼虫、成虫等发育阶段,需1或2个中间宿主。

寄生于人体的绦虫有30多种,我国人体常见的绦虫有圆叶目的猪带绦虫、牛带绦虫、细粒棘球绦虫、微小膜壳绦虫和假叶目的曼氏迭宫绦虫。

二、链状带绦虫

链状带绦虫(*Taenia solium*)又称猪带绦虫、猪肉绦虫或有钩绦虫。中医典籍《金匮要略》中就有"寸白虫"的记载,成虫寄生在人的肠道,引起肠绦虫病(intestinal taeniasis),幼虫寄生在猪或人体组织中,引起囊虫病(cysticercosis)。

(一)形态

1.成虫　乳白色,长2~4m,由700~1000个节片组成。头节近球形,直径约1mm,有4个吸盘和1个可伸缩的顶突,顶突上有2圈小钩。颈部纤细,具生发功能。链体由幼节、成节及孕节组成。幼节短而宽,内部生殖器官未成熟。成节近方形,内部有发育成熟的雌、雄2套生殖器官,卵巢分3叶,子宫呈管状,睾丸150~200个。孕节为长方形,子宫内充满虫卵,其主干向两侧呈树枝状分支,每侧7~13支。孕节常数节连在一起脱落。

2.虫卵　近圆球形,直径31~43μm。卵壳甚薄,一般从孕节排出时已脱落。胚膜厚,呈黄褐色,具放射条纹,内含1条六钩蚴。

3.囊尾蚴　为黄豆大小,白色半透明的囊状物,囊内有一向内翻卷收缩的头节,其形态结构与成虫头节相似(图25-19)。

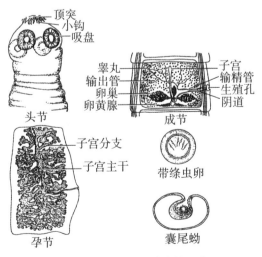

图25-19　链状带绦虫的形态

（二）生活史

人是该虫唯一终宿主。成虫寄生于人体小肠内,以头节固着肠壁,靠体表吸收肠腔内容物为营养。孕节从链体脱落后随粪便排出体外,孕节或虫卵被中间宿主(猪)吞食,经消化液作用,约经10周发育成囊尾蚴。人因生食或半生食含囊尾蚴的猪肉而感染,在小肠内头节翻出,附着于小肠黏膜,经2~3个月发育为成虫。成虫在人体可存活20~30年。

人若误食虫卵或经其他方式感染而被猪囊尾蚴寄生,也可成为猪带绦虫的中间宿主。人体受虫卵感染的方式有自身体外重复感染、自身体内重复感染、异体感染三种类型(图25-20)。

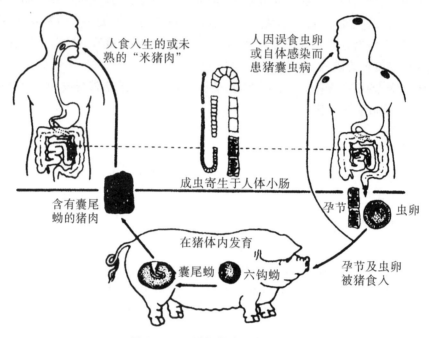

人食入生的或未熟的"米猪肉"

人因误食虫卵或自体感染而患猪囊虫病

成虫寄生于人体小肠

含有囊尾蚴的猪肉

孕节　虫卵

在猪体内发育

囊尾蚴　六钩蚴

孕节及虫卵被猪食入

图25-20　链状带绦虫的生活史

（三）致病性

1.猪带绦虫病　成虫寄生于人体小肠,引起猪带绦虫病。临床症状一般较轻,少数患者有腹痛、腹泻、消化不良等症状,偶有头节穿过肠壁或虫体引起肠梗阻者。

2.囊尾蚴病　囊尾蚴寄生于人体组织器官,引起囊虫病,其症状和危害因寄生的部位和数量而不同。若寄生于皮下,则引起皮下结节,直径0.5~1.5cm,坚实而有弹性,能推动,无压痛,以躯干及头部多见。若寄生于脑,则可引起脑囊虫病,癫痫发作、颅内压增高、精神症状是该病的三大主症。寄生于眼的囊尾蚴可致视力障碍甚至失明。

（四）寄生虫学检查

粪中检获孕节,可压片鉴定虫种。或采集粪便,用直接涂片法及饱和盐水漂浮法查虫卵。囊虫病的诊断较困难,皮下结节活检可以确诊,X线、B超、CT及免疫学检测可以辅助诊断。

（五）流行

本虫在我国分布普遍,一般呈散发感染,云南、东北及华北各省的感染率较高。其流行因素主要与猪敞放饲养、人厕与猪圈相连及人食猪肉的习惯和方法不当有关。人群感染多因生食或半生食猪肉,切生、熟食的刀、砧板未分开使用所造成。

（六）防治原则

1.治疗患者　可采用南瓜子-槟榔合剂,吡喹酮、甲苯达唑等也有较好的疗效。在驱虫期间,应收集患者的全部粪便,用水淘洗检查头节是否排出以确定疗效。眼及皮下囊尾蚴病常用手术治疗,脑囊虫病可口服吡喹酮等。

2.加强卫生宣传教育　不生食或半生食猪肉,切生、熟食的刀、砧板分开使用,以避免活猪囊尾蚴进入人体。

3.严格肉类检疫　提倡猪圈养及人厕与猪圈分开。

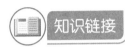 知识链接

南瓜子－槟榔合剂驱虫法

南瓜子－槟榔合剂具有良好的驱虫效果,疗效好、不良反应小。服用方法:清晨空腹先服用去壳的南瓜子60~80g,1小时后服用槟榔煎剂(含槟榔60~80g),半小时后再服用20~30g硫酸镁导泻。多数患者在5~6小时内能排出完整的虫体。只有部分虫体排出时,可用温水坐浴,让虫体慢慢排出,切勿拉扯,以免虫体头节留在消化道内。注意随访3~4个月,以粪便内不再发现虫卵或节片为治愈。

三、肥胖带吻绦虫

肥胖带吻绦虫(*Taenia saginata*)也称牛带绦虫、牛肉绦虫或无钩绦虫。成虫寄生在人体小肠内,引起牛带绦虫病。

（一）形态

肥胖带吻绦虫的外形与链状带绦虫很相似(图25-21)。但虫体大小和结构有差异,主要区别见表25-1。链状带绦虫与肥胖带吻绦虫的虫卵在形态上难以区别。

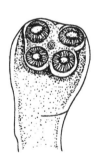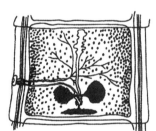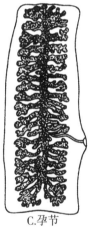

A.头节　　　　　B.成节　　　　　C.孕节

图25-21　肥胖带吻绦虫的形态

表25-1　链状带绦虫与肥胖带吻绦虫的形态区别

主要区别点	链状带绦虫（猪带绦虫）	肥胖带吻绦虫（牛带绦虫）
体长	2~4m	4~8m
节片	700~1000片	1000~2000片
头节	圆球形,有顶突及小钩	近方形,无顶突及小钩
成节	卵巢分3叶	卵巢分2叶
孕节	子宫分支不整齐,每侧7~13支	子宫分支整齐,每侧15~30支
囊尾蚴	头节有顶突及小钩,可寄生于人体,引起囊尾蚴病	头节无顶突及小钩,不寄生于人体

（二）生活史、致病性及流行情况

肥胖带吻绦虫的囊尾蚴寄生于牛,人因生食或半生食含囊尾蚴的牛肉而感染。牛带绦虫的成虫寄生于人体小肠,引起牛带绦虫病。

（三）寄生虫学检查

牛带绦虫病的诊断多依靠患者主诉,这是因为牛带绦虫孕节活动力强,常单节脱落并自动从肛门逸出。自粪中检获孕节,压片观察子宫分支鉴别虫种。亦可用肛门棉拭子法或透明胶纸法查虫卵。驱虫后应从粪便中检查头节是否排出,以判定疗效。

（四）防治原则

与猪带绦虫的防治原则相同。

四、细粒棘球绦虫

细粒棘球绦虫(*Echinococcus granulosus*)又称包生绦虫,成虫寄生于犬科动物的小肠内,幼虫(棘球蚴)寄生于人或草食动物组织内,引起棘球蚴病(echinococcosis),又称包虫病,该病是我国西北地区的常见寄生虫病。

（一）形态

1. 成虫　长2~7mm,头节有顶突及小钩,紧接头颈部依次为幼节、成节、孕节各1节。

2. 棘球蚴　又称包虫,为圆形球状物。大小因寄生的时间、部位以及宿主的不同而异,直径从几毫米至数百毫米不等。囊壁分两层,外层为角皮层,乳白色,半透明,厚约1mm,无细胞结构,脆弱易破。内层为胚层或称生发层,厚15~20μm,自该层可长出生发囊(育囊)和原头蚴(原头节)。生发囊可向内生长,形成与母囊结构相同的子囊,子囊内又可长出生发囊、原头蚴及与子囊结构相似的孙囊。棘球蚴囊内的无色液体称为棘球蚴液。原头蚴、生发囊、子囊均可自囊壁脱离而悬浮于囊液中,统称为棘球蚴砂(图25-22)。

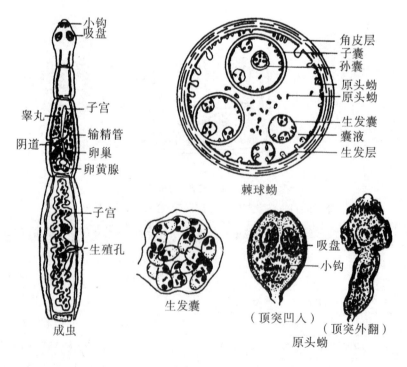

图25-22　细粒棘球绦虫的形态

3.虫卵　与带绦虫卵形态相似,略小些。

（二）生活史

孕节或虫卵随终宿主粪便排出体外,被牛、羊或人等中间宿主吞食,在小肠内孵出六钩蚴。六钩蚴钻入肠壁,随血流到肝、肺等器官,发育为棘球蚴。犬、狼等终宿主吞食含棘球蚴的脏器后,每个原头蚴都可在小肠内发育成 1 条成虫(图 25 – 23)。

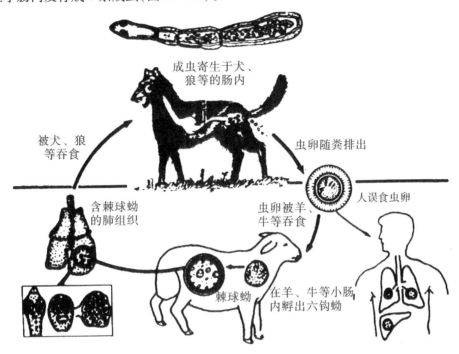

成虫寄生于犬、狼等的肠内

被犬、狼等吞食

虫卵随粪排出

人误食虫卵

含棘球蚴的肺组织

虫卵被羊牛等吞食

棘球蚴

在羊、牛等小肠内孵出六钩蚴

图 25 – 23　细粒棘球绦虫的生活史

（三）致病性

棘球蚴寄生于人体肝、肺等器官,其症状因所寄生的部位、大小、数量而异。患者一般表现为压迫症状,如压迫胆囊时出现黄疸;压迫支气管时出现咳嗽、胸痛、呼吸困难。囊内液体透过囊壁渗出,引起毒性及过敏性反应。当棘球蚴破裂时,大量囊液外溢,可致过敏性休克。

（四）寄生虫学检查

本病诊断可借助 X 线及 B 超检查等。免疫学检查,如皮内试验、间接血凝及酶联免疫吸附试验等,均为重要的辅助诊断手段。

（五）流行与防治原则

包虫病在我国主要分布于西北畜牧区。其防治措施包括不用病畜内脏饲养牧犬,对牧犬定期用药物驱虫及捕杀牧区周围野生食肉动物,减少传染源;平时注意个人卫生、杜绝虫卵感染。治疗方面,以口服阿苯达唑、吡喹酮等为主,也可用手术方法摘除棘球蚴。

五、曼氏迭宫绦虫

曼氏迭宫绦虫(*Spirometra mansoni*)成虫可偶然寄生于人体,幼虫裂头蚴则常寄生于人体,引起裂头蚴病。

曼氏迭宫绦虫的成虫寄生于犬、猫的小肠,虫卵随宿主粪便排出体外,在水中经 3 ~ 5 周孵出钩球蚴。被中间宿主剑水蚤吞食,经 3 ~ 11 天发育成原尾蚴。受感染的剑水蚤被第二中间宿主蝌蚪吞食后发育为裂头蚴。当蝌蚪发育成蛙时,裂头蚴常移行到蛙的肌肉中寄生。当犬、猫等食入受感染的蛙后,裂头蚴在其肠内经3周发育为成虫。当蛙被转续宿主蛇、鸟等动物捕食后,裂头蚴不能发育为成虫,而是穿过肠壁在腹腔、肌肉、皮下组织等处寄生。人可作为该虫的第二中间宿主、转续宿主,也可作为终宿主。

裂头蚴可寄生于人体的任何部位,常见眼裂头蚴病、皮下裂头蚴病和脑裂头蚴病等。该病呈世界性分布。裂头蚴病流行主要与民间应用蛙、蛇肉外敷治疗疮、疖等疾病的习惯有关,导致蛙肉中的裂头蚴直接经皮肤或黏膜侵入人体。生食或半生食蛙肉、蛇肉及其他动物肉,也可使人感染裂头蚴。饮用生水或游泳时吞入含原尾蚴的剑水蚤也可致感染。

预防本病主要是加强卫生宣传教育,不用蛙肉、蛇肉敷贴治病,不生食或半生食肉类。对裂头蚴病主要采取手术摘除治疗,也可服用吡喹酮等药物治疗。

 本章小结

　　蠕虫是一类多细胞无脊椎动物,借身体肌肉伸缩做蠕形运动。寄生于人体的蠕虫称为医学蠕虫。常见的医学蠕虫有线虫、吸虫、绦虫。蠕虫分为土源性蠕虫和生物源性蠕虫两大类。
　　土源性蠕虫生活史简单,完成生活史不需要中间宿主,其虫卵在外界适宜环境中发育成感染期后直接感染人。寄生于人体肠道的线虫主要有钩虫、蛔虫、蛲虫、鞭虫,均属土源性蠕虫。生物源性蠕虫生活史较复杂,完成生活史需要中间宿主,其幼虫需在中间宿主体内发育为感染期后才能感染人,所有吸虫(如肝吸虫、姜片吸虫、日本血吸虫、肺吸虫等)、大部分绦虫(如猪带绦虫、牛带绦虫等)、组织内线虫(丝虫、旋毛虫等)多属此类。

(李庆华)

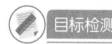 目标检测

参考答案

一、选择题

1.蛔虫对人体最严重的危害是(　　)。
　　A.夺取营养　　　　　　　　B.蛔蚴性肺炎　　　　　　　C.损伤肠黏膜
　　D.引起并发症　　　　　　　E.引起皮肤过敏

2.蛲虫的感染阶段是(　　)。
　　A.感染期卵　　　　　　　　B.丝状蚴　　　　　　　　　C.内含蚴蚴期胚胎卵
　　D.尾蚴　　　　　　　　　　E.囊蚴

3.钩虫的感染阶段是(　　)。
　　A.感染期卵　　　　　　　　B.丝状蚴　　　　　　　　　C.内含蚴蚴期胚胎卵
　　D.杆状蚴　　　　　　　　　E.受精卵

4.丝虫感染人体的主要方式是(　　)。
　　A.经口　　　　　　　　　　B.经皮肤钻入　　　　　　　C.经蚊叮咬
　　D.输血　　　　　　　　　　E.经白蛉叮咬

5.幼虫具有夜现周期性的是(　　)。
　　A.蛔虫　　　　　　　　　　B.旋毛虫　　　　　　　　　C.丝虫
　　D.钩虫　　　　　　　　　　E.蛲虫

6.寄生在淋巴系统的是(　　)。
　　A.钩虫　　　　　　　　　　B.蛲虫　　　　　　　　　　C.蛔虫
　　D.旋毛虫　　　　　　　　　E.丝虫

7.虫卵两端有透明栓的寄生虫是(　　)。

A. 蛔虫　　　　　　　B. 蛲虫　　　　　　　C. 鞭虫

D. 钩虫　　　　　　　E. 丝虫

8. 感染阶段为尾蚴的寄生虫是(　　)。

A. 日本血吸虫　　　　B. 姜片吸虫　　　　　C. 猪带绦虫

D. 卫氏并殖吸虫　　　E. 华支睾吸虫

9. 日本血吸虫的中间宿主是(　　)。

A. 川卷螺　　　　　　B. 扁卷螺　　　　　　C. 赤豆螺

D. 钉螺　　　　　　　E. 拟钉螺

10. 姜片吸虫寄生于人体的(　　)。

A. 小肠　　　　　　　B. 肺血管　　　　　　C. 门静脉

D. 胰腺管　　　　　　E. 肝胆管

二、问答题

1. 简述蛔虫病流行广泛的原因。

2. 简述钩虫引起贫血的原因。

第二十六章 医学原虫

课件

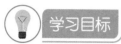

素质目标:具备严谨认真的工作态度和预防为主的意识,具有关爱生命、救死扶伤的职业素养。

知识目标:掌握常见医学原虫的致病性、流行和防治原则。熟悉常见医学原虫的生活史。了解常见原虫各期的形态特点。

能力目标:能够运用所学的寄生虫知识,分析寄生虫检验报告单,并能进行健康科普宣教。

 案例导学

患者,女,28岁,已婚。因外阴瘙痒,白带增多来医院就诊。医生询问后得知,该患者两周前曾在公共游泳池游泳,1周后出现了外阴瘙痒,白带多、有臭味、色黄。实验室检查结果:阴道分泌物白细胞 $12.0 \times 10^9/L$,白带涂片检查发现了水滴样、做旋转式运动的原虫。

请问:

该患者最可能得了什么病? 应该如何预防?

第一节 医学原虫概述

原虫(protozoa)为单细胞的低等动物,在自然界分布广泛。原虫种类繁多,绝大多数营自生生活,少数营寄生生活。能引起人体疾病的原虫称为医学原虫,有10余种。在我国严重危害人类健康的原虫主要有溶组织内阿米巴、黑热病原虫、阴道毛滴虫、疟原虫、弓形虫等。

原虫体积微小,大小因虫种而异,可从 $2 \sim 200 \mu m$ 不等,需借助显微镜才能观察到。基本构造由细胞膜、细胞质和细胞核3部分组成。原虫的运动方式有伪足运动、鞭毛运动和纤毛运动。没有运动细胞器的原虫也可借助体表构造进行滑动和小范围转动。具有运动、摄食和生殖能力的原虫生活史期统称为滋养体期。许多原虫的滋养体在不良条件下可分泌囊壁,形成不活动的包囊(cyst)或卵囊(oocyst),用以抵抗不良环境,成为传播的重要环节。

原虫可通过直接渗透、吞饮或吞噬等多种方式摄取各种所需营养。原虫的生殖方式有两种,即无性生殖和有性生殖。个别虫种无性生殖和有性生殖交替出现,这种现象称为世代交替。原虫分类的主要依据是有无运动细胞器和细胞器的类型,据此分为根足虫、鞭毛虫、纤毛虫和孢子虫四类。

第二节 根足虫纲

根足虫亦称为阿米巴原虫。以伪足为运动细胞器,因活体时虫体没有固定的形态,故称为阿米巴(变形虫之意)。多数根足虫的生活史包括滋养体和包囊两个阶段。一般来说,滋养体为虫体的营养、运动、繁殖时期,包囊为虫体的休眠或感染阶段。能够寄生人体的根足虫不足10种,其中绝大多数有致病或条件致病作用。

一、溶组织内阿米巴

溶组织内阿米巴(*Entamoeba histolytica*)又称痢疾阿米巴,寄生于人体结肠,在一定条件下侵入肠壁组织引起阿米巴痢疾。该虫还可侵入其他组织,引起炎症或脓肿,称为肠外阿米巴病。

(一)形态

1.滋养体

(1)大滋养体:又称组织型滋养体。体积较大,直径为20~60μm,运动活泼。虫体分为内质和外质,内、外质界限明显。外质均匀,无色透明,常伸出伪足做定向阿米巴运动。内质呈颗粒状,内含细胞核、食物泡及吞噬的红细胞等。内质中有无被吞噬的红细胞是溶组织内阿米巴大滋养体与其他肠内阿米巴区别的重要依据。经铁苏木素染色后,滋养体结构清晰,外质不着色。内质呈蓝灰色颗粒状,可见一个典型的泡状核。核膜较薄,内缘有一层排列均匀整齐的染色质粒。核仁居中,核膜与核仁之间有网状的核纤维。内质中被吞噬的红细胞被染成蓝黑色,其大小与数目不等。

(2)小滋养体:又称肠腔型或共栖型滋养体。虫体呈圆形或椭圆形,直径为12~30μm。运动较慢,内、外质界限不明显,内质中含有许多细菌而无红细胞。经苏木素染色后,核的结构特征与大滋养体相同。

2.包囊 圆球形,直径10~20μm,外有较厚的囊壁,经碘液染色后呈淡黄色,可见核及核仁、棕色的糖原泡和无色透明的棒状拟染色体。内有1~4个细胞核,核的构造同滋养体。未成熟包囊有1~2个细胞核。四核包囊为成熟包囊,糖原泡和拟染色体多已消失,具有感染性。经苏木素染色,包囊呈蓝灰色,囊壁不着色,拟染色体呈蓝黑色,糖原泡在染色过程中被溶解成空泡,细胞核结构清晰可见(图26-1)。

单核包囊　　双核包囊　　四核包囊

图26-1 溶组织内阿米巴包囊的形态

(二)生活史

溶组织内阿米巴生活史的基本过程是:包囊—小滋养体—包囊。四核包囊污染水源和食物,人因误食而感染。四核包囊在消化液的作用下,囊壁变薄,加之虫体的活动使虫体脱囊而出,很快分裂为4个小滋养体。小滋养体主要寄生于回盲部,以宿主的肠内黏液、细菌及已消化的食物为营养,并不断以二分裂方式繁殖。当机体处于健康状态时,部分小滋养体可随宿主肠内容物下移,由于营养和水分减少,小滋养体活动渐停止,排出内含物,缩成圆形,此时胞质内可出现糖原泡和拟染色体,随后胞质分泌囊壁,形成包囊。最初形成的包囊仅有1个核,经分裂形成双核包囊和四核包囊。在粪便中可查到不同发育阶段的包囊及小滋养体。

当宿主免疫力下降或肠壁组织受损时,小滋养体可借其伪足及分泌溶组织酶等作用侵入肠壁组织,吞噬红细胞和组织细胞,形成大滋养体,并大量繁殖,致使局部黏膜组织坏死形成溃疡。在肠壁组织内的大滋养体有时还可随血流到达肝、肺、脑等其他组织器官中寄生繁殖。肠壁组织内的大滋养体可随溃烂组织落入肠腔,随粪便排出体外而死亡,或在肠腔中变为小滋养体后再形成包囊而排出体外,不能直接转变为包囊(图26-2)。

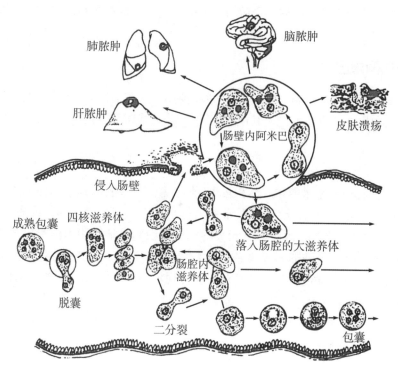

图26-2　溶组织内阿米巴的生活史

（三）致病性

人被感染后，多数人无症状，呈带虫状态，带虫者为重要传染源。当宿主全身或局部免疫力下降时，如营养不良、感染、肠黏膜损伤或肠功能紊乱等，则有利于阿米巴滋养体侵入组织而致病。根据其致病部位可分为以下两种。

1.阿米巴痢疾　虫体侵入黏膜下层，并在黏膜下层繁殖扩散，形成口小底大的烧瓶样溃疡。坏死的肠黏膜、血液和滋养体落入肠腔。患者出现腹痛、腹泻、大便次数增多，排出酱红色、具有特殊腥臭味的黏液脓血便，称为阿米巴痢疾。个别病例大滋养体侵入肠壁肌层和浆膜层，并发肠出血和肠穿孔，或侵入阑尾引起阿米巴阑尾炎。

2.肠外阿米巴病　以肝脏多见，其次是肺脏。滋养体随血流播散所致的肝脓肿以肝右叶后上方多见。患者有发热、肝脏肿大、肝区疼痛等症状。肺脓肿多数是因肝脓肿穿破横膈，进入胸腔直接侵入肺而引起，患者可咯出酱红色痰液。

（四）寄生虫学检查

1.病原学检查

（1）滋养体检查：包括生理盐水涂片法和活组织检查。①生理盐水涂片法：挑取黏液脓血便或稀便涂片镜检，找到大滋养体即可确诊。②活组织检查：诊断肠阿米巴病多采用乙状结肠镜、直肠镜取活组织涂片；诊断肠外阿米巴病可取穿刺液、痰液等涂片检查。滋养体在外界抵抗力弱，极易死亡，取材时要无污染，取材后要立即送检，气温较低时要注意标本保温。

（2）包囊检查：方法包括碘液染色法和浓集法。①碘液染色法：取成形粪便标本，用碘液直接涂片镜下查找包囊。注意与肠道其他非致病性阿米巴包囊相区别，多次检查可提高检出率。②浓集法：用硫酸锌离心浮聚法或汞碘醛离心沉淀法浓集包囊，可大大提高检出率。

2.免疫学检查　对查不到病原体的可疑患者，可用免疫学诊断方法（如间接荧光抗体试验、酶联免疫吸附试验等）进行辅助诊断。

off

off

260

（五）流行

阿米巴病呈世界性分布，以热带和亚热带感染率为高。我国各地均有分布，绝大多数是带虫者。慢性阿米巴痢疾患者和带虫者是重要的传染源，每人每天可从粪便中排出约100万至3.5亿个包囊。包囊的抵抗力强。苍蝇、蟑螂等能机械携带包囊进行传播。

（六）防治原则

预防措施主要是加强卫生宣传，搞好环境卫生、个人卫生和饮食卫生；加强粪便管理，注意保护水源，消灭苍蝇、蟑螂等传播媒介，切断传播途径。治疗阿米巴痢疾和肠外阿米巴病的首选药物是甲硝唑，中药鸦胆子、大蒜素、白头翁等也有一定疗效。

二、其他阿米巴

寄生于人体的阿米巴除溶组织内阿米巴外，还有寄生在消化道内的结肠内阿米巴、哈门氏内阿米巴、微小内蜒阿米巴、布氏嗜碘阿米巴以及寄生在口腔的齿龈内阿米巴。其中有些仅偶然寄生于人体，一般不侵入组织，属条件致病性原虫。

（一）结肠内阿米巴

结肠内阿米巴（*Entamoeba coli*）是人体肠道最常见的非致病原虫。滋养体的直径为 $10 \sim 50\mu m$，略大于溶组织内阿米巴。胞质呈颗粒状，内、外质不分明，运动迟缓。内质含大量细菌、酵母菌及淀粉粒等食物泡，但不含红细胞。胞核经铁苏木素染色后可见核周颗粒粗细不匀，排列不齐。核仁稍大，经常偏位，有鉴别意义。包囊呈球形，直径 $10 \sim 30\mu m$ 或更大，明显大于溶组织内阿米巴包囊。核 4~8 个，成熟包囊有 8 个核，偶有超过 8 个者。未成熟包囊常有较大的糖原泡。拟染色体常不清晰，似碎片状，两端尖细不整。在我国，结肠内阿米巴与溶组织内阿米巴呈平行分布，感染率高于溶组织内阿米巴。所以发现结肠内阿米巴时有必要继续寻找溶组织内阿米巴。

（二）齿龈内阿米巴

齿龈内阿米巴（*Entamoeba gingivalis*）在不注意口腔卫生的人群中感染率很高，常与齿龈部的化脓性感染并存。滋养体直径 $10 \sim 20\mu m$，内、外质分明，食物泡常含细菌、白细胞等，偶有红细胞。核仁居中，以二分裂方式繁殖，不形成包囊，滋养体主要借飞沫或接触传播。

（三）致病性自生生活阿米巴

自生生活的阿米巴种类繁多，主要生活在土壤、水和腐败的有机物中，其中一些种属偶可进入人体导致疾病，重要的有耐格里属中的福氏耐格里属和棘阿米巴属的原虫。由于这类阿米巴引起的病症凶险，死亡率高，已引起临床的广泛注意。

人因为在被福氏耐格里属阿米巴滋养体污染的水中游泳而受染。虫体侵入鼻腔增殖后穿过鼻黏膜，沿嗅神经上行至脑组织中寄生，引起急性出血性、坏死性脑膜脑炎。受染者大多为健康的青年人。潜伏期5~8天，急性发作，病情严重，以头痛、恶心、呕吐、高热起病，1~2天后出现昏迷，多在1周内尚未确诊前死于呼吸衰竭及心力衰竭。

棘阿米巴可通过皮肤伤口、眼部伤口、呼吸道、生殖道等多种途径进入人体，寄生于脑、眼、皮肤等部位，引起致死性脑膜脑炎、慢性肉芽肿性脑膜炎。本病多见于年老体弱及免疫功能低下者。此外，还可引起角膜溃疡、虹膜炎。随着隐形眼镜的普遍使用，其发病率逐渐增高。临床表现为眼部有异物感、视物模糊、流泪，并常有严重疼痛，甚至可导致失明。目前尚无理想的治疗药物，两性霉素 B 对福氏耐格里阿米巴病有效，国外已有治疗成功的病例。磺胺嘧啶、庆大霉素对棘阿米巴病有效，但死亡率仍然很高。对于棘阿米巴角膜炎，大部分病例通过施行角膜移植可治愈，但术后常有复发，故术前应给予抗阿米巴药物治疗。避免在不流动的或温热的水中游泳，加强水源（包括游泳池水）的管理为

笔记

预防感染的主要措施。

第三节　鞭毛虫纲

鞭毛虫(flagellate)是以鞭毛作为运动细胞器的原虫。与人类疾病有关的鞭毛虫主要寄生于人体的消化道、泌尿生殖道、血液及组织内,以二分裂法繁殖。对人体危害较大的鞭毛虫有阴道毛滴虫、蓝氏贾第鞭毛虫和杜氏利什曼原虫等。

一、阴道毛滴虫

阴道毛滴虫(*Trichomonas vaginalis*)寄生于女性阴道、尿道及男性尿道、前列腺内,可引起滴虫性阴道炎、尿道炎及前列腺炎等。

(一)形态

本虫仅有滋养体期,虫体呈梨形或椭圆形,无色透明,水滴样,大小为(7～32)μm×(10～15)μm。经染色后,可见一个椭圆形的细胞核,位于虫体前1/3处,核的上缘有5颗排列成环状的基体,由此发出4根前鞭毛和1根后鞭毛,后鞭毛向后伸展,连接波动膜外缘,波动膜短,位于虫体前1/2处。一根轴柱由前向后纵贯虫体中央并伸出体外(图26-3)。

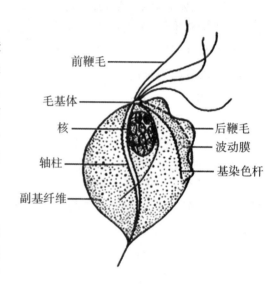

前鞭毛

毛基体

核　　　　　后鞭毛

轴柱　　　　波动膜

副基纤维　　基染色杆

图26-3　阴道毛滴虫的形态

(二)生活史

阴道毛滴虫的生活史简单,仅有滋养体期,无包囊期。滋养体期既是感染阶段又是致病阶段,以二分裂方式繁殖。通过吞噬和吞饮摄取食物,虫体对外界有较强的抵抗力。可通过直接或间接接触的方式进行传播。

(三)致病性

阴道毛滴虫大多数虫株的毒力较弱。正常情况下,健康女性的阴道因乳酸杆菌的酵解糖原作用而保持pH值3.8～4.4的酸性环境,可抑制虫体或其他细菌生长繁殖,称为阴道的自净作用。在月经前后、月经期、妊娠或哺乳期,阴道内环境发生改变,有利于滴虫寄生。滴虫寄生后,消耗阴道上皮细胞的糖原,妨碍乳酸杆菌的酵解,从而破坏了阴道的自净作用,滴虫得以大量繁殖,导致滴虫性阴道炎。表现为外阴瘙痒、腰部酸痛,阴道分泌物增多,呈黄白色泡沫状,伴有特殊气味,产后或经期症状加重。尿道寄生可引起滴虫性尿道炎。男性感染可引起滴虫性尿道炎、前列腺炎。

(四)寄生虫学检查

取阴道后穹窿分泌物、尿液沉淀物做生理盐水涂片或染色涂片镜检,查到滋养体即可确诊。也可用培养法以提高检出率。

(五)流行

阴道毛滴虫病呈世界性分布,感染率各地不同,以女性20～40岁年龄组感染率最高。传染源是滴虫性阴道炎患者、带虫者和男性感染者,通过直接和间接接触传播。直接接触主要通过性生活,间接接触主要通过坐便器、公共浴池、游泳池、公用浴衣裤等感染。

笔记

阴道毛滴虫在外界环境有较强的抵抗力,黏附在厕所板上的滋养体可生存30分钟,在潮湿的毛巾、衣裤中可存活23小时,在46℃水中能活102小时,在普通肥皂水中能活45～150分钟。在集体生活中如不注意预防,极易造成相互感染。

（六）防治原则

加强卫生宣教,改善公共设施,提倡淋浴,采用蹲式公厕,注意个人卫生（尤其是月经期卫生）是预防毛滴虫感染的主要措施。治疗患者和无症状带虫者,首选的口服药物为甲硝唑,消化道反应严重者改用替硝唑;局部可用滴维净、蛇床子药膏等,还可用1:5000高锰酸钾溶液、1%乳酸或0.5%醋酸溶液冲洗阴道,以维持阴道的酸性环境。

二、蓝氏贾第鞭毛虫

蓝氏贾第鞭毛虫（*Giardia lamblia*）简称贾第虫,寄生在人体小肠、胆囊内,引起腹痛、腹泻和胆囊炎等症状,目前该虫已被认为是引起旅游者腹泻的重要病原之一。

（一）形态

贾第虫分滋养体和包囊两个时期。

1. 滋养体　形似半个纵切的梨,大小为(9～21)μm×(5～15)μm。两侧对称,前端钝圆,后端尖细,背面隆起,腹面扁平,腹面前半部向内凹陷形成吸盘,吸盘背侧有1对并列在吸盘底部的圆形泡状核,1对轴柱纵贯虫体中部,在轴柱中部可见2个半月形的中体,其前端有基体复合器,由此发出4对鞭毛,伸出体外。

2. 包囊　呈椭圆形,大小为(8～14)μm×(7～10)μm。经碘液染色后呈黄绿色,囊壁厚。未成熟包囊内有2个核,成熟包囊内有4个核,多偏于一端。囊内可见鞭毛、丝状物和轴柱(图26-4)。

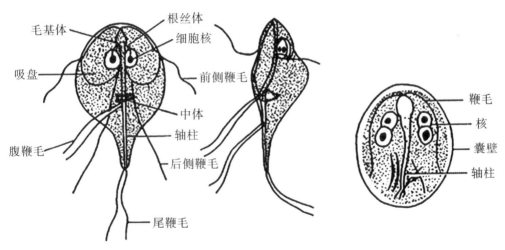

毛基体
根丝体
吸盘
细胞核
前侧鞭毛
中体
轴柱
腹鞭毛
后侧鞭毛
尾鞭毛

鞭毛
核
囊壁
轴柱

图26-4　蓝氏贾第鞭毛虫的滋养体和包囊

（二）生活史

四核包囊为感染阶段,如被人误食后在十二指肠脱囊形成2个滋养体,虫体以吸盘吸附于肠黏膜上,以纵二分裂方式繁殖。当滋养体落入肠腔,可随肠内容物移向结肠,形成包囊,随粪便排出体外,污染水源和食物。

（三）致病性

虫体吸附在肠黏膜上,影响肠黏膜消化吸收功能,尤其是脂肪的吸收。人体感染贾第虫后,多数无临床症状,为带虫者。少数患者出现腹痛、腹泻、发热、疲乏、厌食等症状,粪便稀呈水样、无脓血,内含较多脂肪颗粒。典型患者有暴发性水泻、粪便恶臭味,伴腹胀、腹痛、呕吐、发热、疲乏、厌食等症状。儿童久病不愈可致营养不良,甚至引起贫血。虫体如侵入胆道与胆囊,可引起胆管炎和胆囊炎。

(四)寄生虫学检查

用碘液染色法在成形粪便中检查包囊,用生理盐水涂片法在水样或脓血粪便中查找滋养体。检查时应以隔日粪检 1 次并连续检查 3 次以上为宜。若怀疑被感染而粪检多次阴性,可引流十二指肠液或胆汁检查。

(五)流行

贾第虫病呈世界性分布,我国分布也很广泛,儿童感染率高,夏秋季为发病高峰期。带虫者和患者的粪便中含有包囊(患者每天排出包囊可多达 9 亿个),包囊在外界抵抗力较强(在潮湿粪便中可活3 周、在水中可活 5 周),通过污染食物、水经口感染人体。蝇类对此病也有一定的传播作用。目前贾第虫已被认为是引起旅游者腹泻的重要病原之一。

(六)防治原则

开展卫生宣传教育,注意个人卫生和饮食卫生,加强水源保护是预防本病的重要措施。旅游者应饮用煮沸后的水。治疗患者和带虫者常用的药物有甲硝唑、呋喃唑酮、替硝唑等。

三、杜氏利什曼原虫

杜氏利什曼原虫(*Leishmania donovani*)又称黑热病原虫,主要寄生于人和其他哺乳动物的巨噬细胞内,引起人体利什曼病,又称黑热病。

(一)形态

1. 无鞭毛体(又称利杜体)　无鞭毛体寄生于人体和其他哺乳动物单核吞噬细胞内。虫体卵圆形,大小为$(2.9 \sim 5.7)\mu m \times (1.8 \sim 4.0)\mu m$。经瑞氏染色后,细胞质呈淡蓝色或深蓝色,核大而圆,被染成红色或淡紫色。核旁有一着色较深细杆状的动基体。动基体之前有一点状的基体,与根丝体相连(图 26 - 5A)。

2. 前鞭毛体(又称鞭毛体)　前鞭毛体寄生于白蛉胃内。发育成熟的虫体呈梭形,大小为$(11.3 \sim 20)\mu m \times (1.5 \sim 1.8)\mu m$。经瑞氏染色后,胞质呈蓝色,核深红色,位于虫体中部,动基体在前部,基体在动基体之前,由此发出一根鞭毛游离于虫体外(图 26 - 5B)。

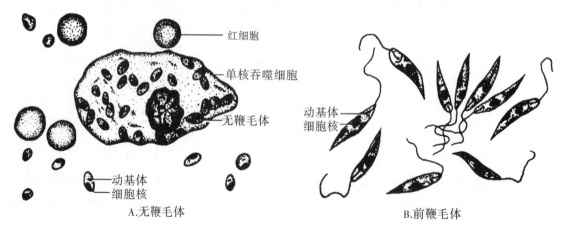

图 26 - 5　杜氏利什曼原虫的形态

(二)生活史

当雌性白蛉叮咬患者时,人体内的无鞭毛体随血液或皮肤内的巨噬细胞进入白蛉胃内,逐渐发育为前鞭毛体,并以二分裂法进行繁殖,约1周后大量具有感染力的前鞭毛体集中于白蛉口腔及喙内,当白蛉叮咬健康人时,前鞭毛体随白蛉涎液进入人体。前鞭毛体侵入人体后,被巨噬细胞吞噬,虫体逐渐变圆,失去前鞭毛而成为无鞭毛体。无鞭毛体在巨噬细胞内分裂繁殖,导致巨噬细胞破裂,释放出大量的无鞭毛体又进入其他巨噬细胞,重复上述增殖过程(图26-6)。

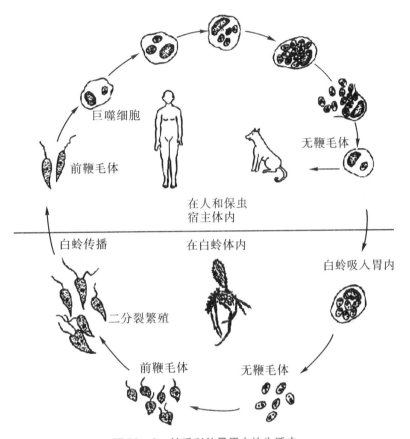

图 26 -6 杜氏利什曼原虫的生活史

(三)致病性

无鞭毛体在巨噬细胞内繁殖,引起巨噬细胞大量破坏和增生,导致脾、肝、淋巴结肿大,尤其以脾肿大最为常见。由于肝、肾功能减退,脾肿大导致脾功能亢进,血细胞遭到大量破坏,使血液内红细胞、白细胞和血小板均减少。患者可表现为长期不规则发热、贫血、鼻出血、齿龈出血、皮下出血和脾肿大等。机体抵抗力降低,易并发其他感染而导致死亡。

在我国杜氏利什曼原虫除引起内脏型黑热病外,还有皮肤型黑热病、淋巴结型黑热病。

(四)寄生虫学检查

通常取患者的骨髓或淋巴结穿刺物涂片染色镜检。发现无鞭毛体即可确诊。也可用免疫学检查做辅助诊断。

(五)流行

黑热病分布很广,主要流行于中国、印度及地中海沿岸国家。在我国曾流行于长江以北16个省、市、自治区。由于大力开展防治工作,我国已于1958年基本消灭了黑热病。杜氏利什曼原虫病是人畜共患疾病,除在人与人之间传播外,也可在动物与人及动物与动物之间传播,应引起重视。

(六)防治原则

彻底治疗患者。常用的特效药物为葡萄糖酸锑钠,抗锑患者可采用戊烷脒、二脒替等,会有很好的治疗效果。经多种药物治疗无效而脾高度肿大且有脾功能亢进者,可考虑脾切除。进行综合防治,捕杀病犬可减少传染源。灭蛉防蛉可切断传播途径。

第四节 孢子虫纲

一、疟原虫

疟原虫(*Plasmodium*)寄生于人体红细胞和肝细胞内,引起疟疾(malaria)。寄生于人体的疟原虫有间日疟原虫、恶性疟原虫、三日疟原虫和卵形疟原虫。在我国流行的主要是间日疟原虫和恶性疟原虫,其他两种少见。

(一)形态

疟原虫的鉴别主要依据红细胞内虫体的形态特征及被寄生红细胞的变化。4种疟原虫在人体红细胞内有各种不同的形态。疟原虫经瑞氏染色后,核为紫红色或红色,胞质为蓝色,疟色素呈棕褐色。现以我国常见的间日疟原虫为代表,将其红细胞内期的形态描述如下。

1. 早期滋养体　又称环状体,大小约占红细胞直径的1/3,胞质呈环状,中间出现大空泡,细胞核位于胞质的一侧,虫体似一枚宝石戒指。被寄生的红细胞没有明显变化。

2. 晚期滋养体　又称大滋养体,虫体增大,伸出伪足,形态不规则。胞质中出现少量棕褐色丝状疟色素和少量空泡。被寄生的红细胞胀大,颜色变淡,并出现染成淡红色的小点,称薛氏小点。

3. 裂殖体　晚期滋养体发育成熟,虫体变圆,胞质内空泡消失,核开始分裂,但胞质尚未分裂,疟色素开始增多,此时称未成熟裂殖体。当胞核分裂到12~24个时,胞质随之分裂,分裂的每一小部分胞质包绕1个胞核,形成裂殖子,疟色素集中呈块状。含裂殖子的虫体称为成熟裂殖体。此时红细胞出现泡状隆起、胀大而失去其双凹面形状。

4. 配子体　疟原虫经过几次红细胞内裂体增殖后,部分繁殖子进入红细胞内不再进行裂体增殖,而发育为雌配子体和雄配子体。雌配子体占满胀大的红细胞,胞质深蓝色,核深红色,稍小,多位于虫体一侧;雄配子体胞质浅蓝色而略带红色,核淡红色且较大,多位于虫体中央(图26-7)。

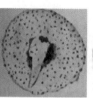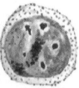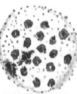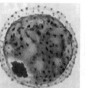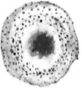

| 早期滋养体 | 晚期滋养体 | 未成熟裂殖体 | 成熟裂殖体 | 雌配子体 | 雄配子体 |

图26-7　间日疟原虫的各期形态

(二)生活史

疟原虫的生活史包括在人体内和雌性按蚊体内两个发育阶段。在人体内进行裂体生殖并开始有性生殖;在雌性按蚊体内完成有性生殖和孢子增殖。4种疟原虫的生活史基本相同,现以间日疟原虫生活史为例叙述如下(图26-8)。

1. 在人体内的发育　疟原虫在人体内有肝细胞内发育(红细胞外期)和红细胞内发育(红细胞内期)阶段。

(1)红细胞外期(简称红外期):当体内含有子孢子的雌性按蚊叮咬人吸血时,子孢子随蚊的唾液进入人体,约30分钟后部分子孢子侵入肝细胞,在肝细胞内进行裂体增殖,形成红外期裂殖体,每个成熟的裂殖体含许多裂殖子。随着肝细胞破裂裂殖子散出,一部分被吞噬细胞吞噬,一部分随血流侵入红细胞。

间日疟原虫的子孢子有速发型和迟发型两种生物类型。迟发型子孢子进入肝细胞后,经不同时间休眠后才被激活,进行红外期裂体增殖,然后再侵入红细胞内发育增殖,引起疟疾复发。

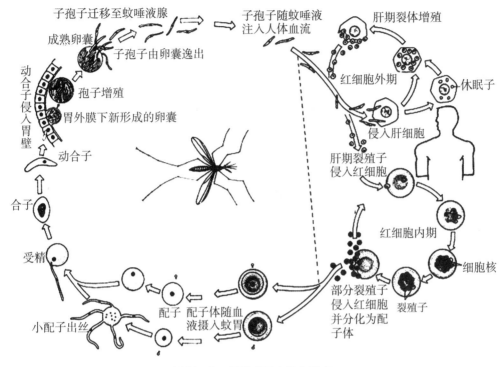

图 26 - 8　间日疟原虫的生活史

(2)红细胞内期(简称红内期):当裂殖子随血流侵入红细胞后,逐渐发育为环状体、大滋养体,继而发育为裂殖体。裂殖体成熟后胀破红细胞释出裂殖子,裂殖子一部分被吞噬,一部分侵入其他正常的红细胞,重复其裂殖体增殖过程,如此反复进行。完成一代裂殖体增殖的时间:间日疟原虫、恶性疟原虫和卵形疟原虫均需 48 小时,三日疟原虫需 72 小时。

间日疟原虫经 3 ~ 5 代裂体增殖后,部分裂殖子进入红细胞后不再进行裂体增殖,而是发育成为雌、雄配子体。配子体的形成是有性生殖的开始,成熟的配子体被适宜的雌性按蚊吸入后,在蚊的胃中进行有性生殖。否则在人体内经 30 ~ 60 天即衰老变性,而被吞噬细胞吞噬消灭。

2. 在按蚊体内的发育　当按蚊叮咬疟疾患者后,疟原虫被吸入蚊胃,环状体、大滋养体、裂殖体被消化,雌配子体发育为雌配子,雄配子体形成 4 ~ 8 个雄配子,雌、雄配子受精形成合子,完成配子生殖。合子继续发育为动合子,穿过蚊胃上皮细胞间隙,停留在蚊胃弹性纤维膜下形成圆形的囊合子(卵囊),卵囊内的核不断分裂,形成大量的子孢子。卵囊成熟后释放出子孢子,或因卵囊破裂后子孢子散出而进入蚊血腔,最后到达蚊的唾液腺内。子孢子是疟原虫的感染阶段,当含子孢子的按蚊再叮咬人时,子孢子随蚊的唾液进入人体,重新开始在人体内发育。

(三)致病性

红细胞内期是疟原虫的致病阶段。子孢子进入人体至疟疾发作前的间期为潜伏期,即疟原虫红外期发育和一定时期的红内期裂体增殖而使疟原虫达到一定数量所需的时间。间日疟的短潜伏期为11 ~ 25 天,长潜伏期为 6 ~ 12 个月或更长,恶性疟的潜伏期为 7 ~ 27 天,三日疟为 28 ~ 37 天。

1. 疟疾发作　由红内期的裂体增殖所致,当裂殖体成熟并胀破红细胞后,由于原虫的代谢产物、红细胞碎片和变性的血红蛋白等进入血流,其中一部分被巨噬细胞、中性粒细胞吞噬,刺激这些细胞产生内源性致热原,它和疟原虫的代谢产物共同作用于宿主下丘脑的体温调节中枢引起典型的疟疾发作。

典型的疟疾发作表现为周期性的寒战、发热和出汗退热 3 个阶段。这种周期性特点与疟原虫红内期裂体增殖周期一致。间日疟和卵形疟隔日发作 1 次;三日疟隔两天发作 1 次;恶性疟起初为隔日发作 1 次,以后则出现每天发作或间歇期不规则。但初发的间日疟在早期往往每天发作 1 次,三日疟隔日或每天发作。这种现象可能是因为疟原虫在肝细胞内发育不同步,不同时间不同批次的裂殖子先后侵入红细胞所致。但经过几次发作之后,机体免疫力增强,疟原虫优胜劣汰,因而出现典型的有规律的周期性发作。如为混合感染,则发作的时间间隔无规律性。此外,儿童和进入流行区的初患病例,发作多不典型。

2. 疟疾的再燃与复发 急性疟疾发作停止后,如红细胞内疟原虫未彻底清除,在一定条件下又可大量增殖,经数周或数月,在无重复感染的情况下,又出现疟疾发作,称为再燃。间日疟初发停止后,若血液中疟原虫已被彻底清除,而肝细胞内迟发型子孢子开始其红外期发育,继之侵入红细胞进行裂体增殖,引起疟疾发作,称为复发。

3. 凶险型疟疾 无免疫力或因各种原因延误治疗的疟疾患者,可因血中原虫数量剧增而出现凶险症状。常见的凶险型疟疾有脑型、超高热型等,多表现为持续高热、抽搐、昏迷、重症贫血、肾功能衰竭等,若不及时诊治,死亡率很高。凶险型脑部病变一般认为是因脑部微血管被疟原虫所寄生的红细胞阻塞,造成局部缺氧和营养耗竭所致。

(四)寄生虫学检查

1. 病原学检查 从受检者耳垂或指尖采血做薄血膜和厚血膜,经吉姆萨或瑞氏染色后镜检。①薄血膜中虫体形态结构较明显,容易识别,可用于鉴别虫种,适用于临床诊断,但费时且检出率低。②厚血膜中虫体数较多,检出率高,但由于红细胞已经溶解,虫体皱缩变形,不易识别。所以最好在同一玻片上同时制作厚、薄血膜,在厚血膜中查到疟原虫后再查薄血膜鉴定虫种。间日疟和三日疟的采血时间在发作后数小时至 10 余小时,恶性疟在发作开始时采血。

2. 免疫学检查 多用于流行病学调查。常用的方法有间接荧光抗体试验、间接血凝试验和酶联免疫吸附试验等。一些新技术,如核酸探针、聚合酶链反应(PCR)等,将成为敏感、快捷的检查方法。

(五)流行

疟疾分布十分广泛,尤其是热带、亚热带和温带。在我国长江以南及黄河下游诸省比较普遍。间日疟广泛分布于长江以南山区、平原,黄河下游诸省平原地带;恶性疟流行于长江以南地区,特别是南方山区;三日疟在长江以南某些省区呈点状分布;卵形疟罕见。

疟疾的传染源是现症患者和带虫者。传播媒介是按蚊,主要是中华按蚊、嗜人按蚊、微小按蚊和大劣按蚊。在高疟区,儿童和外来无免疫力的人群是易感人群。低疟区居民的免疫力低,当有传染源时,很容易感染并造成当地疟疾暴发流行。另外,气候、地理和社会因素均会影响疟疾的传播。

(六)防治原则

消灭疟疾必须贯彻治疗、灭蚊、防护三结合的综合性防治措施。

1. 控制传染源 治疗患者和带虫者。如疟疾发作时可用氯喹、青蒿素等药物,以杀灭红细胞内期的疟原虫;伯氨喹可杀灭红细胞外期的疟原虫和配子体,氯喹和伯氨喹合用,可根治间日疟;乙胺嘧啶常用作预防药物。

2. 切断传播途径 采取综合措施,灭蚊、防蚊,减少蚊幼虫滋生地。

3. 保护易感人群 易感人群服药或接种疫苗,降低人群感染率。

屠呦呦与青蒿素

屠呦呦,女,我国首位诺贝尔生理学或医学奖获得者、共和国勋章获得者。多年从事中药和中西药结合研究,突出贡献是创制新型抗疟药青蒿素和双氢青蒿素,挽救了全球特别是发展中国家数百万人的生命。屠呦呦以此成为迄今为止第一位获得诺贝尔奖的中国本土科学家,实现了中国人在自然科学领域诺贝尔奖零的突破,她也是历史上第 12 位获诺贝尔生理学或医学奖的女性,堪称巾帼英雄。

屠呦呦研究青蒿素的过程中经历了不少坎坷和挫折,但她从不言败。她带领课题组科研人员翻阅了上百份中国古代医学典籍,从 2000 多个抗疟药方中精选了 640 个方药,开始逐一排查、试验。在经历了上百次失败,筛选了 300 余种中草药后,受东晋葛洪《肘后备急方》中一段关于青蒿描述的启发,屠呦呦终于发现,191 号青蒿乙醚中性提取物样品对疟原虫的抑制率达到几近 100%。屠呦呦又冒着生命危险亲自以身试药,证实了青蒿素抗疟的安全性和可靠性。年近九旬的屠呦呦还继续将全部精力放在青蒿素的研究上,让青蒿素物尽其用,发挥更大的作用。

二、刚地弓形虫

刚地弓形虫(*Toxoplasma gondii*)又称弓形虫或弓浆虫,广泛寄生于人和多种动物的各种有核细胞内。该虫是条件致病性原虫,当宿主免疫力降低时,可引起弓形虫病,造成严重后果。

(一)形态

在弓形虫的发育过程中,有 5 种不同的形态:滋养体、包囊、裂殖体、配子体和卵囊。在终宿主(猫和其他猫科动物)体内 5 种形态均可存在;在中间宿主(人、哺乳动物、鸟类、鱼类)体内仅有滋养体和包囊。

1. 滋养体 又称速殖子(tachyzoite),游离的虫体呈香蕉形或新月形,大小为 $(4\sim7)\mu m \times (2\sim4)\mu m$。经吉姆萨染色后,胞质呈淡蓝色,胞核呈紫红色,位于虫体中央。细胞内寄生的滋养体不断增殖,这些虫体由宿主细胞膜包绕,形成假包囊,内含大量速殖子。

2. 包囊 圆形或椭圆形,直径 $5\sim100\mu m$,多为 $30\sim60\mu m$,外有一层坚韧的囊壁,内含大量缓殖子(bradyzoite),形态与速殖子相似。

3. 卵囊 圆形或椭圆形,大小约为 $10\mu m \times 12\mu m$,囊壁光滑,成熟卵囊内含 2 个孢子囊,每个孢子囊内有 4 个新月形子孢子。

(二)生活史

弓形虫生活史复杂,完成生活史需要 1 种以上的脊椎动物宿主(图 26-9)。

1. 在中间宿主体内的发育 成熟卵囊、动物肉类中的包囊或假包囊被人和其他中间宿主吞食后,子孢子或滋养体在肠内逸出后侵入肠壁,经血流或淋巴循环扩散至脑、心、肝、肺、肌肉及淋巴结内进行无性增殖,形成假包囊。宿主细胞破裂时,假包囊内释出的速殖子随血流和淋巴循环重新侵入新的组织细胞,如此反复繁殖。当机体免疫功能正常时,虫体繁殖减慢,分泌囊壁,形成包囊,囊内含缓殖子。包囊可在中间宿主的脑、眼及骨骼肌中长期存活。

2. 在终宿主体内的发育 当猫及其他猫科动物食入成熟卵囊或动物肉中的包囊及假包囊后,子孢子或滋养体逸出并侵入其小肠上皮细胞内发育繁殖。经数次裂体增殖后,部分裂殖子发育为雌、雄配子体,并发育为雌、雄配子,受精后成为合子,逐渐发育为卵囊。卵囊落入肠腔随粪便排出体外,在适宜环境中经 $2\sim4$ 天发育为具感染性的成熟卵囊,可感染中间宿主或再感染终宿主。

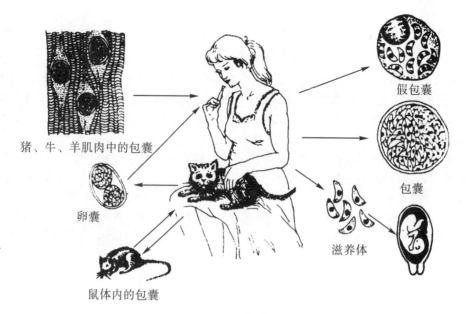

猪、牛、羊肌肉中的包囊

假包囊

卵囊

包囊

滋养体

鼠体内的包囊

图 26 - 9　刚地弓形虫的生活史

（三）致病性

虫体在细胞内寄生和反复迅速繁殖,使细胞被破坏,因而引起组织炎症和水肿。根据其感染途径可分为以下几种。

1. **先天性弓形虫病**　先天性弓形虫病多发生于初孕妇女,经胎盘传播。受染胎儿或婴儿多数表现为隐性感染,有的出生后数月甚至数年才出现症状;也可造成孕妇流产、早产、畸胎或死产,尤以早孕期感染,畸胎发生率高。以脑积水、大脑钙化灶、视网膜脉络膜炎和精神、运动的障碍为先天性弓形虫病的典型表现。此外,可伴有全身性表现,在新生儿期即有发热、皮疹、呕吐、腹泻、黄疸、肝脾肿大、贫血、心肌炎、癫痫等。融合性肺炎是常见的死亡原因。

2. **后天性弓形虫病**　食入受卵囊污染的水、食物及未熟的含包囊、假包囊的肉类均可能感染。后天性弓形虫病可因虫体侵袭部位和机体反应性差异而呈现不同的临床表现,多数呈隐性感染。当感染者患有恶性肿瘤、接受器官移植使用免疫抑制剂或免疫力降低的其他疾病(如艾滋病等)都可使隐性感染状态转为急性感染。临床表现多种多样,常有淋巴结肿大、脑炎、脑膜脑炎、癫痫和精神异常、心肌炎、肺炎、视网膜脉络膜炎等。

（四）寄生虫学检查

1. **病原学检查**　取急性期患者的腹腔积液、胸腔积液、羊水、脑脊液或血液等离心后取沉淀物做涂片,经吉姆萨染色镜检弓形虫滋养体,但此法检出率不高。

2. **免疫学检查**　免疫学诊断已成为当今广泛应用的诊断手段。常用的有弓形虫染色试验、间接血凝试验、间接荧光抗体试验、酶联免疫吸附试验,其中间接血凝试验和酶联免疫吸附试验应用广且效果好。近年来 PCR 及 DNA 探针技术已应用于该病的检查,具有敏感性、特异性强的优点。需注意的是先天性弓形虫病和免疫受损的患者可能不出现特异性抗体。

（五）流行

弓形虫病呈世界性分布,人群感染相当普遍。造成弓形虫病流行的因素有很多:①滋养体、包囊及卵囊都具有较强的抵抗力;②生活史各阶段均具感染性;③卵囊排放量大;④在终宿主之间、中间宿主之间、终宿主与中间宿主之间均可相互传播;⑤传播途径多,经胎盘、口、损伤的皮肤和黏膜、输血、与感染动物密切接触等都可传播;⑥与不良饮食习惯有关。

（六）防治原则

防止弓形虫病流行重在预防。应加强对家畜、家禽和可疑动物的监测和隔离;加强肉类检疫制度和饮食卫生管理,教育群众不吃生或半生的肉制品;定期对孕妇做弓形虫常规检查,以预防先天性弓形虫病的发生。及时治疗急性期患者,常用的药物为复方新诺明、乙胺嘧啶,联合用药可提高疗效。孕妇的首选药物为螺旋霉素。疗程中适当配合使用免疫增强剂可提高宿主的抗虫能力。

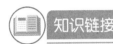

TORCH

TORCH 指可导致先天性宫内感染及围产期感染而引起围产儿畸形的病原体,它是一组病原微生物的英文名称缩写,其中 T(toxoplasma)是弓形虫,O(others)是其他病原微生物,如梅毒螺旋体、水痘－带状疱疹病毒、细小病毒 B19、柯萨奇病毒等,R(rubella virus)是风疹病毒,C(cytomegalo virus)是巨细胞病毒,H(herpes virus)是单纯疱疹病毒。

TORCH 的感染影响着人口素质,与优生优育有重要的关系。TORCH 感染容易造成孕妇流产、死胎,胎儿出生后有严重的智力障碍,给家庭造成极大的精神及经济负担。因此,为减少病儿的出生率及提高出生人口素质,TORCH 感染的血清学筛查对优生优育具有重要的现实意义,临床工作者应进一步加强对孕妇的宣传教育,积极做好 TORCH 感染的血清学筛查以便及早发现不良妊娠并及时处理。对新生儿也应常规开展 TORCH 检测,以便早发现、早诊断、早治疗。

三、隐孢子虫

隐孢子虫(Cryptosporidium)广泛存在于动物中,亦可寄生于人体。该虫是机会致病性原虫,也是一种引起腹泻的重要病原体。其致病性在国外的研究报道日趋增多,在国内近几年也逐渐引起人们的注意。

隐孢子虫生活史中有滋养体、裂殖体、配子体和卵囊等阶段。人误食成熟卵囊后,在消化液的作用下,子孢子从囊内逸出,侵入肠上皮细胞,发育为滋养体,经二代裂体增殖,成熟的二代裂殖体释出的裂殖子发育成为雌、雄配子体,两者结合形成合子,合子最后发育成卵囊。卵囊有薄壁和厚壁两种类型。薄壁卵囊中的子孢子逸出后直接侵入宿主肠上皮细胞,而致宿主自身体内重复感染;厚壁卵囊随宿主粪便排出体外,可感染新宿主。整个生活史需 5 ~ 11 天。隐孢子虫病的临床症状和严重程度取决于宿主的免疫功能与营养状况。免疫功能正常者感染虫体后,常表现为自限性腹泻,粪便呈水样、量大,可有腹部痉挛性疼痛、恶心、厌食、发热和全身不适。尤为值得关注的是,隐孢子虫是艾滋病患者肠道感染的常见病原体,感染后常危及生命。

检查方法为取粪便标本做金胺－酚或改良抗酸染色镜检,最好在发现阳性后,再用改良抗酸染色法进行鉴别,以提高检出率。

隐孢子虫病呈世界性分布。在我国的腹泻儿童中,隐孢子虫的检出率为 1.36% ~ 13.3%。农村多于城市,畜牧地区尤多。以粪－口方式传播,婴幼儿、接受免疫抑制剂治疗的患者及先天或后天免疫功能低下者尤易感染。加强人、畜粪便管理,注意个人和饮食卫生是防止隐孢子虫病流行的基本措施。对于免疫功能低下的人群,尤其是艾滋病患者要加强保护。目前,对于本病的治疗尚无理想的有效药物,国内曾有学者试用大蒜素治疗,有一定疗效。

四、卡氏肺孢子虫

卡氏肺孢子虫(*Pneumocystis carinii*)简称肺孢子虫。该虫寄生于人和其他哺乳动物的肺组织内,引起卡氏肺孢子虫肺炎,或称肺孢子虫病。

卡氏肺孢子虫生活史中有滋养体期、囊前期和包囊期3个时期。主要是通过空气和飞沫传播。感染期包囊经呼吸道进入肺泡,囊内小体脱囊,成为滋养体,以二分裂、内出芽或接合方式繁殖。滋养体细胞膜渐增厚形成囊壁,进入囊前期;随后囊内核进行分裂,接着胞质分裂包围着每个核,形成囊内小体。发育成熟的包囊含8个囊内小体,以后脱囊而出形成滋养体(图26－10)。

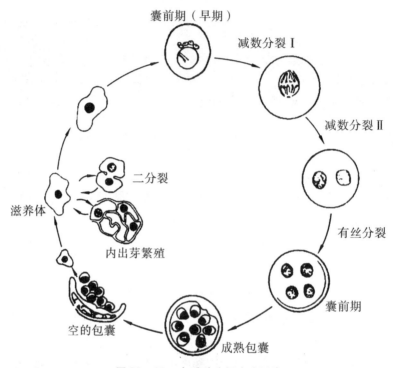

图26－10 卡氏肺孢子虫生活史

卡氏肺孢子虫为机会致病性原虫,健康人感染后多为隐性感染。当宿主免疫力低下时,潜伏状态的虫体大量繁殖,并在肺组织内扩散导致间质性浆细胞性肺炎,即肺孢子虫病。肺孢子虫病临床上有两种类型:①流行型(儿童型):多发生于早产儿或营养不良的婴儿,患儿通常有高烧、拒食、干咳、呼吸和脉搏加快,严重时可出现呼吸困难和紫绀。X线检查可见双肺弥漫性浸润灶。病死率达50%。②散发型(成人型):多发生于艾滋病患者、恶性肿瘤患者、器官移植术后及其他免疫功能低下者。临床表现不典型,有的患者可出现腹泻或上呼吸道感染等症状,多数患者起病急、高烧,肺部无明显啰音。X线检查可见两肺弥漫性阴影或斑点状影。收集痰液或支气管分泌物涂片染色镜检,找到包囊为确诊依据。该病如治疗不及时,病死率很高。

卡氏肺孢子虫病呈世界性分布。我国最早报告于1959年,目前已有不少病例。卡氏肺孢子虫病是艾滋病患者最常见的并发症及死亡的主要原因之一。随着免疫抑制剂的广泛应用和艾滋病在世界各地的蔓延流行,肺孢子虫的机会感染将成为一个严重的问题。治疗药物主要有复方新诺明和乙胺嘧啶等,应用喷他脒或氨苯砜也有一定的疗效。

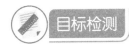 **本章小结**

　　原虫为单细胞低等动物,在自然界分布广泛。原虫种类繁多,绝大多数营自生生活,少数营寄生生活。能引起人体疾病的原虫称为医学原虫。在我国,严重危害人类健康的原虫主要有溶组织内阿米巴、杜氏利什曼原虫、阴道毛滴虫、疟原虫、刚地弓形虫等。

　　原虫体积微小,需借助显微镜才能观察到。原虫的运动方式有伪足运动、鞭毛运动和纤毛运动。原虫可通过直接渗透、吞饮或吞噬等多种方式摄取所需营养;原虫的生殖方式有两种,即无性生殖和有性生殖。个别虫种无性生殖和有性生殖交替出现,这种现象称为世代交替。

　　具有运动、摄食和生殖能力的原虫生活史期统称为滋养体期。许多原虫的滋养体在不良条件下可分泌囊壁,形成不活动的包囊或卵囊,增加抵抗力。可根据有无运动细胞器和细胞器类型,将原虫分为根足虫、鞭毛虫、纤毛虫和孢子虫四大类。

（李庆华）

目标检测

参考答案

一、选择题

1.溶组织内阿米巴的感染阶段是(　　　)。

　A.单核包囊　　　　　　　　B.小滋养体　　　　　　　　C.大滋养体

　D.4核包囊　　　　　　　　E.细菌多糖

2.溶组织内阿米巴的致病阶段是(　　　)。

　A.大滋养体　　　　　　　　B.小滋养体　　　　　　　　C.双核包囊

　D.4核包囊　　　　　　　　E.荚膜

3.阴道毛滴虫的运动方式是(　　　)。

　A.螺旋式　　　　　　　　　B.翻滚式　　　　　　　　　C.穿梭式

　D.直线式　　　　　　　　　E.变形运动

4.阴道毛滴虫的致病机制主要是(　　　)。

　A.原虫侵入阴道上皮　　　　B.原虫溶解阴道上皮　　　　C.妨碍乳酸杆菌的糖原酵解作用

　D.增强乳酸杆菌的糖原酵解作用　　E.荚膜的物理刺激

5.阴道毛滴虫的常用病原学检查方法是(　　　)。

　A.直接涂片法　　　　　　　B.碘液涂片法　　　　　　　C.自然沉降法

　D.饱和盐水漂浮法　　　　　E.直接肉眼观察法

6.杜氏利什曼原虫的感染途径是(　　　)。

　A.经口感染　　　　　　　　B.经接触感染　　　　　　　C.经皮肤感染

　D.经胎盘感染　　　　　　　E.经媒介昆虫叮咬

7.杜氏利什曼原虫的感染阶段是(　　　)。

　A.成熟包囊　　　　　　　　B.未成熟包囊　　　　　　　C.滋养体

　D.前鞭毛体　　　　　　　　E.无鞭毛体

8.疟原虫的感染方式为(　　　)。

　A.配子体经输血感染　　　　B.子孢子直接钻入皮肤　　　C.由雌按蚊叮咬传播

　D.空气传播　　　　　　　　E.接触土壤传播

9.疟原虫对人体的主要致病阶段是(　　　)。

　A.红内期　　　　　　　　　B.配子体　　　　　　　　　C.子孢子

　D.红外期　　　　　　　　　E.滋养体

10. 疟原虫引起贫血的主要原因是( )。

    A. 疟原虫直接破坏红细胞、脾功能亢进、免疫溶血和骨髓造血功能受抑制

    B. 疟原虫寄生在肝细胞中,影响肝功能

    C. 疟原虫侵犯幼稚的红细胞和免疫溶血

    D. 疟原虫侵犯成熟的红细胞和脾功能亢进

    E. 疟原虫直接侵犯皮肤

二、问答题

简述阴道毛滴虫的防治原则。

第二十七章　医学节肢动物

课件

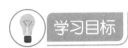

素质目标: 具备严谨认真的工作态度和预防为主的意识,具有关爱生命、救死扶伤的职业素养。

知识目标: 掌握常见医学节肢动物的致病性、流行和防治原则。熟悉常见医学节肢动物的生活史。了解常见医学节肢动物的形态特点。

能力目标: 能够运用所学的寄生虫知识,分析寄生虫检验报告单,能进行健康科普宣教。

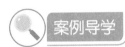

　　患者,男,50岁,阿坝州某县人,因反复咳嗽、咯痰,伴有潮热、盗汗1年到医院就诊。医院以"慢性支气管炎伴肺气肿"收治入院。上腹部磁共振示肝硬化,脾大,腹膜后多个肿大淋巴结。血常规示三系呈进行性下降。后做骨髓细胞学检查,查到了利-杜小体。依据流行病学史、临床症状、实验室检查等,确诊为黑热病。

　　请问:

　　黑热病是由哪种节肢动物传播的?

第一节　医学节肢动物概述

一、医学节肢动物的概念及特征

　　医学节肢动物(medical arthropod)属无脊椎动物,种类繁多,分布广泛。凡以叮咬、骚扰、吸血、寄生、传播疾病等方式危害人体健康的节肢动物称为医学节肢动物。研究节肢动物的目的在于了解和掌握其形态特征、生态习性、与人类疾病的关系,并利用其生活史过程中的薄弱环节,有效地控制医学节肢动物引起的人类疾病。

　　节肢动物的主要特征是:①虫体分节、左右对称,附肢成对,分节;②体壁由几丁质的外骨骼组成;③循环系统为开放式,整个循环系统的主体称为血腔;④发育史大多经历蜕皮和变态。

二、医学节肢动物的分类

　　节肢动物门有13个纲,重要的医学节肢动物分属昆虫纲、蛛形纲、甲壳纲、唇足纲。其中,昆虫纲和蛛形纲与人类疾病关系密切。昆虫纲虫体分头、胸、腹3部分,头部具有触角1对,胸部有足3对,多数种类有翅1~2对,与人类疾病有关的主要是蚊、蝇、白蛉等;蛛形纲虫体分头胸部和腹部两部分,或头、胸、腹融合成为颚体和躯体,无触角,无翅,幼虫有足3对,若虫与成虫有足4对,与人类疾病关系密切的主要有蜱、螨等。

三、医学节肢动物的生态与变态

节肢动物的生态是指节肢动物与周围环境的相互关系。包括动物、植物因素,地理、温度、湿度、雨量、光照及水域等非生物性因素。它们对节肢动物的滋生习性、食性、季节消长、活动、栖息与越冬等都起重要作用。了解这些关系,方可从中找出不利于节肢动物生存的关键因素,制订出有效的防治措施,从而控制它们对人体的危害。

节肢动物从卵发育到成虫的过程中,其形态结构、生理特征和生活习性等的一系列变化称为变态。根据生活史阶段是否有蛹期又分为全变态和半变态。经过卵、幼虫、蛹、成虫 4 个发育时期,各个时期的形态和生活习性完全不同的称为全变态,如蚊、蝇、蚤等。经过卵、若虫、成虫 3 个发育时期或卵、幼虫、若虫、成虫 4 个时期,若虫体小,生殖器官未发育成熟,但其形态和生活习性与成虫基本相似的称为半变态。

四、医学节肢动物对人体的危害

医学节肢动物对人体的危害可概括为直接危害和间接危害两大方面。

（一）直接危害

1.吸血和骚扰 如蚊、蚤、虱、蜱、螨等均能叮刺吸血,影响人的工作和睡眠。

2.寄生 如人疥螨寄生于皮肤引起疥疮。

3.毒害作用 由于某些节肢动物具有毒腺、毒毛或者体液有毒,螫刺时分泌毒液注入人体而使人受害。如蜈蚣、蝎子、毒蜘蛛等刺咬人后,不仅局部产生红、肿、痛,还可引起全身症状。

4.致敏作用 节肢动物的分泌物、代谢产物等异种蛋白,可作为变应原引起超敏反应,如尘螨引起鼻炎等。

（二）间接危害

节肢动物携带病原体传播疾病。传播疾病的节肢动物称传播媒介或病媒节肢动物。由节肢动物传播的疾病称虫媒病。节肢动物传播疾病的方式有机械性传播和生物性传播两种。

1.机械性传播 病原体在节肢动物体表附着或在体内简单通过,其形态、数量和致病性均不发生变化,节肢动物只对病原体进行机械性携带。如蝇传播细菌性痢疾、伤寒等疾病。

2.生物性传播 病原体在节肢动物体内经历了发育、增殖,才能传播到新的宿主。否则,病原体不能引起人体的感染。如蚊传播丝虫病、疟疾等疾病。

节肢动物对人体最大的危害是传播疾病,它们不但能在人与人之间传播,也能在动物与动物之间以及动物与人之间传播。因此,节肢动物既是某些疾病的传播媒介,又是病原体的长期储存宿主。

五、医学节肢动物的防治原则

对医学节肢动物的防治工作,须根据其生物学特点,有针对性地采用物理、化学、生物方法以及改造环境等综合性防治措施。

（一）环境防治

根据节肢动物的生态习性和季节消长规律,消除医学节肢动物的滋生场所。如搞好环境卫生,彻底清除垃圾、粪便、污物等;加强室内通风、采光;讲究个人卫生和公共卫生等。

（二）物理防治

利用机械阻挡、热、电、光等物理方法消灭医学节肢动物。如用机械阻挡(安装纱窗纱门、挂蚊帐等)避防蚊、蝇;用紫外线灯诱杀蚊虫;用热水灭臭虫;用蒸汽灭虱等。

（三）化学防治

用化学杀虫剂（如菊酯类药物等）滞留喷洒和毒饵诱杀等措施消灭医学节肢动物。

（四）生物防治

用节肢动物的天敌来消灭医学节肢动物。如池塘养鱼、养鸭等，捕食蚊的幼虫可大量减少蚊幼虫的密度；用寄生蜂消灭蝇蛹；用苏云金杆菌可使蝇幼虫中毒死亡。

（五）遗传防治

通过改变或取代医学节肢动物遗传物质的方法（射线不育法、化学不育法、基因杂交法等）降低其生殖能力来达到消灭医学节肢动物的目的。如用雄性不育蚊与自然界的雌蚊交配来达到消灭蚊的目的。

第二节　常见的医学节肢动物

我国常见的医学节肢动物有蚊、蝇、白蛉、蜚蠊、蚤、虱、臭虫、螨和蜱等10余种。直接致病的医学节肢动物主要有：蝇蛆，可引起蝇蛆病；疥螨，能引起疥疮；尘螨，可引起过敏性鼻炎、皮炎、哮喘。其他医学节肢动物主要传播传染病和寄生虫病。我国常见医学节肢动物传播的病原体及相应疾病见表27-1。

表27-1　我国常见医学节肢动物传播的病原体及相应疾病

医学节肢动物种类	病原体种类	传播的相应疾病
蚊	疟原虫 丝虫 流行性乙型脑炎病毒	疟疾 丝虫病 流行性乙型脑炎
蝇	沙门菌、志贺菌、霍乱弧菌 蛔虫卵、鞭虫卵、蛲虫卵 溶组织内阿米巴	伤寒、菌痢、霍乱 蛔虫病、鞭虫病、蛲虫病 阿米巴痢疾
白蛉	杜氏利什曼原虫	黑热病
蜚蠊	沙门菌、志贺菌、霍乱弧菌 蛔虫卵、鞭虫卵、蛲虫卵 溶组织内阿米巴	伤寒、菌痢、霍乱 蛔虫病、鞭虫病、蛲虫病 阿米巴痢疾
蚤	鼠疫耶尔森菌 莫氏立克次体 微小膜壳绦虫	鼠疫 地方性斑疹伤寒 微小膜壳绦虫病
虱	普氏立克次体	流行性斑疹伤寒
蜱	森林脑炎病毒	森林脑炎
恙螨	恙虫热立克次体	恙虫热

一、蚊

蚊（mosquito）属双翅目蚊科，目前全世界已知有38属3350多种，我国有18属370多种，是最重要的一类医学昆虫。与人类疾病有关的主要是按蚊属、库蚊属和伊蚊属。

1.形态　蚊体长1.6～12.6mm，呈灰褐色、棕褐色或黑色，分头、胸、腹三部分（图27-1）。

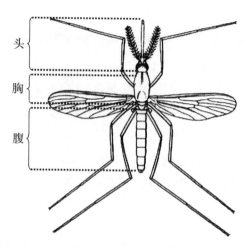

图 27-1 蚊的形态

2. 生活史 蚊的发育为全变态,生活史分卵、幼虫、蛹和成虫 4 个阶段。前 3 个时期生活于水中,成虫生活于陆地。雌雄交配后,雄蚊死亡,雌蚊吸血后,卵巢发育,产卵于水中。卵在 28℃ 时经 2~3 天孵出幼虫,7~8 天蜕皮,4 次化蛹,再经 2 天羽化为成蚊。完成一代需 2 周,一年可繁殖 7~8 代,雄蚊寿命 1~3 周,雌蚊寿命 1~2 个月。

3. 生态习性 三属主要蚊种幼虫孳生地不同:按蚊滋生于稻田、小溪等大型清洁水体;库蚊孳生于洼地积水、下水道等污染水体;伊蚊孳生于树洞、盆等小容器水体。雄蚊多栖息于野外杂草和树丛中,以植物汁为食;雌蚊多在羽化后 2~3 天开始吸血,吸血后卵巢才能发育成熟。伊蚊主要在白天吸血,其他蚊种多在夜晚吸血。气温低于 10℃ 时,蚊卵巢发育停滞,营养物质转化为脂肪,进入越冬。在热带和亚热带全年平均温度在 10℃ 以上的地区,无越冬现象。

4. 与疾病的关系 蚊不但骚扰、吸血,更重要的是作为媒介传播多种疾病,严重危害人类健康。

(1)疟疾:主要症状为周期性发冷、发热和出汗并引起贫血和脾大,在我国是长期危害人民健康的严重疾病之一。其传播媒介是按蚊,已知全世界约 60 种按蚊可传播疟疾,在我国分布的有 20 余种。

(2)丝虫病:临床主要特征是肢体和生殖泌尿系统淋巴管淋巴结炎、象皮肿、鞘膜积液、乳糜尿等。我国班氏丝虫病的主要传播媒介是淡色库蚊和致倦库蚊,马来丝虫病的主要传播媒介为中华按蚊和嗜人按蚊。

(3)流行性乙型脑炎:是由乙脑病毒引起、蚊传播的一种人畜共患病。以高热、意识障碍、抽搐等神经系统症状为临床特征,好发于夏秋季节,在我国以三带喙库蚊为主要传播媒介。

(4)登革热:是由登革病毒引起、伊蚊传播的急性传染病。主要传播媒介是白纹伊蚊和埃及伊蚊。

二、蝇

蝇(fly)属双翅目,是一类重要的医学昆虫。我国大约有 1500 种,与疾病密切相关的种类多属蝇科、丽蝇科、麻蝇科和狂蝇科。

1. 形态 成蝇长 5~10mm,呈暗灰、黑、黄褐、暗褐等色,许多种类带有金属光泽,分头、胸、腹三部,全身被有鬃毛,鬃毛可携带病原体。

2. 生活史 蝇为全变态昆虫,除少数蝇类直接产幼虫外,生活史有卵、幼虫、蛹和成虫 4 个时期(图 27-2)。在夏秋季,卵产出后一天即可孵化成幼虫(俗称蛆),幼虫发育成熟后钻入周围干松的土里静止化蛹,蛹一般经 3~6 天羽化为成蝇,羽化后 1~2 天进行交配,一般一生仅交配一次,数日后雌虫产卵。整个生活史所需时间与蝇种、温度、湿度、食物等因素有关。在外界条件适宜时,完成一代需 20~30 天,成蝇寿命为 1~2 个月。

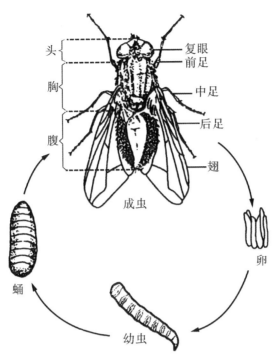

图 27 – 2 蝇的形态与生活史

3.生态习性 蝇的幼虫孳生于有机物质丰富的场所,蝇嗜食腐败的动植物、人和动物的食物、分泌物、排泄物等,且有边吃、边吐、边排泄的习性。由于蝇的食性特点使成蝇黏附大量的病原体,在机械性传播疾病方面具有重要意义。

4.与疾病的关系 蝇除骚扰人、污染食物外,更重要的是传播多种疾病和引起蝇蛆病。

(1)传播疾病:包括机械性传播和生物性传播,所传播的疾病有痢疾、霍乱、伤寒、阿米巴病、锥虫病等。

(2)蝇蛆病:蝇类幼虫寄生于组织器官中,导致蝇蛆病。如羊狂蝇幼虫寄生于眼引起眼蝇蛆病;纹皮蝇幼虫寄生于皮肤引起皮肤蝇蛆病等。

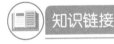知识链接

蝇蛆病

蝇蛆病是指蝇类的幼虫——蛆寄生在人体或动物体上引起的疾病。危害较大的主要是胃蝇蛆病、皮肤蝇蛆病和鼻蝇蛆病。牧区发生普遍。蝇蛆病的主要症状表现在蝇蛆对宿主或患者的机械刺激。患者常感到身体某部位有刺、痛、痒、异物感、移行感等。比如皮肤蝇蛆病患者会感到皮下锥痛,皮下有移行感,甚至可见蝇蛆移行后留下的痕迹。鼻蝇蛆病患者会打喷嚏,鼻内有异物感。泌尿生殖道蝇蛆病患者会感到下腹、尿道、阴道内有刺痛感、移行感,以及尿频、尿急、尿痛等。另外蝇蛆体表带有细菌,可能引起感染。引起鼻蝇蛆病的蝇蛆可能会通过鼻窦进入颅内,造成严重后果,甚至导致死亡。引起眼蝇蛆病的蝇蛆可能会进入眼球内部,破坏眼内组织,造成失明。

三、蚤

蚤(flea)属蚤目,俗称跳蚤,是哺乳类、鸟类和人类的体表寄生虫。我国目前报告的约有 480 种,是鼠疫等人畜共患病的传播媒介。

1.形态 蚤体小,体侧扁,长 3mm 左右,呈棕黄色或深褐色,有眼或无眼,无翅,足长发达,善于跳跃,全身有刚劲的刺,称为鬃。

2.生活史 蚤的发育为全变态,生活史有卵、幼虫、蛹和成虫 4 个阶段。雌虫交配后产卵,初产时

为白色,后逐渐变为暗黄色,在适宜条件下5~15天孵出幼虫,幼虫经2~3周,蜕皮2次,变为成熟幼虫,成熟幼虫吐丝成茧,在茧内经三次蜕皮、化蛹,蛹期1~2周,有时可达1年,受外界刺激后羽化。从卵发育为成虫约需1个月,蚤的寿命为1~2年。

3. 生态习性　蚤的宿主广泛,有鼠、猫、狗、猪、人等,雌蚤通常在宿主皮毛上和窝巢中产卵。由于卵壳缺乏黏性,宿主身上的卵最终都散落到其窝巢及活动场所,这些地方也就是幼虫的滋生地,如鼠洞、畜禽舍、屋角、墙缝、床下以及土坑等。雌雄蚤均吸血,且喜欢更换宿主,叮刺频繁,耐饥力强,有边吸边排便的习性。蚤对温度敏感,当宿主死亡尸体变冷,即离去另找新宿主,所以易造成疾病在不同宿主间传播。

4. 与疾病的关系　蚤对人类的危害主要有以下3个方面。

(1)叮刺骚扰:叮刺处瘙痒,可因搔抓感染造成溃疡。

(2)寄生:有些蚤类寄生于啮齿类或人类皮下。

(3)传播疾病:最重要的是鼠疫,其次是地方性斑疹伤寒。

四、虱

虱(louse)属虱目,是哺乳动物和鸟类的体外永久性寄生虫。在人体寄生的主要有人头虱、人体虱和耻阴虱2种。

1. 形态　虱体小、无翅、背腹扁平,足末端具有特殊的攫握器。

2. 生活史　虱的生活史分卵、若虫、成虫3个时期,为半变态。雌虫交配后1~2天产卵,卵俗称虮子,白色,卵期为1周。若虫从卵盖钻出后约2小时即能吸血,8~9天经3次蜕皮成为成虫。虱卵发育至成虫需16天,成虫寿命1~2个月。

3. 生态习性　寄生于人体的虱有人头虱、人体虱和耻阴虱。人头虱寄生在人头发间,人体虱主要生活在贴身衣裤的缝隙中,耻阴虱主要寄生于阴部及肛门周围的体毛上。若虫和雌雄成虫都嗜吸人血,并有边吸血边排便的习性。虱对温度和湿度都极其敏感,既怕热怕湿,又怕冷。虱一般情况下不会离开人体,当宿主患病或剧烈运动后体温升高、汗湿衣着,或死后尸体变冷,虱即爬离另觅宿主,这一习性利于疾病的传播。

4. 与疾病的关系　虱对人类的危害主要表现在叮咬和传播疾病上,传播的疾病主要有流行性斑疹伤寒、战壕热和虱传回归热。

五、蜱

蜱(tick)属寄螨目蜱总科。

1. 形态　虫体为椭圆形,未吸血时腹背扁平,背面稍隆起,成虫体长2~10mm,吸饱血后胀大如赤豆或蓖麻子状,可长达30mm。表皮革质,背面或具壳质化盾板。虫体分颚体和躯体两部分。蜱根据躯体背面有无坚硬的盾板,分为硬蜱和软蜱两大类。在躯体背面有壳质化较强的盾板的成虫,通称为硬蜱(图27-3),约有700种;无盾板者,通称为软蜱,约有150种。

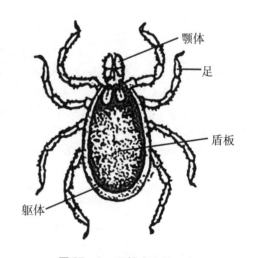

图27-3　硬蜱成虫的形态

2. 生活史　蜱的发育过程分卵、幼虫、若虫和成虫4个时期。成虫吸血后交配,落地产卵,在适宜条件下卵可在2~4周内孵出幼虫,幼虫形似若虫,但体小,有足3对,幼虫经1~4周蜕皮成若虫,若虫有足4对,无生殖孔,到宿主身上吸血,落地后再经1~4周蜕皮成为成虫。蜱完成一代生活史需 2 个月至 3 年不等,硬蜱寿命 1～10 个月不等,软蜱的成虫由于多次吸血和多次产卵一般可活五六年甚至数十年。

3. 生态习性　硬蜱多生活在森林、灌木丛、开阔的牧场、草原、山地的泥土中等,软蜱多栖息于家畜的圈舍、野生动物的洞穴、鸟巢及房间的缝隙中。蜱一般寄生在宿主皮肤较薄、不易被搔动的部位,如颈部、耳后、腋窝、大腿内侧、会阴部和腹股沟等处。硬蜱多在白天侵袭宿主,吸血时间较长,一般需要数天,软蜱多在夜间侵袭宿主,吸血时间较短,一般数分钟到 1 小时。蜱的吸血量很大,各发育期饱血后可胀大几倍至几十倍,雌硬蜱甚至可胀大 100 多倍。

4. 与疾病的关系　蜱对人体的危害包括以下几种。

(1)直接危害:蜱在叮刺吸血时宿主多无痛感,可造成叮咬局部充血、水肿,还可引起继发性感染。有些硬蜱唾液中的神经毒素可导致宿主运动性纤维传导障碍,引起上行性肌肉麻痹现象,称为蜱瘫痪,严重时可导致宿主呼吸衰竭而死亡。

(2)传播疾病:如森林脑炎、蜱媒回归热、莱姆病、Q 热、蜱传斑疹伤寒、细菌性疾病等。

六、疥螨

疥螨(sarcoptid mite)是一种永久性寄生螨类,寄生于人和哺乳动物的表皮角质层内,引起疥疮。寄生于人体的疥螨称人疥螨。

1. 形态　成虫虫体圆形或椭圆形,乳白或浅黄色,体长 0.2～0.5mm,背面隆起,有横形的波状横纹和成列的鳞片状皮棘,躯体后半部有几对杆状刚毛和长鬃,腹面光滑,仅有少数刚毛,足 4 对,足短粗,分 5 节,足的末端有吸垫或长刚毛。

2. 生活史　疥螨生活史分卵、幼虫、前若虫、后若虫和成虫 5 期。一般在夜间,雄虫和雌后若虫在人体皮肤表面交配,而后雄虫死亡,雌后若虫则钻入宿主皮下,蜕皮成雌虫。雌虫以人体表皮角质组织和淋巴液为食,在角质层间挖隧道产卵。雌虫一生可产卵 40～50 个,幼虫孵化后经 2 期若虫发育为成虫。完成一代生活史需 8～16 天,雌螨寿命 5～6 周。

3. 生态习性　疥螨常寄生于人体皮肤较柔软嫩薄之处,常见于指间、腕屈侧、肘窝、腋窝、腹股沟、外生殖器、乳房下等处,在儿童则全身皮肤均可被侵犯。

4. 与疾病的关系　主要引起疥疮。被疥螨寄生部位的皮损为小丘疹、小疱及隧道,多为对称分布。疥疮丘疹淡红色、针头大小、可稀疏分布,中间皮肤正常,亦可密集成群,但不融合。隧道的盲端常有虫体隐藏,呈针尖大小的灰白小点。剧烈瘙痒是疥疮最突出的症状,引起发痒的原因是雌螨挖掘隧道时的机械性刺激及生活中产生的排泄物、分泌物引起过敏反应。白天瘙痒较轻,夜晚加剧,睡后更甚。可能是由于疥螨夜间在温暖的被褥内活动能力较强或由于晚上啮食所致,故常影响宿主的睡眠。搔抓可引起继发性感染,发生脓疱、毛囊炎或疖肿。

七、蠕形螨

蠕形螨(demodicid mite)俗称毛囊虫,是一类永久性寄生螨。已知有 140 余种和亚种,其中毛囊蠕形螨和皮脂蠕形螨可寄生于人和哺乳动物的毛囊和皮脂腺内。

1. 形态　螨体细长呈蠕虫状,乳白色,半透明,成虫体长 0.1～0.4mm,雌虫略大于雄虫。颚体宽短呈梯形,躯体分足体和末体两部分。在足体腹面有足 4 对,末体细长,表面有环状横纹,末端钝圆。

2. 生活史　蠕形螨的生活史可分卵、幼虫、前若虫、若虫和成虫 5 个时期。雌雄交配后,雄虫死亡,雌虫产卵于毛囊或皮脂腺内,卵经 60 小时孵出幼虫,幼虫约经 36 小时蜕皮为前若虫,再经 72 小时发育蜕皮为若虫,经 2～3 天发育为成虫。完成一代生活史需 15 天,雌螨寿命在 4 个月以上。

3. 生态习性　蠕形螨主要寄生于人体的额、鼻、鼻沟、头皮、颏部、颧部和外耳道,还可寄生于颈、肩背、胸部、乳头、大阴唇、阴茎和肛门等任何有毛囊和皮脂腺的部位,主要刺吸宿主细胞取食皮脂腺分泌物,也以皮脂、角质蛋白和细胞代谢物为食。毛囊蠕形螨多为群居,而皮脂蠕形螨则单个寄生。

4.与疾病的关系　感染蠕形螨的人绝大多数为无症状的带虫者,故一般认为蠕形螨为条件致病病原体。其致病作用表现为寄生在皮脂腺的螨可引起皮脂腺分泌阻塞,虫体的代谢产物可引起超敏反应,虫体的进出活动可携带病原微生物,引起毛囊周围细胞浸润,以及纤维组织增生。因而患者可表现为鼻尖、鼻翼两侧、颊、颏眉间等处血管扩张,患处轻度潮红,继而皮肤出现弥漫性潮红、充血,继发红斑湿疹或散在针尖大小至粟粒大小的红色痤疮状丘疹、脓疱、结痂及脱屑、皮肤有痒感及烧灼感。根据广泛的调查证明,酒渣鼻、毛囊炎、痤疮、脂溢性皮炎和睑缘炎等皮肤病的发生与蠕形螨相关。

八、恙螨

恙螨(chigger mite)又称恙虫,成虫和若虫营自生生活,幼虫寄生在家畜和其他动物体表引起皮炎,传播恙虫病。全世界已知有 3000 多种,我国约有 420 种。

1.形态　幼虫多呈椭圆形,红、橙、淡黄或乳白色,体长 0.2 ~ 0.5mm。背面有盾板和背毛,腹面有3 对足。

2.生活史　恙螨生活史分卵、前幼虫、幼虫、若蛹、若虫、成蛹和成虫 7 期。雌虫产卵于泥土表层缝隙中,卵为球形,淡黄色,直径约 0.2mm,经 5 ~ 7 天卵内幼虫形成,卵壳破裂,逸出一个包有薄膜的前幼虫,再经 10 天左右发育,幼虫破膜而出,遇宿主即爬到身体上寄生,在宿主皮薄而湿润处叮刺,经2 ~ 3 天饱食后,坠落地面缝隙中,3 ~ 7 天后静止不动形成若蛹,蛹内若虫发育成熟后,从蛹背逸出。自幼虫静止至若虫孵出约需 12 天,若虫经 10 ~ 35 天静止变为成蛹,成蛹经 1 ~ 2 周发育为成虫。完成一代约需 3 个月,每年繁殖 1 ~ 2 代,成虫寿命平均为 10 个月。

3.生态习性　恙螨幼虫的宿主范围很广泛,以鼠类为主,约 50 种恙螨可侵袭人体。恙螨幼虫活动范围较小,多寄生在宿主皮肤较柔软嫩薄处,如人的腰、腋窝、腹股沟、会阴部等处。幼虫在宿主体身上叮刺吸吮时,先以螯肢爪刺入皮肤,然后注入唾液,宿主组织受溶组织酶的作用,上皮细胞、胶原纤维及蛋白发生变性,出现凝固性坏死,在唾液周围形成一个环圈,以后继续增长形成一条小吸管通到幼虫口中,称为茎口,被分解的组织和淋巴液,通过茎口进入幼虫消化道。幼虫在刺吸过程中,一般不更换部位或转换宿主。

4.与疾病的关系

(1)恙螨皮炎:多发生在腰、腋窝、腹股沟、会阴部等皮薄而湿润处,表现为丘疹和奇痒,有时可发生继发感染。

(2)恙虫病:是恙螨幼虫感染立克次体后叮咬人引起的一种急性传染病。其临床特征为起病急骤、持续高热、皮疹、皮肤受刺叮处有焦痂和溃疡、局部或全身浅表淋巴结肿大等。

九、尘螨

尘螨(dust mite)普遍存在于人类居住场所的尘埃中,是一种强烈的过敏原,可引起超敏反应性疾病。与人类过敏性疾病关系最密切的主要有屋尘螨和粉尘螨等。

1.形态　成虫是椭圆形,乳白色,体长 0.2 ~ 0.5mm。颚体位于躯体前端,螯肢为钳状,躯体表面有指纹状的细密或粗皱的皮纹,躯体背面前端有狭长盾板。雄虫体背后部还有后盾板,肩部有 1 对长鬃,后端有 2 对长鬃,生殖孔在腹面中央,肛门靠近后端,雄螨肛侧有肛吸盘,有足 4 对,跗节末端具钟形吸盘。

2.生活史　尘螨的生活史分卵、幼虫、第一期若虫、第二期若虫和成虫 5 个时期。卵椭圆形,乳白色,经 8 天孵出幼虫,幼虫、第一期若虫、第二期若虫在发育过程中各经 5 ~ 12 天的静息期和 2 ~ 3 天的蜕皮期。在适宜条件下完成一代生活史需 20 ~ 30 天。雄螨可存活 60 ~ 80 天,雌螨可存活长达 100 ~ 150 天。

3.生态习性　尘螨分布广泛,大多营自生生活。屋尘螨主要孳生于卧室内的枕头、褥被、软垫、沙发等家具中。粉尘螨还可在面粉厂、棉纺厂、食品仓库、中药仓库等的地面大量滋生。尘螨是一种啮食性的自生螨,以粉末性物质为食,如动物皮屑、面粉、棉籽饼和真菌等。尘螨的分泌物、排泄物、蜕下皮壳和死亡虫体,尤其是这些代谢产物在细菌与真菌作用下分解的微小颗粒,能在空气中飘浮,都是强烈的过敏原。

4.与疾病的关系　尘螨性过敏属于外源性超敏反应,患者往往有家族过敏史或个人过敏史,主要表现为尘螨性哮喘、过敏性鼻炎、过敏性皮炎等。

 知识链接

世界卫生日

为纪念《世界卫生组织宪章》通过日,1948年,在日内瓦举行的联合国第一届世界卫生大会上正式成立世界卫生组织,并决定将每年4月7日定为世界卫生日。每年世界卫生日的主题不同,但均为世卫组织关注的重点领域。确定世界卫生日的宗旨是希望引起世界各国对卫生问题的重视,并动员世界各国人民普遍关心和改善当前的卫生状况,提高人类健康水平。世界卫生日期间,包括中国在内的世界卫生组织各会员国都会举行庆祝活动,推广和普及有关健康知识,提高人民健康水平。

2014年世界卫生日的主题即预防病媒传播的疾病。世界半数以上人口因蚊子、苍蝇、水螺及其他媒介传播的疾病,诸如疟疾、登革热、利什曼病、莱姆病、血吸虫病和黄热病等而面临风险。每年有十亿多人感染病媒传播的疾病,一百多万人因此而死亡。

 本章小结

医学节肢动物属无脊椎动物,种类繁多,分布广泛。节肢动物从卵发育到成虫的过程中其形态结构、生理特征和生活习性等的一系列变化称为变态。医学节肢动物对人体的危害可概括为直接危害和间接危害两大方面。对医学节肢动物的防治工作,应根据其生物学特点,有针对性地采用物理、化学、生物方法以及改造环境等综合性防治措施。

(李庆华　陈保华)

 目标检测

一、选择题

参考答案

1.疟疾是由(　　)传播的。
A.蚊　　　　　　　　　B.蝇　　　　　　　　　C.白蛉
D.蚤　　　　　　　　　E.恙螨

2.阿米巴痢疾是由(　　)传播的。
A.蚊　　　　　　　　　B.蝇　　　　　　　　　C.白蛉
D.蚤　　　　　　　　　E.恙螨

3.鼠疫是由(　　)传播的。
A.蚊　　　　　　　　　B.蝇　　　　　　　　　C.白蛉
D.蚤　　　　　　　　　E.恙螨

4.恙虫病是由(　　)传播的。
A.蚊　　　　　　　　　B.蝇　　　　　　　　　C.白蛉

D. 蚤   E. 恙螨

5. 黑热病是由(   )传播的。
   A. 蚊   B. 蝇   C. 白蛉
   D. 蚤   E. 恙螨

6. 丝虫病是由(   )传播的。
   A. 蚊   B. 蝇   C. 白蛉
   D. 蚤   E. 恙螨

7. 流行性乙型脑炎是由(   )传播的。
   A. 蚊   B. 蝇   C. 白蛉
   D. 蚤   E. 恙螨

8. 以下不属于节肢动物的是(   )。
   A. 蚊   B. 蝇   C. 白蛉
   D. 蚤   E. 蛔虫

9. 生活史属于半变态的节肢动物是(   )。
   A. 蚊   B. 蝇   C. 蛉
   D. 蚤   E. 虱

10. 节肢动物对人体最大的危害是(   )。
    A. 吸血   B. 分泌毒液   C. 刺蜇
    D. 携带传播病原体   E. 骚扰安宁

二、问答题

医学节肢动物对人体有哪些危害?

参考文献

［1］于虹,宝福凯,杨春艳.病原生物学与医学免疫学［M］.3 版.北京:中国科学技术出版社,2021.

［2］孙逊,凌红,杨巍.医学免疫学［M］.9 版.北京:高等教育出版社,2022.

［3］沈关心,熊思东.医学免疫学［M］.4 版.北京:科学出版社,2023.

［4］李宏力,杨新明,张晶.病原生物与免疫学［M］.北京:中国协和医科大学出版社,2019.

［5］李睿,杨翀.病原生物学和免疫学［M］.北京:北京大学医学出版社,2019.

［6］潘丽红,高江原.医学免疫学与病原生物学［M］.2 版.北京:科学出版社,2014.

［7］王承明.病原生物与免疫学基础［M］.北京:人民卫生出版社,2011.

［8］郭晓奎.病原生物学［M］.北京:科学出版社,2007.

［9］孙运芳,张加林,万传生.病原生物学与免疫学［M］.2 版.北京:中国医药科技出版社,2022.

［10］夏金华,张晓红.病原生物与免疫学［M］.3 版.北京:科学出版社,2023.

［11］刘荣臻,曹元应.病原生物与医学免疫学［M］.4 版.北京:人民卫生出版社,2019.

［12］肖纯凌,吴松泉.病原生物学和免疫学［M］.8 版.北京:人民卫生出版社,2018.

［13］肖纯凌,赵富玺.病原生物学和免疫学［M］.7 版.北京:人民卫生出版社,2015.

［14］刘文辉,李睿.病原生物学和免疫学［M］.北京:北京大学出版社,2019.

［15］刘文辉,田维珍.免疫学与病原生物学［M］.5 版.北京:人民卫生出版社,2023.